Dorothy Hall
Handbuch Irisdiagnose

Dorothy Hall

Handbuch Irisdiagnose

Das Auge als Spiegel der Gesundheit

Ratgeber Ehrenwirth

Die Deutsche Bibliothek – CIP-Einheitsaufnahme

Hall, Dorothy:
Handbuch Irisdiagnose : das Auge als Spiegel der Gesundheit /
Dorothy Hall. [Aus dem Engl. von Hanna Neves]. – München :
Ehrenwirth, 1994
(Ratgeber Ehrenwirth)
Einheitssacht.: Iridology <dt.>
ISBN 3-431-03315-6

Aus dem Englischen von Hanna Neves
© 1980 by Dorothy Hall
Die Originalausgabe erschien 1989 unter dem Titel *Iridology*
bei Penguin Books Australia Ltd., Ringwood, Victoria, Australia

ISBN 3-431-03315-6
© 1994 by Ehrenwirth Verlag GmbH, Schwanthalerstr. 91, 80336 München
(für die deutsche Ausgabe)
Umschlag: Rainald Schwarz, München
Satz: ew print & medien service g.m.b.h., Würzburg
Druck: Landesverlag, Linz
Printed in Austria

Inhalt

Vorwort zur deutschen Ausgabe

Die gesamte Menschheit befindet sich derzeit auf allen verschiedenen Bewußtseinsebenen im Aufbruch. Einer der derzeitigen Versuche der Menschen ist es, altes Wissen mit neuen Erkenntnissen in Einklang zu bringen. Da Gesundheit zu den wichtigsten Daseinsbereichen gehört, aber Wohlstand und Technik keinen absoluten Schutz vor Krankheit bieten, gewinnt die Irisdiagnose als hilfsdiagnostisches Mittel wieder an Bedeutung.

Schon die ersten Irisforscher waren von dem Drang beseelt, den Leidenden zu helfen. Sie hatten dabei nichts anderes zur Verfügung als eine scharfe Beobachtungsgabe, und sie zeichneten für ihre Nachwelt geduldig die Strukturen der Iris mit Bleistift auf Papier. Heute ist es uns möglich, mit Hilfe der Fotomikroskopie die Erscheinungsformen der Regenbogenhaut fotomechanisch festzuhalten. Hat sich die klassische Irisforschung früher auf die reine Organdiagnose bezogen, so paßt es zum Zeitalter des aufbrechenden Geistesmenschen, der doch eine höhere Ordnung in allem zu erkennen vermag, daß gerade unsere Iriden durch unsere eigenen Bewußtseins- und Gedankeninhalte Strukturen und Zeichen aufweisen, die nur darauf warten, in einem neuen Licht der Erkenntnis gedeutet und für die nach ganzheitlicher Heilung Suchenden in eine für sie verständliche Sprache übersetzt zu werden.

In dem vorliegenden Werk ist es Dorothy Hall nicht nur bestens gelungen, ein Buch aus der Praxis für die Praxis zu schreiben, sondern man vermag hier vor allem auch das Streben nach ganzheitlicher Schau zu erkennen. In Zeiten der wissenschaftlichen Anerkennung der Psychosomatik darf sich die Irisdiagnostik nicht der Einbeziehung seelischer Faktoren in die Interpretation der Iriszeichen verschließen. Wir wissen bereits seit langem um die Organsprache – wie deutlich ist sie doch in dem kleinen Teil der Regenbogenhaut abzulesen! Die Autorin selbst vereinigt in diesem Buch in liebevoller Weise die Kenntnisse der klassischen Irisdiagnostik mit dem neuzeitlichen Denken der spirituellen Irisanalyse, wie man sie als Forschungszweig von Kanada her kennt.

Wer sich den neuen Einsichten der Irisdiagnose und dem Geist der neuen Zeit nicht verschließen will, der kann an diesem Buch nicht vorübergehen, da Dorothy Hall noch andere interessante Betrachtungsweisen für den suchenden Praktiker bereithält, die bisher im deutschen Sprachraum noch keine große Beachtung gefunden haben. Die in diesem Buch enthaltenen Erfahrungen sind für den Anfänger wie auch für den bereits geübten Praktiker eine wertvolle Anleitung und Ergänzung; sie sind es wert, in der Praxis überprüft und in die alltägliche Arbeit einbezogen zu werden. Ohne vorher die Arbeiten Dorothy Halls zu kennen, habe ich duch jahrelange Beobachtung der Iris in bezug auf Gedanken- und Verhaltensmuster die Widerspiegelung von seelischen Vorgängen in Form von Veränderungen der Zeichen-Setzung in der Iris feststellen können. Somit kann ich die in diesem Buch beschriebenen Erfahrungen nur auf das nachdrücklichste bestätigen. Es liegt nun an dem suchenden Leser selbst, sich eine Meinung zu bilden und seine eigene Lebenserfahrung in den Prozeß eines neuen Erkenntnisgewinns einfließen zu lassen.

Wien, im April 1994   Karl Buzek

I. Einleitung

Wären Sie gern imstande, einen Menschen gleich bei der ersten Begegnung vollkommen zu durchschauen? Seine Stärken und Schwächen, seine Vorlieben und Abneigungen zu erkennen, zu wissen, ob Sie mit ihm auskommen werden – bevor Sie z.B. einen Vertrag abschließen, sich auf eine Beziehung einlassen, eine Geschäftsverbindung eingehen?

Wenn Sie jemanden kennenlernen, dann schauen Sie ihm zunächst einmal in die Augen. Welche Farbe haben sie? Ist die Farbe klar und hell, ist sie eher trüb? Haben Sie ein angenehmes Gefühl, wenn Sie ihm direkt in die Augen schauen? Ist es dem anderen angenehm, Ihnen in die Augen zu schauen? Warum schauen Sie einander überhaupt in die Augen? Warum nicht z.B. auf die Hände oder die Haare?

Machen Sie ein einfaches Experiment. Blättern Sie durch eine Zeitung oder ein Magazin, und verdecken Sie bei den Gesichtern auf den Fotos einmal nur die Augen. Finden Sie es jetzt nicht viel schwerer, sich von Alter, Charakter, ja sogar Geschlecht eine Vorstellung zu machen? Könnten Sie jetzt sagen, ob dieser Mensch lebhaft oder lethargisch, glücklich oder verzweifelt ist?

Mit der Erforschung dessen, was in den Augen sichtbar wird, befaßten sich schon die alten Chinesen. Ein deutscher Arzt griff ihre Ideen im 19. Jahrhundert wieder auf, und heute findet die Iridologie auch das Interesse der Wissenschaft.

In meiner eigenen Naturheilpraxis gehe ich so vor, daß ich mir zuerst ein allgemeines Bild vom Patienten mache und mir dann Krankheitsgeschichte und Symptome beschreiben lasse. Erst dann lese ich aus den Augen die biochemische, gefühls- und umstandsbedingte Verfassung ab, und zwar mit einer Detailgenauigkeit, die mir keine andere Methode bietet. In der Iris sind nicht nur gegenwärtige, sondern auch frühere Krankheiten noch sichtbar, man kann also Vorsorge gegen ein Wiederauftreten treffen. Aus diesem Grund arbeite ich besonders gern mit Kindern, denn hier läßt sich gegebenenfalls eine Neigung zu lebenslangen Beschwerden erkennen, bevor sie sich überhaupt auswirken kann, und es können rechtzeitig entsprechende Vorbeugungsmaßnahmen getroffen werden. Der tiefe Blick in die Augen kann also sogar Steuergelder sparen helfen!

Wie jede andere Methode verlangt natürlich auch die Iridologie nach einer gründlichen Ausbildung. Die therapeutische Analyse des Auges ist eine äußerst schwierige Kunst bzw. Wissenschaft, mit der man sich jahrelang

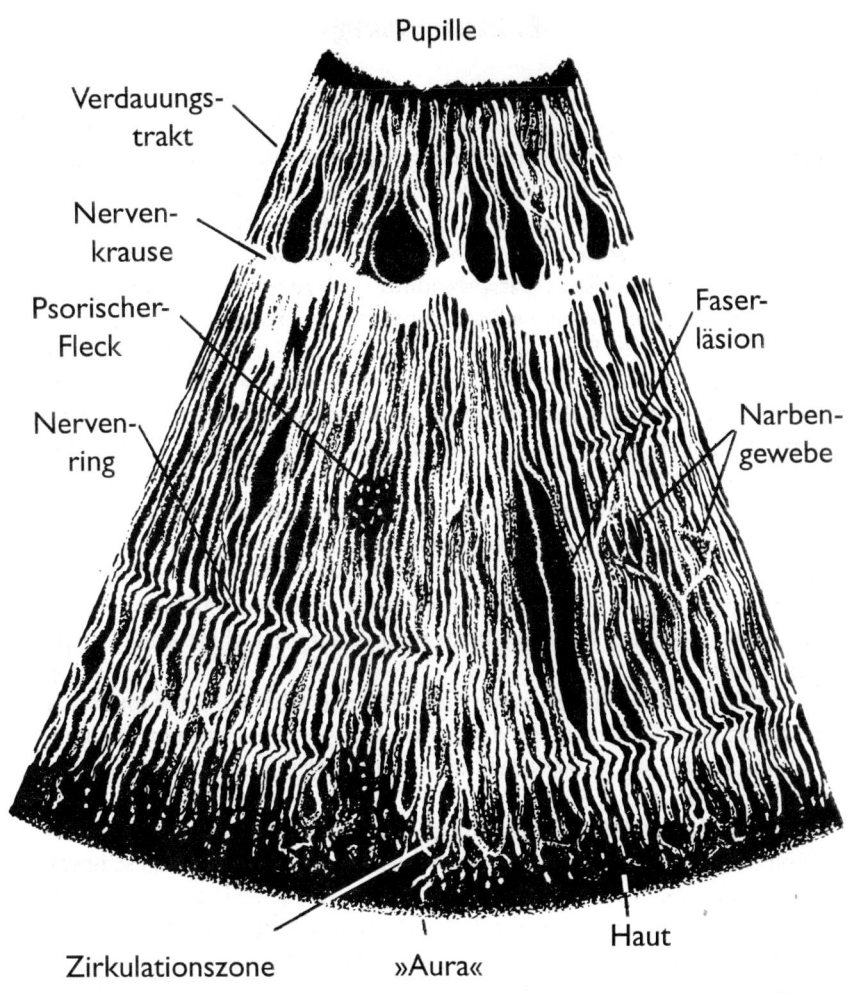

Pupille

Verdauungs-
trakt

Nerven-
krause

Psorischer-
Fleck

Nerven-
ring

Faser-
läsion

Narben-
gewebe

Zirkulationszone   »Aura«   Haut

beschäftigen muß. Aber einige Grundkenntnisse kann jeder erwerben; und wenn diese zu einer besseren Menschenkenntnis führen, dann ist das Ergebnis eine bessere zwischenmenschliche Kommunikation.

Bevor wir uns nun der wunderbaren Landschaft der Iriskarte mit ihren Zeichen, Farben und Mustern zuwenden, müssen wir den Umgang mit der Irislampe lernen, um die Iris in Vergrößerung und bei stärkerem Licht betrachten zu können.

Wie man eine Iris studiert

Das für den Laien am besten geeignete Gerät ist eine von Hand gehaltene Lupe von der Art, wie sie die Briefmarkensammler benutzen. Diese Lupen gibt es beim Optiker zu kaufen, unter Umständen auch in größeren Elektrohandlungen oder Fotogeschäften.

Am besten nähert man sich der Iris des Patienten *von der Seite*. Viele Leute mögen es nicht, wenn man ihnen in einem Abstand von wenigen Zentimetern frontal ins Gesicht starrt. Man stellt sich am besten leicht zur Seite, hebt vorsichtig mit dem Zeigefinger das obere Augenlid und vermeidet soweit wie möglich den direkten Körperkontakt mit dem Gesicht des Patienten. Tiere, Kinder, aber auch manche Erwachsene haben eine instinktive Scheu vor allem, was dem Auge zu nahe kommt; dagegen wirkt die *langsame* Annäherung von der Seite her beruhigend. Kleine Kinder lasse ich zuerst oft durch die Lupe in mein Auge oder das Auge von Vater oder Mutter schauen, in das große schwarze »Loch« und das Blaue rundherum, und frage sie, ob sie den Regenbogen darin sehen können. Dann drehe ich die Lupe um und studiere so schnell wie möglich die weit geöffnete Iris. Viele Erwachsene zucken zurück, wenn sich der Iridologe mit Licht und Lupe nähert. Dem beugt man vor, indem man den Kopf des Patienten gegen einen Stuhlrücken oder eine Wand lehnt. Der Patient soll immer möglichst ruhig geradeaus blicken. Geben Sie ihm einen Punkt zum Anstarren, damit sich die Irislampe auf die Iris einstellen kann. Bei einem unruhigen, herumwandernden Blick und einem zu Ihnen gedrehten Kopf erzielt man keine verwendbaren Ergebnisse.

Richten Sie die Irislampe niemals zu lange auf das Auge. Dies ist für jeden Laien-Iridologen die allerwichtigste Regel. Denken Sie immer daran, wie empfindlich das Auge ist, und setzen Sie es nie länger als zehn Sekunden dem Licht aus. Treten Sie zur Seite, machen Sie sich Notizen, lassen Sie das Auge sich erholen – dann können Sie weitermachen. Aus diesem Grund halte ich nicht viel von Lupen mit eingebauter intensiver Beleuchtung. Das stärkere Licht gehört in die Klinik; zu Hause in der Hand des Laien sind Schädigungen des Auges nicht auszuschließen.

Es gibt einen viel sichereren Weg, um eine Iris in aller Ruhe zu studieren, sei es die eigene oder eine fremde: mit einer speziellen Iriskamera läßt sich eine Aufnahme machen, die dann als Dia an die Wand geworfen wird. Denken Sie dabei aber bitte daran, daß das kein Gesellschaftsspiel ist. Aus einer Iris werden Sie manchmal wenig, manchmal viel ablesen können; auf jeden Fall aber kommen Sie damit der Seele eines Menschen so nahe wie nur überhaupt möglich – gehen Sie daher behutsam und verständnisvoll vor.

Die Fotos für dieses Buch habe ich mit meiner eigenen Iriskamera gemacht. Fortschritte im Lauf der Behandlung lassen sich mit der Kamera festhalten; ich mache auch oft Aufnahmen von ungewöhnlichen, oder besonders typischen oder auch »unerklärlichen« Irisindikationen, um sie in meinen Kursen zu besprechen. Bei der fotografischen Aufnahme fällt das Element der Bewegung weg, dadurch lassen sich die einzelnen Zonen und Zonengrenzen besser erkennen als am lebenden Auge. Halten Sie mit der Iriskamera den Gesundheitszustand von Jahr zu Jahr fest – das wäre ein originelles Geburtstagsgeschenk für den, der »ohnehin schon alles hat«!

Stellen Sie, während Sie die Iris studieren, so viele Fragen wie möglich! Patienten-Feedback ist nicht nur nützlich, sondern vollkommen unerläßlich! Wie können Sie sonst entscheiden, ob die weiße Flocke am »Unterkiefer« ein eitriger Zahn ist, ein Geschwür im Mund, ein verheilter Bruch oder ein unterdrücktes Gefühl? Nur durch die Mitarbeit des Patienten gelingt es Ihnen, das diagnostische Puzzle zusammenzusetzen.

2. Rund um die Uhr

Wenn wir uns die Iris als Zifferblatt vorstellen, so lassen sich bei »ein Uhr«, »zwei Uhr« und so weiter jeweils radiale Segmente feststellen, die die Iris in zwölf grundlegende Zonen teilen. Es ist schließlich viel einfacher, von »einer weißen Flocke bei zehn nach zwei, rechte Iris« zu sprechen als etwa von der »Mandelzone«; letztere Methode würde ständiges Nachsehen auf der Iristafel bedeuten. Wenn Sie die Iris eines anderen Menschen studieren, dann lesen Sie sie im Uhrzeigersinn, ausgehend von 12 Uhr; wenn Sie aber Ihre eigene Iris im Spiegel betrachten wollen, dann müssen Sie natürlich entgegen dem Uhrzeiger vorgehen.

Nehmen wir also einmal an, Sie möchten sich mit Hilfe einer Irislampe mit geringer Vergrößerung die Iris eines Freundes ansehen. In seiner ansonsten klaren blauen Iris finden Sie ein paar gelblich-weiße Flecken. Nun legen Sie im Geiste das Zifferblatt über seine Iris. Die verfärbten Stellen liegen zwischen 9 Uhr und 10 Uhr in der rechten Iris. Ein rascher Blick auf die Iristafel zeigt Ihnen, daß dieser Sektor den Bronchien und dem rechten Lungenflügel zugeordnet ist. Also was ist es nun – Lunge oder Bronchien? Oder beides? Oder brauchen Sie vielleicht noch ein weiteres Ordnungssystem? Abgesehen von den radialen Segmenten des Zifferblattes gibt es nämlich auch noch ein System von konzentrischen Kreisen, das Ihnen die Analyse erleichtert.

Stellen Sie sich die Iris als Diagramm vor, das, von der Pupille ausgehend, den Körper und seine verschiedenen Schichten spiegelt. Der innerste Kreis rund um den Pupillenrand vertritt die zentrale »Röhre« des Körpers: den Verdauungstrakt mit Magen, Dünndarm und Dickdarm. Struktur und biochemische Funktion dieses Körpersystems sind von allergrößter Wichtigkeit. Wir werden später sehen, daß Probleme, die in dieser Zone auftreten, in den nächsten konzentrischen Kreis überfließen können: den Bereich der Organe, der sich unmittelbar dahinter anschließt. Zwischen diesen beiden konzentrischen Kreisen – dem Verdauungskreis und der Organzone – liegt ein weiterer feiner Kreis, der oft auch ohne Vergrößerung als vom Rest der Iris verschieden zu erkennen ist. Um seine Bedeutung für die Analyse zu begreifen, müssen wir uns ein paar einfache anatomische und physiologische Grundbegriffe vor Augen halten.

Ich nenne diesen Kreis die »Nervenkrause«. Sie vertritt das autonome Nervensystem – jenes selbstregulierende Kontrollsystem, das unsere Körperfunktionen überwacht, ohne daß wir ständig bewußt eingreifen müß-

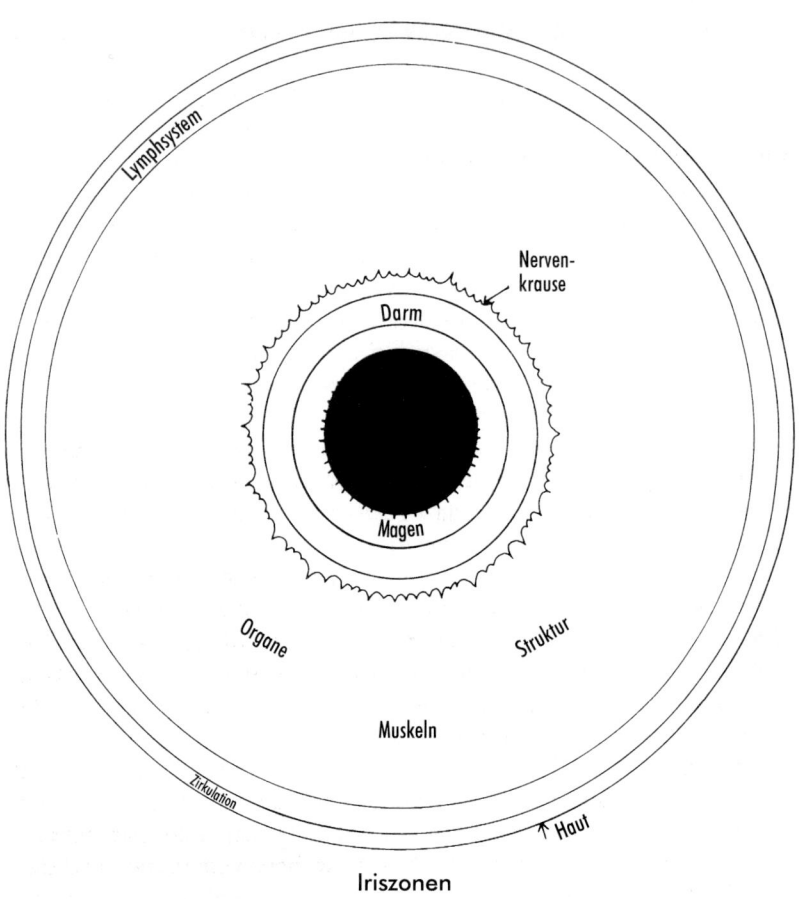

Iriszonen

ten: die Atmung, die peristaltischen Bewegungen des Verdauungstraktes, die Gefäßversorgung der verschiedenen Organe, die Regulierung des Gleichgewichts – das alles obliegt diesem Kontrollsystem. Zwar können wir uns manchmal mit unserem Bewußtsein einmischen und bestimmte Funktionen beeinflussen (eine Stuhlentleerung zurückhalten, am Nachmittag den müden Rücken mit ein paar Yogaübungen wieder auf Trab bringen, mit einem »Befehl« an die Nebennieren die vom Sport erschöpften Muskeln zum Endspurt und vielleicht zum Sieg hetzen), aber das autonome Nervensystem behält auch ohne jede bewußte Einmischung seine eigene Funktionsgeschwindigkeit und Balance bei. Wenn wir schlafen, sinkt seine Tourenzahl; aber nie steht irgendeine seiner Funktionen still, es sei

14

denn aufgrund einer Beschädigung durch eine Krankheit *physischen* Ursprungs.

So zeigt also dieser schmale, das autonome Nervensystem vertretende Kreis an, ob Sie den Körper selbst arbeiten lassen oder ob Sie sich gern in seine automatischen Prozesse einmischen. Die »Nervenkrause« gibt auch die Grenze an zwischen jenen Funktionen, die automatisch ablaufen, und jenen, die vom Bewußtsein abhängen. Von der Nervenkrause aus nach innen liegen Magen, Dünn- und Dickdarm; weiter außen die Funktionen und Strukturen, die willkürlich gesteuert werden.

Theoretisch sollte sich die Nervenkrause etwa im ersten Drittel der Entfernung zwischen Pupille und Irisrand befinden. Viele Menschen zeigen auch dieses ausgewogene Gleichgewicht zwischen dem sympathischen und dem parasympathischen Kontrollsystem; bei anderen dagegen ist die Nervenkrause derart nahe an die Pupille gezogen, daß sie kaum sichtbar ist. Das sind Menschen mit besonders starker Bewußtseinskontrolle – Menschen, die sich allzusehr in die automatischen Abläufe ihres Körpers einmischen.

Wenn die Nervenkrause dagegen weiter als ein Drittel vom Pupillenrand entfernt ist, dann haben wir es mit einem Menschen zu tun, der den Bedürfnissen seines Körpers ausgeliefert ist. Hier herrscht der Körper, und er sendet Forderungen und Signale aus, die die bewußte Kontrollstation nicht ablehnen kann. Mehr über die Nervenkrause, und darüber, wie sie in der Iris erscheint, finden Sie auf Seite 138.

Im nächsten, breiteren konzentrischen Kreis befinden sich die Organe und Drüsen als Körpereinheiten (also nicht in bezug auf ihre Versorgungs- und Kontrollsysteme), ebenso das Skelett und die allgemeine Körperstruktur. Auch hier ist die Einteilung ganz einfach. Ausgehend vom Mittelpunkt der Iris, gelangen wir zu weniger zentral gelegenen Gebieten des Körpers. In dieser Zone finden wir Leber, Milz und Nieren, ebenso Drüsen wie die Nebennieren, die Bauchspeicheldrüse und die Schilddrüse. Auch reine »Gebiete« des Körpers sind hier dargestellt: Bauchhöhle, Brusthöhle, Rohrleitungen wie die Bronchialäste und die Speiseröhre, Hohlorgane wie die Gebärmutter und die Blase. Innerhalb dieser breiten allgemeinen Zone bewegen sich Teile verschiedener Körpersysteme und zeigen ihre Funktion und Struktur. Ein kurzer Blick auf unsere Irisgrundkarte zeigt uns, daß einige dieser Organe innerhalb ihres radialen Segments vom autonomen Kreis bis an den äußeren Rand der Iris reichen.

Nehmen wir zum Beispiel die Milz (4.15–4.30, linke Iris). Die Milz ist ein ziemlich großes Organ, daher braucht sie auch in der Iris recht viel Platz. Wenn Sie aber nun bei einem Patienten einen kleinen, verdichteten bräunlichen Fleck knapp an der Nervenkrause finden, bei einem anderen Patienten einen ganz ähnlichen Fleck dicht am äußeren Irisrand – wie interpretieren Sie dann den Unterschied? Zu diesem Zweck lernen wir einen weiteren konzentrischen Kreis kennen, der an der äußeren Peripherie der Iris liegt: die Zirkulationszone. Diese eher schmale Zone zeigt die Zirkulation zwischen den Organen und den nächstliegenden Körperteilen an.

Zurück zu unserem Beispiel mit der Milz. Der Stauungsfleck, der näher an der Nervenkrause liegt, könnte auf eine schlechte oder beeinträchtigte Nervenversorgung des Organs hindeuten; der Stauungsfleck an der Zirkulationszone dagegen auf eine verminderte Blutversorgung. Tritt eine solche Verfärbung genau in der Mitte zwischen den beiden Kreisen auf, dann würde das auf eine Stauung in der Milz selbst deuten. Bei genauer Diagnose kann der Therapeut daraus erkennen, ob das Nervensystem, das Kreislaufsystem oder aber das Organ selbst zu behandeln ist – oder alle drei gleichzeitig, falls die Verfärbung sich auf alle drei Gebiete erstreckt.

Diese Einengung der Diagnose ist der wertvollste Beitrag der Irisanalyse zur klinischen Praxis. Ich erinnere mich an einen Patienten, der mit einem Leiden zu mir kam, das sein Hausarzt als »Gicht« im linken Fuß bezeichnet hatte. Dieser Mann, der sehr viel trank, hatte alle Symptome der Gicht, wie sie im Buche stehen: Fuß und Zehen waren rot und geschwollen, stark druck- und schmerzempfindlich, und der Patient fühlte Erleichterung, wenn er den Fuß hochlagerte. Seine Iris erzählte allerdings eine andere Geschichte: Der Blut- und Lymphabfluß in seinem linken Fuß war durch einen Lymphknoten direkt über dem Knöchel blockiert, und das rief alle seine Symptome hervor. Lagerte er den Fuß hoch, dann wurde durch die Schwerkraft die Stauung etwas gemildert. Aber die Irisdiagnose machte klar, warum die ärztliche Behandlung gegen Gicht bis jetzt nicht viel gebracht hatte: weil es gar keine Gicht war! Eine Behandlung mit Kräutern gegen den lymphatischen Stau beseitigte die Symptome innerhalb von vierundzwanzig Stunden, und sie traten nie wieder auf – obwohl der Mann auch weiterhin viel trank. Jene Kristalle aus überschüssiger Harnsäure, die sonst die Symptome der echten Gicht verursachen, waren diesmal jedenfalls nicht die Schuldigen.

Ich habe den Lymphkreislauf erwähnt. Es ist dies eines der neun Körpersysteme, die in der Zirkulationszone der Iris sichtbar sind. Vereinfacht kann man die Lymphknoten als Mitarbeiter der »Müllabfuhr« des Körpers sehen, die den Müll aus Zellen und Blutkreislauf beseitigt. Der Darm wäre dann die vor dem Haus abgestellte Mülltonne, deren verfaulender Inhalt in regelmäßigen Abständen entfernt wird. Das flüssige Endprodukt der Nierentätigkeit würde als Abwasser in den Kanal befördert. Die Lungen haben die Wirkung, als würde man alle Fenster des Hauses aufreißen, um die verbrauchte Luft und den Küchen- und Zigarettengestank der gestrigen Party hinauszulassen – schließlich scheiden sie Kohlendioxid aus, ein Abfallprodukt des Zellstoffwechsels. Die Lymphknoten sind wie der Mülleimer in der Küche, indem sie den täglichen Stoffwechselabfall der einzelnen Zellen des ganzen Körpers entfernen und ihn in Sammelstellen speichern, bis dieser Müll weiterbefördert werden kann, entweder über Darm und Nieren oder über ein anderes wichtiges Ausscheidungssystem: die Haut. Wenn Sie z.B. weder bei großer Hitze noch bei großer Anstrengung schwitzen können, dann sollten Sie vielleicht Ihr Lymphsystem anregen. Manchmal quillt der Mülleimer in der Küche über, während der große Müllcontainer vor dem Haus doch eben erst geleert wurde! (Wenn Sie dagegen sehr viel und stark riechenden Schweiß absondern, dann müssen Ihre Lymphknoten vielleicht einem langsamen Darm und trägen Nieren unter die Arme greifen.) Sie verstehen jetzt, warum das Lymphsystem am äußeren Irisrand auftritt, in der Nähe der »äußeren Hülle« unseres Körpers, der Haut. Wie Trägheit oder Funktionsverlust der Lymphe im Detail zu erkennen sind, wird im Kapitel »Besondere Zeichen« beschrieben.

So, wie die Haut den ganzen Körper umhüllt, läßt der äußere Irisrand erkennen, ob Sie »in einer guten Haut stecken« oder nicht. Ist Ihre Haut gesund und von frischer Farbe, oder ist sie stumpf, grau, oder – schlimmer noch – grünlich und voller Pickel? Die Farbe des äußersten Irisrandes zeigt dem Beobachter, ob dieses riesige Organ seiner Schutzfunktion gegenüber der Außenwelt gut nachkommt oder nicht.

Die letzte Außenzone, wo nämlich Irisrand und Sklera (Lederhaut), d.h. das Weiße des Auges, aufeinanderstoßen, finde ich besonders faszinierend. Diese Zone, die genaugenommen gar nicht mehr zur Iris gehört, zeigt die Interaktion zwischen Mensch und Umwelt. Haben Sie eine besonders empfindliche, »dünne« Haut? Hüsteln und schniefen Sie in einem vollgerauchten Zimmer? Reagieren Sie überempfindlich auf Reize aus Ihrer Umgebung oder auf Situationen, in die Sie geraten? Die Linie zwischen Iris und Sklera kann wie eine »Franse« aussehen, das bedeutet eine offene Interaktion mit Menschen und Situationen, allerdings auch große Verletzlichkeit. Dagegen deutet ein harter, klarer Rand zwischen Iris und Lederhaut auf ein Ego, das sich verteidigen kann: »Geschosse« und »Pfeile« aller Art wirken sich auf Ihre Stimmung oder Ihre Reaktion auf Reize von außen nicht allzu heftig aus. Echte »Dickhäuter«, Menschen mit Elefantenhaut, die nichts kränken, nichts treffen kann außer Signale aus der Mitte ihres eigenen Egos, haben zwischen Irisfarbe und weißer Lederhaut eine ganz harte, präzise definierte Grenze. Nichts kann solche Menschen aus der

Bahn werfen – dafür gibt es aber auch kaum zwischenmenschliche Interaktion.

Bei unserer Einteilung der verschiedenen Körpersysteme haben wir anscheinend eines vergessen: die Muskeln. Muskeltonus und Muskelfunktion lassen sich in verschiedenen Irisgebieten beobachten, vor allem im großen Kreis der »beweglichen Teile«, aber auch in der Nervenkrause, ebenso in den von der Pupille ausgehenden radiären Fasern (der ererbten Struktur). Muskeln befinden sich in den verschiedensten Schichten des Körpers: den tiefen Schichten rund um die Organe, den kräftigen mittleren Schichten rund um Knochen und Gelenke, und dann gibt es noch die Oberflächenmuskeln, die die Haut davor bewahren, rund um Kinn und Unterleib faltig abzusacken, und der »äußeren Hülle« ein jugendliches Aussehen verleihen. Es sind also in allen diesen Zonen Hinweise auf die Muskulatur zu erwarten.

Die geraden, engen Radiärfasern einer *Seideniris* deuten auf Muskelkraft und physische Ausdauer, wie sie diesem Iristyp eben genetisch mitgegeben sind. Aber die Entwicklung bestimmter Muskeln (durch sportliches Training beispielsweise) oder die Überforderung einer Muskelgruppe (wie etwa bei gehetzten Sekretärinnen, die beim Abschreiben immer nach links schauen, so daß Trapez- und Deltamuskel an Schulter und Nacken sich immer stärker zusammenziehen) hat oft zur Folge, daß die Nervenkrause sich in dem betreffenden Segment scharf zur Pupille zurückzieht. Darin zeigt sich eine nervöse Unterversorgung des kontrahierten Muskels. Unterschiedlicher Streß am Arbeitsplatz führt zu unterschiedlichsten Einziehungen der Nervenkrause gegen die Pupille, meist in Form eines spitz nach innen gerichteten »V«. Im Gegensatz dazu deutet eine Ausbuchtung der Nervenkrause nach außen, weg von der Pupille, auf schwachen Muskeltonus und geminderte Funktion an dem betreffenden Punkt.

Eine im Vergleich zur übrigen Iris auffallend kleine Pupille kann auf einen guten, bzw. sogar übersteigerten Muskeltonus hinweisen. In diesem Fall ist regelmäßiges, anstrengendes körperliches Training zu empfehlen, damit die Energie verbraucht wird und die Muskulatur sich entspannt.

Kehren wir noch einmal zum inneren Rand der Iris zurück. Bei manchen Menschen weist dieser Randkreis ein Muster auf, das wie die rötlich-braunen Zacken einer Zahnradbahn aussieht (ich spreche hier nicht von der Magenzone, sondern von der Grenze zwischen dieser und dem inneren Irisrand). So, wie der äußere Irisrand die Interaktion des Menschen mit seiner Umwelt darstellt, ebenso deutet der innere Irisrand auf das Maß – oder das Fehlen – von Harmonie mit dem eigenen innersten Wesen. Ein Mensch mit dem erwähnten rotbraunen Zahnradmuster ist höchst anfällig, weil seine Gefühlswelt einen inneren Aufruhr verursacht, der ihm alle Energie nimmt und seinen Widerstand gegen Krankheit lahmlegt. Diesen Kreis nennt man auch den »neurasthenischen Ring«. Solche Menschen gehen oft den ganzen Winter unbekümmert herum, während der Rest der Menschheit niest, sich schneuzt und hustet – *solange sie gefühlsmäßig mit sich selbst im Einklang sind.* Doch schon bei der leisesten Andeutung eines Gefühlstiefs legt sie ein Grippevirus innerhalb von Stunden flach. Sie zeigen eine starke Überreaktion auf ihr Gefühlsleben und sind darin so empfindlich wie jene, die beim leichtesten Frühlingslüftchen Heuschnupfen bekommen – nur reagieren sie nicht auf äußere, sondern auf innere Reize. Dieser innerste Kreis ist also der Ausgangspunkt aller anderen konzentrisch angelegten Iriszonen, in denen sich unser Körper spiegelt.

Achtung: Die Iristafel auf S. 94/95 zeigt das Bild, das sich bietet, wenn man einem *anderen* Menschen mit der Irislampe in die Augen blickt. Beim Blick in die *eigenen Augen* entsteht ein Spiegelbild, das erst umgedreht werden muß, d.h., aus 10 Uhr wird 2 Uhr, aus 4 Uhr 8 Uhr usw. Bitte vergessen Sie das nicht. Eine Iristafel für den Blick ins eigene Auge finden Sie auf S. 186/187.

Rechte und linke Iris

Wenn Sie Rechtshänder sind, dann wird Ihre rechte Körperhälfte mehr beansprucht; daher ist auch anzunehmen, daß die rechte Iris mehr körperliche Probleme anzeigt als die linke. Für Linkshänder gilt im Prinzip die Umkehrung, nur daß ich in meiner Praxis bisher immer gefunden habe, daß Linkshänder schon als Kinder zu einem gewissen, wenn auch eingeschränkten, Gebrauch auch der rechten Hand neigen. Echt beidhändige Menschen – und davon gibt es viel mehr, als man allgemein annimmt – zeigen in beiden Iriden fast identische Zeichen. Aber die meisten Menschen weisen in jeweils einer ihrer beiden Iriden eine deutlich stärkere Abweichung von »normalen« Strukturen und Funktionen auf als in der anderen. Dieser Umstand füllt die Warteräume der Chiropraktiker, denn die dauernde Überbelastung einer Seite in einem zweiseitig angelegten Organismus führt natürlich zu Fehlstellungen von Knochen, die durch Muskeln und Sehnen immer wieder aus ihrer anatomischen Symmetrie gezerrt werden. Natürlich sind die Knochen Tag und Nacht (ja, auch im Schlaf!) immer in Bewegung, hin- und hergerissen von Muskeln und Sehnen; aber theoretisch sollten sie, sobald die Muskeln und Sehnen ihnen Ruhe geben, wieder in ihr anatomisches Gleichgewicht finden. In der Praxis geschieht das aber oft nicht oder nicht vollständig. Da die Muskulatur auf einer Seite stärker beansprucht wird, entwickelt sie sich auch stärker, und auf diese Art entsteht eine anatomische Verzerrung. Daher sind jene Sportarten, die beide Körperseiten gleichmäßig beanspruchen, am meisten zu empfehlen: Schwimmen, Wandern, Jogging, Walking, Radfahren, Kanufahren, Reiten, Segeln. Durch solche Sportarten findet der Körper wieder zu seinem Gleichgewicht. Tennis, Squash, Golf, Stabhochsprung, Schießen sind für das anatomische Gleichgewicht schädlich.

Diese Symmetrie zeigt sich auch in der Anordnung der Segmente »Rund um die Uhr« in jeder Iris. Rechte und linke Iris sind wahre Spiegelbilder. Organe und Strukturteile mit einem Duplikat auf der jeweils anderen Körperseite sind in beiden Iriden zu finden: die rechte Niere z.b. in der rechten Iris, die linke Niere in der linken Iris. Das gleiche gilt für alle symmetrischen Organe. Die Schilddrüse z.B. hat einen rechten und einen linken Lappen. Die Wirbelsäule ist mit den rechten und den linken Querfortsätzen in jeder Iris sichtbar. Paarige Körperteile bzw. Organe wie Hände, Arme, Beine, Augen, Ohren und Mandeln erscheinen jeweils in beiden Iriden. Aber was geschieht mit den Einzelorganen wie Leber, Herz oder Milz? Am nächstliegenden ist es, sie auf jener Seite zu suchen, auf der sie sich physisch tatsächlich befinden: die Leber rechts, die Milz links. Herz und Aorta ebenfalls in der linken Iris, da sie physisch nach links tendieren. Bei der Frau liegt der größere Teil der Gebärmutter auf der rechten Seite des Beckens, während Rectum und Anus mehr nach links tendieren; und dort sind sie auch auf unserer Iristafel zu finden – das zeigt die jahrelange Erfahrung, die uns diese Plazierung immer wieder durch die Krankengeschichten unserer Patienten bestätigt.

Aus allem, was Sie bis jetzt gehört haben, ergibt sich logisch, daß das obere Körperende – d.h. der Kopf mit allen seinen Strukturen und Funktionen – im obersten Teil der Iris vertreten ist; Füße, Knie und Beine dagegen im untersten Irissegment. Diese wunderbare Symmetrie wurde in der klinischen Praxis der Irisdiagnose bei eindeutigen physiologischen oder pathologischen Symptomen immer wieder zweifelsfrei bestätigt. Die übrigen Bereiche des Körpers verteilen sich zwischen oben und unten, wobei anatomisch zentral gelagerte Teile logischerweise in den Segmenten um 3 Uhr und 9 Uhr zu beobachten sind. Sie erkennen also die überaus einfache Logik der Irisanalyse: von innen nach außen; von oben nach unten; von der Struktur zur Funktion; von einer Hälfte zur anderen. So, wie der Körper in Wirklichkeit *ist,* so ist er auch *dargestellt.*

Damit sich nun aber der Diagnostiker nicht langweilt, stellt ihm die Natur eine unerwartete Falle. Bei manchen Menschen sind die Iriszeichen vom

Hals aufwärts vertauscht, so daß die linke Seite in der rechten Iris dargestellt wird und umgekehrt. Es gibt bis jetzt noch keine Erklärung dafür, warum bei manchen Menschen der Hinweis auf ein bestimmtes körperliches Problem in der entgegengesetzten Iris zu finden ist.

Das kommt nicht allzu häufig vor, machen Sie sich also darüber keine Sorgen. Denken Sie aber an diese Möglichkeit, wenn jemand auf Ihre Frage nach Ohrenschmerzen auf der linken Seite antwortet: »Nein, aber mein rechtes Ohr macht mir zu schaffen.« Wenn Sie dann in der rechten Iris gar nichts finden, dann haben Sie einen echten »cross-over«-Patienten vor sich.

3. Die Irisstruktur

In der Struktur der Irisfasern enthüllen sich unsere Erbanlagen. Schwächen und Stärken treten in der Iris bereits zwischen der sechsten Woche und dem sechsten Monat zutage. Das neugeborene Kind hat fast immer herrlich klare blaue oder braune Augen, Augen voller Unschuld – in dem Sinn, daß es noch nichts sehen und verstehen kann. In dem Maße, in dem das Kind Eindrücke aufnimmt – Wärme und Behagen, Frustration und Unbehagen, Lärm und Musik, Hunger und Schmerz –, beginnt die Iris mit ihrem Reigen der Veränderungen, den sie das ganze Leben lang beibehält. Ich habe erlebt, wie die Augen von ganz alten Menschen kurz vor ihrem Tod wieder so klar wurden wie die Augen von kleinen Kindern, als sie erkannten, daß das Leben sie nicht mehr berühren und verletzen konnte; und so verließen sie diese Welt so, wie sie sie betreten hatten: unschuldig und rein.

Solche und ähnliche Beobachtungen bestätigen immer wieder meine Überzeugung, daß nichts vorherbestimmt ist, wenn wir es nicht selbst annehmen, und daß wir immer die Möglichkeit haben, unser Schicksal zu verändern und selbst zu bestimmen. Das Leben, wie es aus der Iris zu uns spricht, ist wirklich das, was wir selbst daraus machen, was wir annehmen oder ablehnen durch den Einsatz unseres Willens und unserer Instinkte. Und da sind unsere Augen, die alle Fakten und alle Möglichkeiten in farbigen Kürzeln festhalten und uns helfen, die richtige Entscheidung für uns zu »sehen«.

Wenn Sie Großeltern haben, die beide über neunzig wurden und kaum je einen Tag lang krank waren, dann haben wahrscheinlich auch Sie deren »eiserne Konstitution« geerbt, diese *strukturelle* Stärke, die wie ein Fels in der Brandung der inneren und äußeren Probleme steht. Wenn dagegen nicht nur Ihre Großeltern, sondern auch Ihre Eltern sich immer um ihre Gesundheit sorgen mußten und dabei eine Krankheit nach der anderen bekamen, dann müssen Sie selbst wahrscheinlich bewußtere Schritte tun, um ein gutes Gesundheitsniveau zu erreichen und zu halten. Bei dieser Weitergabe von Anlagen geht es im allgemeinen eher um physische, strukturelle Züge (Struktureigenschaften lassen sich auch in der Tierzucht sehr viel sicherer weitermendeln als funktionelle, intellektuelle oder emotionale Merkmale). Länge der Knochen, Härte der Zähne, Dichte des Haars, Beschaffenheit der Haut sind alle genetisch bedingt. Andere Eigenschaften, Funktionen und Emotionen sind der Veränderung durch freie Wahl – d.h.

Annahme oder Ablehnung – zugänglich, und zwar das ganze Leben hindurch; aber selbst mit den größten Anstrengungen kann man keinen einzigen Zentimeter wachsen.

Den deutlichsten Eindruck beim ersten Blick in ein unbekanntes Auge bietet seine Struktur. Selbst bei der nur sechs- bis zehnfachen Vergrößerung mit einer einfachen Irislampe läßt sich ganz leicht ein Muster der radiären Fasern erkennen, die von der Pupille zum äußeren Irisrand führen. Diese »Fäden« sehen aus wie ausgebreitete Wollsträhnen, manchmal eng zusammen, manchmal weit auseinander, gerade oder überkreuzt, gewellt, im Zickzack. In einer blauen oder bläulichen Iris sind diese Linien deutlicher sichtbar; kaum dagegen in der genetisch braunen Iris. Im allgemeinen erscheinen diese Fäden als ein weißlich erhabenes Muster, das sich radial um die Iris zieht. Dieses Muster bietet ausschließlich Hinweise auf den *Strukturtyp;* anatomisch gesehen, repräsentiert es das bewußte oder willkürliche Nervensystem.

Störungen in diesem Grundmuster treten dann auf, wenn eine bestimmte Krankheit den strukturellen Zusammenbruch eines Körpergebiets zur Folge hat: ein gebrochenes Bein zum Beispiel, eine leichtere oder schwerere Operation, die Atrophie (Verkümmerung) eines Organs, wenn Zellen absterben und struktureller Ersatz nicht rasch genug nachwächst, eine chronische Infektion mit darauf folgendem strukturellem Zusammenbruch oder auch Haltungsschäden (ein Bein kürzer als das andere). Alle Krankheiten, die den Körper als eine Einheit von bewegten Teilen betreffen, die Streß und Belastung auffangen, haben Veränderungen in diesen Fasersträngen zur Folge.

Oft sind derartige Veränderungen fast gleichzeitig mit ihrem körperlichen Auftreten zu sehen. Ein gebrochenes Handgelenk ist vielleicht schon wenige Stunden später durch überkreuzte Fasern in der Arm/Hand-Zone der Iris zu erkennen. Im Verlauf der Heilung kehren die Fasern wieder in ihre normale Lage zurück. Geht die Heilung nur langsam und unvollständig vonstatten, dann zeigt sich in der Iris an dieser Stelle noch Monate, ja sogar Jahre später eine Störung des Faserverlaufs. Ein solches Zeichen, sei es nun temporär oder dauernd, nennt man in der Iridologie eine »Faserläsion«. Obwohl eine kaum mehr sichtbare »Echoläsion« unter Umständen noch lange an eine bereits verheilte Verletzung erinnert, füllen sich solche Trennungen und Verschiebungen der Fasern im Verlauf des Heilungsprozesses schließlich mit Linien, die wie Stopfnähte aussehen. Ein solches kreuzweises Stopfgeflecht weist auf eine gute »Reparatur« hin, es bedeutet, daß die alten, verletzten Zellen durch neue ersetzt wurden. Der »Flicken« kann sogar stärker sein als das umgebende Gewebe – genau wie ein alter

Socken dort, wo er mit neuer Wolle gestopft wurde, oft stärker ist als rundherum.

Noch besser ist es allerdings, wenn das »Loch« oder die Störung der Fasern so verheilt, daß es ganz genauso aussieht wie vorher, d.h., daß die Fasern wieder radial verlaufen und einander nicht überkreuzen. Dadurch wird diese übertriebene Gewebsstärkung (wie z.B. bei Narben) vermieden, die den »gestopften« Bereich unter Umständen ganz vom alten Socken löst. Verwachsungen nach chirurgischen Eingriffen, verdickte Haut nach Verbrennungen, Knochenbrüche, die aufgrund von Kallusbildung verstärkt zusammenwachsen – das alles sind Zeichen für die Überkompensation eines Traumas, eine Art Versicherung gegen weitere Traumata, die in der Iris an dieser Stelle (Stopfloch) als breitere weiße Fäden erscheinen können.

Chirurgische Zeichen

Nach jedem chirurgischen Eingriff erscheint in der Iris an jener Stelle, wo Gewebe zerstört oder entfernt wurde, ein schwarzes, rautenförmiges Loch. Das bedeutet, daß die Iris, wie zu erwarten, das Geschehene registriert: ein Teil der Struktur wurde entfernt, daher sehen die Fasern jetzt so aus, als wären sie glatt durchschnitten und gäben den Blick auf die darunter liegende Schicht frei. Ein solches »chirurgisches Zeichen« kann innerhalb von Stunden oder Tagen verschwinden, es kann aber – bei langsamen Heilern – auch länger sichtbar bleiben. Extraktion von Zähnen im allgemeinen und von Weisheitszähnen im besonderen hinterläßt in der Iris oft für längere Zeit ein tiefes »schwarzes Loch«. Dabei wird schließlich eine größere Gewebsmenge entfernt. Das Loch schließt sich erst dann, wenn die Nachbarzähne sich so weit im Kiefer verschoben haben, daß das Gebiß wieder im Gleichgewicht ist.

Wird dagegen der *Inhalt* von Organen oder Körperhöhlen entfernt, ohne dabei das umgebende Gewebe zu beschädigen, dann erscheint vielleicht gar kein chirurgisches Zeichen in der Iris. Wenn z.B. ein Nierenstein abgeht, und sei es auch unter großen Schmerzen, dabei aber weder Bindegewebe noch gar ein Stück der Niere mit entfernt wird (wie das bei einer Operation geschieht), dann tritt kein schwarzes Loch auf, obwohl der Körper selbst hier etwas ausgeschieden hat. Das gleiche gilt für eine Geburt, bei der ein Teil einer angeschlossenen »Struktur« sich vom Körper trennt. Allerdings könnte bei einer sehr schwierigen Geburt, bei der es zu weiteren Gewebsverletzungen kommt, ein kleines chirurgisches Zeichen auftreten.

In meinen Kursen findet sich immer wieder ein ganz besonders Schlauer, der an dieser Stelle ruft: »Und was geschieht, wenn Sie sich die Haare schneiden lassen? Haben Sie dann kleine schwarze chirurgische Zeichen rund um die ganze Kopfzone?« Sobald sich das Gelächter gelegt hat, versuche ich zu erklären, daß beim Haareschneiden nur abgestorbene Zellen entfernt werden und in jedem Haar bereits neue Zellen darauf warten, sie zu ersetzen. Das gleiche gilt für Finger- und Zehennägel, wie auch für das Abschuppen von Hautzellen etwa alle fünfundzwanzig Tage. Die Entfernung oder Ablösung von toten oder absterbenden Zellen hinterläßt kein chirurgisches Zeichen – es sei denn, dabei würde auch das umgebende *lebende* Zellgewebe beschädigt. Schwarze Löcher treten nur dann auf, wenn lebendes Gewebe entfernt wird, und zwar besonders dann, wenn es plötzlich entfernt wird. Die Iris registriert den Schock.

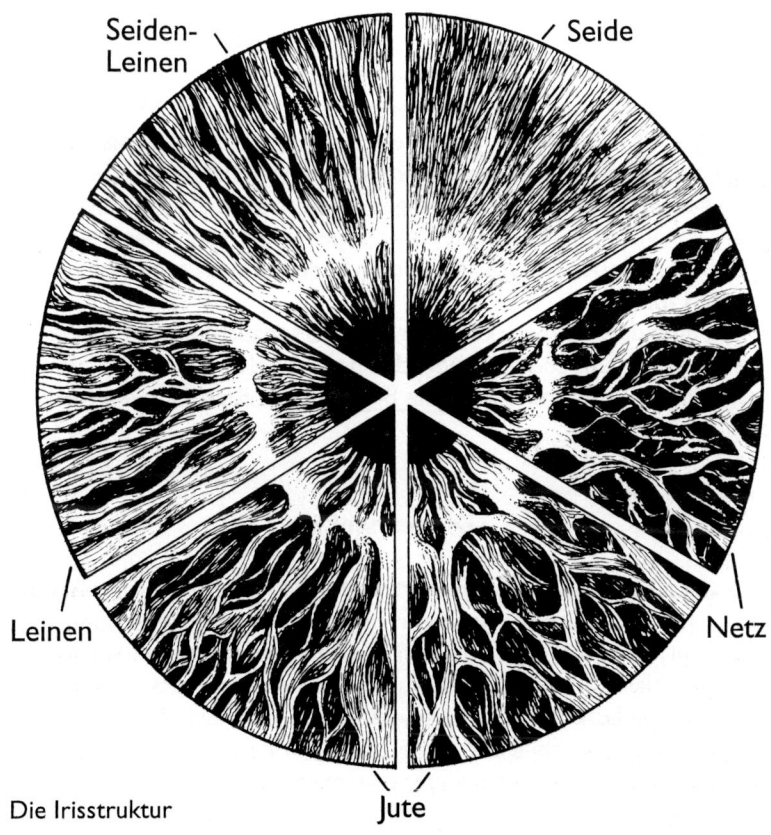

Seiden-Leinen

Seide

Leinen

Netz

Die Irisstruktur

Jute

Wieder sehen wir, wie logisch das Bild ist: wenn ein Teil des lebenden Gewebes entfernt wird, dann zeigt das entsprechende Irissegment die Veränderung an. Nimmt der Körper den Heilungsprozeß auf, dann spiegelt auch die Iris die allmähliche Rückkehr zur Normalfunktion.

Strukturtypen

Wie können wir die Strukturtypen der Iris anhand ihrer Fasermuster am einfachsten klassifizieren? Manche Iridologen benutzen Holzarten als Vergleich (Buche, Eiche, Ahorn, Fichte). So, wie die eng nebeneinanderliegenden Fasern bei der Buche eine starke, dichte, schwere Struktur bilden, deuten eng nebeneinanderliegende gerade Fasern in der Iris auf einen kräftigen Konstitutionstyp. Die offenere, knorrige Maserung der Fichte bietet weniger Kraft und Halt. Diese Struktur deutet in der Iris auf einen Typ hin, der von Haus aus nicht so stark und kräftig ist – auf jemanden, der mit dem Gebäude, in dem er lebt, vorsichtiger umgehen muß.
Andere Vertreter der Iriskunde vergleichen die Iris mit Webarten: mit Seide, Leinen, Baumwolle, Jute, Netz. Ganz oben in der Skala steht das »Seidenauge« mit ganz feinen Fasern, die so dicht beieinanderliegen, daß man sie kaum noch sieht. Eine seidige Patina schwebt über diesen sehr seltenen, von ihrer Physis her fast vollkommenen Iristypen. Das weit offene Gewebe des groben Netzes am anderen Ende der Skala zeigt eine sehr viel trübere Oberfläche.
Man könnte die Iristypen der Einfachheit halber auch mit den Zahlen von 1 bis 5 bezeichnen; aber ich finde, daß der Vergleich mit so einprägsamen Materialien wie Holz oder Stoff das Begreifen der Klassifikationen erleichtert.

Die Seideniris

Es gehört zu den traurigen Begleiterscheinungen unserer heutigen Lebensweise, daß die Seideniris nur mehr ganz selten zu finden ist; und wenn überhaupt, dann nur mehr bei den über 50jährigen. Meine Großmutter hatte eine klare, blaue, ganz fein strukturierte Iris, die nicht nur ihre einfache, naturbelassene Nahrung spiegelte, sondern auch ihr direktes, unkompliziertes Lebensbild und ihre gesunden Vorfahren. Man tat, was man für das beste hielt, half den anderen, wo man konnte, man arbeitete hart, weinte, wenn man traurig war, lachte, wenn man glücklich war. Gemüse

26

wuchs im Garten, dazwischen liefen die Hühner und Enten herum, die Milch kam noch warm aus dem Kuhstall, und mit Liebe und Disziplin zu gleichen Teilen wurde eine zahlreiche Nachkommenschaft großgezogen. Viele meiner älteren Patientinnen, die mich an meine Großmutter erinnern, haben eine Seideniris wie sie. Bei jungen Menschen ist mir noch keine einzige Seideniris untergekommen, es sei denn bei Neugeborenen.

Unter dem Einfluß unserer Ernährungsweise, unserer Umwelt, unseres Berufsstresses entwickeln auch potentielle Seideniriden oft jene Verfärbung, die eine Störung der von Haus aus hervorragenden physischen Anlagen anzeigt. Doch auch eine verdeckte Seidenkonstitution verhilft ihrem Besitzer noch immer zu einem Vorsprung auf vielen Gebieten.

Haben Sie sich schon einmal darüber geärgert, daß Sie selbst sorgfältig Kalorien zählen und jeden Morgen gewissenhaft joggen, aber alles ohne viel Erfolg, während Ihr Freund hemmungslos trinkt und ißt und dabei dennoch viel gesünder und schlanker und glücklicher ist als Sie? Ich möchte wetten, daß dieser Freund mit einem Seidenpotential zur Welt kam – auch wenn die Seide schon ein bißchen schmutzig ist und biochemische und Stoffwechselstörungen ihre Spuren in der Iris hinterlassen haben. Worauf es ankommt, ist die Struktur. Solche Menschen können die ganze Nacht tanzen, zuviel trinken und zuviel essen und dann nach wenigen Stunden Schlaf frisch und munter aus dem Bett hüpfen und den ganzen Tag voll Konzentration und Vitalität bei der Arbeit sein. Man könnte sie dafür hassen, nicht wahr? Sie können Streß und Müdigkeit offenbar einfach abschütteln, sie bleiben ruhig und gelassen und arbeiten mit höchster Konzentration, aber anscheinend ohne jede Anspannung. Genetisch gesehen, sind das die Glücklichen, vom Schicksal Bevorzugten, genau wie ihre Eltern und Großeltern. Seideniris zeugt Seideniris, wenn in unserer Zeit auch eine Verschlechterung des biochemischen Standards unvermeidlich scheint. Danken Sie Gott, wenn Sie solche Anlagen mitbekommen haben! Ihre physische Kraft ist Ihre größte Stärke. Wenn Sie allerdings mit einem Seidentyp zusammenleben, dann haben Sie wahrscheinlich allen Grund, sich beim Allmächtigen zu beschweren.

Es ist einem Seidentyp offenbar nur schwer möglich, die ganz normalen physischen Grenzen der weniger glücklichen Mehrzahl der Menschen zu verstehen. Da der Seidentyp so selbstverständlich über physische Kraft und Ausdauer verfügt, neigt er zu der Annahme, jeder, der es nicht mit ihm an Energie und Ausdauer aufnimmt, sei nachlässig oder ganz einfach faul.

Ein weiteres Problem für jeden, der mit einem Seidentyp zu tun hat, liegt darin, daß diese enorme physische Stärke mit Schwächen auf anderen Gebieten einhergeht. Dem Seidentyp mangelt es nämlich nicht nur an Verständnis für die physische Schwäche der anderen, es fehlt ihm oft auch an *emotionalem* Verständnis. Für ihn ist das Leben einfach und direkt und verläuft in einer geraden Linie vom Anfang bis zum Ende. Seine Willenskraft und Selbstbeherrschung, die ausschließliche Hingabe an eine »Aufgabe« sind oft geradezu erschreckend. Dank seiner Roßnatur bleibt er verschont von Krankheiten und Frustrationen, aber sein Gefühlsleben ist oft, gelinde gesagt, recht phlegmatisch. Das stürmische Gefühlsleben der anderen betrachtet er mit einem Unverständnis, das in sprachlosem Erstaunen über so viel Unbeherrschtheit gipfelt.

Sie werden mit Ihrem Seidengatten eher zurechtkommen, wenn Sie einen Tapezier- oder Autoreparaturkurs belegen, als wenn Sie ihn nach einem verregneten Tag zu Hause mit den brüllenden Kindern ganz aufgelöst empfangen. Wenn Sie das Glück haben, eine Seidenmutter oder -großmutter zu besitzen, dann werden Sie sie bewundern und lieben und achten, ihr aber wahrscheinlich nicht unter Tränen gestehen, wie unsicher Sie in Ihrer neuen Beziehung sind oder wie sehr Sie sich von Ihrem neuen Job überfordert fühlen – denn dann trifft Sie sicher ein gelassener, erstaunter Blick aus diesen klaren Augen, dem die Bemerkung folgt: »So ein Unsinn! Komm, Kind, trink eine Tasse Tee, dann fühlst du dich besser!« Emotionales Verständnis geht den Seidentypen oft völlig ab, manchmal treten aber einfache Freundlichkeit und Güte an seine Stelle. Mit praktischer Hilfe können Sie immer rechnen, wenn Sie zum Beispiel eine Tür streichen oder Skifahren lernen möchten. Wenn Sie sich den Knöchel brechen, dann werden Sie auch drei Stockwerke hochgeschleppt; mit Mitgefühl wegen der Schmerzen dürfen Sie allerdings nicht rechnen, auch nicht mit Verständnis für Ihre Verzweiflung, daß das Mißgeschick gerade jetzt passieren mußte, wo Sie doch für heute abend eine besonders vielversprechende Verabredung hatten. »Alles lächelnd ertragen, so ist nun einmal das Leben« ist das Motto des Seidentyps.

Dieser Menschentyp liebt die Arbeit. Zwar liegt ihm körperliche Arbeit im allgemeinen mehr, aber auch ein Schreibtischjob läßt sich bewältigen, wenn er sich dafür in der Freizeit körperlich austoben kann (obwohl »Freizeit« für den Seidentyp meist nur den Wechsel zu einer anderen Arbeit bedeutet). Der Seidentyp braucht die Herausforderung, egal, ob physisch oder geistig. Wie das Pferd aus der »Farm der Tiere« ist er noch immer draußen im Sturm (oder bei der Aufsichtsratssitzung oder auf der Baustelle), wenn alle anderen schon längst erschöpft aufgegeben haben. Auch den Sport geht er in gleicher Weise an: als eine Herausforderung, der man sich zu stellen hat.

Dieser Typ erfreut sich zwar im allgemeinen eines langen, gesunden und erfüllten Lebens, sollte aber dennoch seine Grenzen erkennen lernen. Der Seidentyp hat weniger Strukturprobleme als alle anderen Typen, daher neigt er zu dem Glauben, er sei überhaupt völlig unschlagbar, nicht nur auf physischem Gebiet. Es mag sein, daß er gar nicht weiß, was Müdigkeit und Erschöpfung bedeuten – aber gerade darin liegt auch eine Gefahr für ihn. Es ist einfach unmöglich, den Seidentyp davon abzuhalten, daß er sich immer noch mehr auflädt, bis schließlich der letzte Tropfen das Faß zum Überlaufen bringt. Dann kommt der Herzanfall, die Arterienverkalkung oder Arthritis – damit der Goliath begreifen lernt, daß auch er ein Mensch ist und seine Grenzen hat. Schwer leidet der Seidentyp oft darunter, daß diese neue Erfahrung für ihn *überraschend* kommt. Die Einschränkung, die ihm eine solche – vielleicht nur vorübergehende – Schwäche auferlegt, lehrt ihn vielleicht ein bißchen mehr Verständnis für Freunde und Verwandte. Doch kaum ist er dazu imstande, steht er auf und stürzt sich wieder genauso wie früher rückhaltlos in die Arbeit.

Die schnurgeraden, seidenfeinen Fasern, die in der Seideniris von der Pupille nach außen strahlen, spiegeln das geradlinige Denken dieses Menschentyps wider. Er kann mit den größten Belastungen fertig werden, konzentriert sich aber dabei immer nur auf eine Sache. Was zu tun ist, erledigt er von Anfang bis zum Ende, ohne sich ablenken zu lassen. Werden ihm zu viele Aufgaben gestellt, dann wird er leicht zum »workaholic«. Ein selektives »Filtern« von Erfahrungen kann viele Umweltbedingungen von einer Seideniris fernhalten. Der Seidentyp entscheidet, welche Eindrücke er akzeptiert (und in der Iris festhält) und welche nicht, indem er sich auf seinen Weg konzentriert und ablenkende oder störende Umstände einfach übersieht. Das kann, in negativer Hinsicht, zu charakterlicher Härte führen; andererseits kann es auch bedeuten, daß solche Menschen nicht aus der Fassung zu bringen sind, daß sie Belastungen, unter denen ein schwächerer Mensch bereits brüllend um sich schlagen würde, nicht einmal bemerken. Es empfiehlt sich daher, solche Menschen an Positionen zu stellen, an denen eine große physische oder geistige Arbeitslast zu tragen ist, die nicht von emotionalen Störungen durchkreuzt werden darf. Für Arbeiten, die ein hohes Maß an Einfühlungsvermögen verlangen, sind Seidentypen nicht geeignet. Takt oder diplomatisches Geschick mit Kunden darf man von ihnen ebenfalls nicht erwarten (obwohl ihre Güte oft rührend ist). Doch ganz gleich, was ihre Aufgabe ist: sie arbeiten auf jeden Fall viel länger und bringen viel mehr zustande als alle anderen Mitglieder des Teams.

Wenn Sie jetzt glauben, diesen Seidentyp in vielen Ihrer Bekannten zu erkennen, dann befinden Sie sich wahrscheinlich im Irrtum: der Seidentyp ist heute sehr selten geworden. Vor zwei Generationen war das noch nicht so. Seidentypen waren die Reichsgründer, die Pionierfrauen, die Weltreisenden, die Erforscher der Antarktis: einfache Menschen mit geradlinigen Zielen und mit der notwendigen physischen Struktur, um diese Ziele auch zu verwirklichen.

Die Seiden-Leinen-Iris

Die meisten gesunden, kräftigen Menschen mittleren Alters zählen heute zu einem Iristyp, der sozusagen die Seide knapp verfehlt hat. Stünden ihnen noch eine ebenso reine Umwelt und gehaltvolle Ernährung zur Verfügung wie ihren Eltern, dann hätten sie sich ihr Geburtsrecht erhalten können: die Seideniris.

Die Oberfläche dieser Seiden-Leinen-Iris ist nicht so leuchtend, die Fasern sind etwas dicker, liegen etwas weiter auseinander, zeigen auch die eine oder andere kleine Läsion. Auch dieser Iristyp ist meist blau, klar und glänzend. Die meisten Seiden-Leinen-Iriden hatten Seideneltern und -großeltern, aber deren »vollkommene« Erbanlage hat sich unter dem Einfluß unserer komplexeren Lebensbedingungen und der zunehmenden räumlichen Enge verschlechtert. So, wie ein Fisch im Aquarium seine Farbe verliert, aggressiv wird oder sich unter Steinen verkriecht und wenig oder keine Nachkommenschaft produziert, leiden auch Menschen unter der Verringerung ihres individuellen Raumes, was sich auf die physische Struktur ihrer Nachkommen auswirken kann.

Ich habe die Seideniris bei über 50jährigen und bei Neugeborenen gesehen – *noch nie* aber bei größeren Kindern, Teenagern oder jungen Erwachsenen. Hier sind sogar Seiden-Leinen-Typen selten; dabei macht es keinen Unterschied, ob der Patient aus der Stadt oder vom Land kommt, ob er sich bewußt ernährt und ein einfaches Leben führt oder ob er von Fertiggerichten lebt und jede Nacht in der Disco verbringt: unsere physische Struktur hat sich seit der Zeit unserer Eltern und Großeltern verschlechtert.

Der Grund dafür scheint mir völlig klar. Unsere heutige Lebensweise verlangt von uns kaum körperliche Kraft und Ausdauer; und da Gene nun einmal nichts anderes sind als ein Auswahlmechanismus, um die Anlagen den Umständen anzupassen, werden Eigenschaften, die man nicht braucht und nicht nutzt, ganz langsam aus der Art hinausgezüchtet. Sportler und Sportlerinnen, Zirkusartisten, Fitneßfanatiker, sie alle können ihren Körper in einer bestimmten Richtung *trainieren;* das bedeutet aber nicht, daß sie mit der entsprechenden Veranlagung auf die Welt gekommen sind – und in ihrer Iris zeigt sich oft ein verblüffendes Überwiegen der bewußten Kontrolle über eine von Haus aus schwächliche physische Struktur. Probleme entstehen für den Seiden-Leinen-Typ (und auch für den echten Seidentyp) dann, wenn die täglichen biochemischen Funktionen nicht die Anforderungen der starken Grundstruktur erfüllen. Wenn mehr als Arbeiten, Essen und Schlafen von diesem Menschentyp verlangt wird, dann ist er *funktionell* diesen Anforderungen weniger gewachsen als eine emotional komplexere Persönlichkeit. Viele Farbanomalien in einer sonst gut strukturierten Iris deuten auf solche Umstände hin: der Zivilisationsprozeß hat sich trübend über die klare Irisfarbe gelegt, die ursprüngliche Einfachheit ist verschwunden, und dieser Abstieg auf der Skala der Irisstruktur wird sich in den nächsten Generationen fortsetzen.

Ich glaube auch, daß die Jugend heute keine Gelegenheit mehr hat, ihre physische Ausdauer zu testen. Die Sitte der Spartaner, jedes Neugeborene den Elementen auszusetzen, ist für unsere zivilisierte Vorstellung extrem – wir aber haben uns dem anderen Extrem verschrieben, indem wir unsere Kinder den halben Kilometer zur Schule im Auto fahren und sie, wenn sie wieder nach Hause kommen, drei bis vier Stunden lang vor dem Fernseher sitzen lassen. Auch eine von Natur aus kräftige Struktur bleibt nur dann stark, wenn sie genutzt und gefordert wird.

Vorläufig also müssen wir uns mit den Seiden-Leinen-Iriden als Gipfel der Pyramide bescheiden. Wenn Sie selbst eine solche Iris besitzen, dann dürften Ihre seltenen Erkrankungen hauptsächlich durch emotionale Krisen, durch Unfälle oder auch durch funktionelle Störungen ausgelöst sein. Sie tragen innen und außen einen leichten Kettenpanzer – aus Knochen, Muskeln und Sehnen sowie der Haut (eine Seideniris steckt in voller Rüstung, das Visier ist heruntergeklappt, so daß der betreffende Mensch keine gute Sicht hat und bei voller Kraft voraus immer nur in eine Richtung blicken kann).

Wenn Sie sich diese beiden Bilder vergegenwärtigen, dann fallen Ihnen dazu vielleicht die Wörter »schwerfällig« und »steif« ein. Und damit hätten Sie recht; denn beide Typen sind nicht so unverletzbar, daß sie nicht doch auch etwas Menschliches an sich hätten. Aufgrund des in der Natur stets vorhandenen Gleichgewichts enthält die starke, metallähnliche Struktur zugleich eine entgegengesetzte, negative Komponente – die Möglichkeit einer zerstörerischen Erstarrung. Dem älteren Seiden- oder Seiden-Leinen-Typ drohen nicht nur arthritische Verknöcherung, sondern auch Steine in Nieren und Gallenblase sowie Steifheit durch Rheuma und Wirbelentzündung, wenn er seine Kraft nicht ständig nutzt und damit seine mächtige Struktur beweglich erhält.

Hinsetzen und Nachdenken ist für solche Menschen nicht die richtige Entspannung. Sie müssen hinausgehen und Holz hacken oder meinetwegen einen Fluß durchschwimmen – nur stillsitzen dürfen sie nicht! Für sie gilt das Sprichwort: Wer rastet, der rostet. Dann aber zerren diese starken Muskeln und kräftigen Sehnen die Knochen zusammen wie in einem Schraubstock und klemmen Nerven und Blutgefäße ein, bis der Körper schmerzt und ächzt und hier und dort taub und gefühllos wird.

Seiden- und Seiden-Leinen-Typen schlafen meist gut, wenn sie nur oft genug schwere körperliche Arbeit leisten. Verglichen mit anderen, essen sie im allgemeinen eher wenig, genießen aber jeden Bissen. Wenn sie *positive* Beispiele ihres Typs sind und die Möglichkeit haben, ihren Anlagen entsprechend zu leben, dann ernähren sie sich einfach und instinktiv richtig. Ihre Vitalität kommt vor allem von einem hohen Adrenalinspiegel und einem ausgeglichenen Mineralstoffwechsel, daher ist für ihre Ernährung die Quantität nicht so wichtig, wenn nur die Qualität stimmt. Gemüse aus dem eigenen Garten, dazu viele Ballaststoffe wie Nüsse, Samen und Getreide, das ist für diesen Typ das richtige – solange sie nur genug trinken, damit diese vielen schweren Mineralstoffe sich nicht irgendwo im Körper als Steine und Verkalkungen anlagern. Ein positiver Seiden- oder Seiden-Leinen-Typ ist oft von Natur aus durstig. Um bei guter Kondition zu bleiben, sollte er möglichst viel Flüssigkeit und dafür eher weniger feste Nahrung zu sich nehmen.

Oft neigt dieser Typ zu Verstopfung, auch bei sonst intakter Gesundheit. Sie erweisen Ihren Seiden- oder Seiden-Leinen-Freunden einen guten Dienst, wenn Sie sie daran erinnern, daß auch ihre Ausscheidungskanäle wie Darm, Nieren, Haut und Lunge in ständiger Bewegung bleiben müssen. Eine hohe Flüssigkeitsaufnahme sollte den positiven Typ zu häufigem Wasserlassen und Schwitzen veranlassen. Die negative Ausprägung dieses Typs – starr, verklemmt, steif, ächzend und knarrend von mineralischen Ablagerungen, die wegen mangelnder Flüssigkeitszufuhr nicht aus dem Körper geschwemmt werden – kann nach und nach einem Stalaktiten immer ähnlicher werden. Selbst die Gesichtshaut müßte sich wahrscheinlich ein bißchen mehr bewegen. Bringen Sie Ihren neunzigjährigen Seidenopa doch einmal zum Lachen! Sogar nach dem dritten Herzanfall wird ihm diese geringfügige Bewegung von Haut und Muskeln noch wohltun.

Auch die Lungen sind ein Ausscheidungsorgan. Positive Seiden- und Seiden-Leinen-Typen haben oft einen großen Brustkorb, ein großes Herz und große Lungen, um eine große Menge an Sauerstoff *in* den Körper und die entsprechend große Menge Kohlendioxid wieder *aus* dem Körper zu pumpen. Vorsicht ist geboten, wenn ein Seiden- oder Seiden-Leinen-Typ viel seufzt. Es findet dann kein hinreichender Sauerstofftransport statt, weil der Brustkorb sich nicht ausreichend dehnt. Ein Gefühl von Beengtheit und Beklemmung setzt ein. Der tiefe Seufzer sollte ein Alarmsignal sein, aufzustehen und sich zu bewegen, und sei es nur zum Fenster, um wieder einmal tief Luft zu holen.

Sie sehen also, daß es nicht unbedingt ein Geschenk der Götter sein muß, wenn man physisch stärker ist als der Durchschnitt. Ein Verständnis für die entsprechenden Schwächen erleichtert aber die Entwicklung zum positiven Typ.

Man könnte natürlich noch viel genauer auf die verschiedenen positiven und negativen Aspekte und Möglichkeiten der einzelnen Typen eingehen, doch dazu ist hier nicht der Raum. Betonen möchte ich aber noch, daß ein negativer Seidentyp unvergleichlich schlechter dran ist als ein positiver Netztyp (strukturell gesehen der schwächste von allen Iristypen). Unter »negativ« verstehe ich jemanden, der im Hinblick auf seinen Iristyp und seine Erbanlagen immer das Falsche tut. Ein versteinerter, sturer, langsamer, verknöcherter Seidentyp mit Herzkrankheit, Verstopfung und hohem Cholesterinspiegel ist in einer ebenso schlechten, wenn nicht noch schlechteren Lage als die negative Ausprägung irgendeines anderen Typs; denn der Seidentyp ist Krankheit nicht gewohnt und kann daher nicht damit umgehen, er wird gereizt und unhöflich und fällt seiner Umgebung zur Last. So, wie dieser Typ von der Struktur her gesehen die besten positiven Möglichkeiten hat, so bieten sich auch der negativen Ausprägung desselben Typs gesteigerte Entfaltungsmöglichkeiten.

Für den Seiden-Leinen-Typ sind Vitamine nicht so notwendig wie ein ausgeglichener Mineralhaushalt. Die Drüsenfunktion liegt im allgemeinen über dem normalen Niveau, vor allem in den Kontrollorganen Hypophyse, Schilddrüse und Nebennieren. Beobachten Sie diesen sonst so langsamen, stabil und unerschütterlich erscheinenden positiven Seidentyp (in abgeschwächter Form den Seiden-Leinen-Typ), wie er sich zum geölten Blitz verwandelt bei einer Partie Squash, bei einem verletzten Kind auf dem Fußballfeld oder bei einem drohenden Termin im Büro. Da schießt das Adrenalin nur so in den Blutkreislauf, die Hypophyse kommt auf Touren, und schon ist er in schönster Bewegung. Wenn ein Seidentyp gähnend in einer Ecke hockt, dann ist er sicherlich nicht müde (wenn er müde ist, legt er sich hin und schläft – viel vernünftiger!), sondern gelangweilt. Stellen Sie ihm eine Aufgabe, und schon saust er los und stürzt sich darauf. Die meisten Seiden- und Seiden-Leinen-Typen sind davon überzeugt, daß eigentlich alles recht einfach ist, wenn man sich nur Mühe gibt. Viele von ihnen sehen die eigenen Leistungen, die oft zahlreich und wirklich großartig sind, in bescheidenem Licht. »Wenn *ich* es schaffe, dann schafft das auch jeder andere. An mir ist schließlich nichts Besonderes.« Doch – die Struktur und alles, was damit zusammenhängt.

Die Leineniris

Der Leinentyp sagt: »Ich bin erschöpft, machen wir eine kleine Kaffeepause!«, während der Seiden- und der Seiden-Leinen-Typ so lange weitermachen, bis die Arbeit erledigt ist, und sich erst dann Gefühle wie Hunger, Durst oder Müdigkeit gestatten. Der so viel menschlichere Leinentyp vermittelt einem nicht das ständige Gefühl der Unterlegenheit. Beim Leinentyp darf man sich so zeigen, wie man ist, man braucht weder seine Schwächen noch seine müden Füße noch den Kater vom gestrigen Abend zu verleugnen. Der Leinentyp ist anderen gegenüber auch nicht so kritisch – er hat schließlich selbst Hühneraugen und Übergewicht. Leinentypen sind gemütliche Leute ohne allzu hochtrabende Prinzipien, die für Sie und mit Ihnen fühlen, weil Sie genauso sind wie sie. Im Gespräch mit ihnen wird nicht so viel geurteilt und verurteilt, es geht nicht immer darum, ob das Ziel erreicht wurde oder ob man jetzt aufstehen müsse, um zu arbeiten, zu essen oder einfach irgend etwas zu tun.

Der Leinentyp ist von seiner Struktur her anfälliger; er läßt sich eher durchhängen, wenn er müde ist, oder er wirft sich in einen Stuhl, wenn ihm Druck und Streß zuviel werden. Deshalb hat der Leinentyp etwas, was den beiden vorher beschriebenen Typen abgeht: ein Bewußtsein der eigenen physischen Grenzen, und Hand in Hand damit eine gewisse schützende Unfähigkeit, sie zu überschreiten. Zwar können auch Leinentypen hart arbeiten – aber dann wissen sie, wann sie aufhören müssen. Sie bekommen Kopfweh oder einen Krampf im Bein oder werden einfach müde – und dann *hören sie auf*. Oder wenn die Umstände ihnen dies nicht erlauben, dann beklagen sie sich und zeigen damit, daß sie sich ihrer eigenen physischen Struktur und Toleranzgrenze bewußt sind. Sie neigen nicht wie die beiden vorherigen Typen dazu, sich riesige Lasten aufzubürden, dafür sind sie hervorragend für die Arbeit im Team geeignet, wo unterschiedliche Fähigkeiten und Kenntnisse einander ausgleichen. Allein aus diesem Grund sind sie – zumal hinsichtlich des Sozialverhaltens und der Kooperationsfähigkeit – die besseren Angestellten – es sei denn, die Gruppe flöge zum Mond oder bohrte in der Nordsee nach Öl.

Lassen Sie den wichtigen Klienten von einem Leinentyp zum Essen ausführen; verlassen Sie sich auf ihn, wenn Spannungen am Arbeitsplatz auszugleichen sind; setzen Sie ihn im Restaurant neben die Gattin des Generaldirektors. Eine Leinenmutter verlangt weder von ihren Kindern noch von ihrem Mann allzuviel – auch wenn es manchmal zu kleinen Meinungsverschiedenheiten kommt, wenn schmutzige Socken nicht im Wäschekorb landen. An manchen Montagen wird sie ohnehin nicht die Wäsche waschen, weil sie eine Migräne hat und sich nicht wohl fühlt.

Wenn der Leinentyp sich nicht wohl fühlt, geht er zum Arzt oder fährt zur Kur. Es ist bedauerlich, daß dieser Typ die volle adrenale Vitalität der früher beschriebenen Typen wohl nie erlebt.

Oft kommt so ein Leinentyp mit einem entschuldigenden Gesichtsausdruck in meine Praxis und sagt:»Wissen Sie, ich bin eigentlich nicht krank, aber ganz wohl fühle ich mich auch nicht.« Leinentypen brauchen viel öfter therapeutische Beratung als Seidentypen. Dabei ist manchmal nur eine kleine Umstellung in der Ernährung oder die Einnahme eines Kräutertonikums angeraten; und schon ruft der Leinentyp eine Woche später ganz begeistert an und schwärmt von diesem herrlichen Gefühl einer positiven Gesundheit – Gesundheit in Reserve sozusagen. Der echte Leinentyp reagiert von seiner Struktur her gut auf allgemeine Stützungen dort, wo die Belastung am stärksten ist.

Während der Seidentyp einen kleineren strukturellen Streß einfach abschüttelt oder gar nicht bemerkt, kann der gleiche geringfügige Streß den Leinentyp richtig krank machen. Eine Verkühlung mit verstopften Nebenhöhlen und erhöhter Temperatur nimmt der Seidentyp nicht ernst, er wird ja ohnehin in ein oder zwei Tagen damit fertig. Der Leinentyp dagegen jammert, inhaliert, sagt Verabredungen ab und geht mit einer Wärmflasche zu Bett – soll die Hausarbeit doch warten! Und trotzdem quält ihn noch Wochen später ein lästiger Husten.

Niemand braucht sich zu schämen, wenn seine Struktur eine durchschnittliche ist. Und die erworbene Kraft des Leinentyps ist unter Umständen viel größer als die ererbte eines Seidentyps, der seine Möglichkeiten nicht genützt hat. Machen Sie sich nichts daraus, wenn Ihre Iris auf dieser Skala nur eine durchschnittliche Note bekommt: Energie und Ausdauer kann man entwickeln, wenn es auch manchmal schwieriger ist. Vielleicht müssen Sie nach der erwähnten Erkältung noch einen Monat lang Hustensaft schlucken; aber es gibt keinen Grund, warum Sie nicht völlig gesund werden sollten.

Der Leinentyp bildet zahlenmäßig die größte Gruppe. Bei der Besprechung der Irisfarben werden wir später sehen, daß die biochemische Funktion des Leinentyps für sein allgemeines Befinden von größerer Bedeutung ist als seine Struktur.

Die Juteiris

Jetzt kommen wir zu einer interessanten Kombination von anlagenmäßig schwächerer Struktur mit größerer Offenheit und Sensibilität: im Gegensatz zum physischen »Tun« findet sich hier ein höherer Standard der Gefühlsreaktionen. »Jutemenschen« sind genausowenig Schwächlinge wie »Netzmenschen«; nur liegt in ihrem Leben die Betonung nicht so sehr auf dem Tun als vielmehr auf dem Empfinden. Solche Menschen brauchen oft Anregung von außen, Lob, Ermutigung, vielleicht einen energischen Schubs, bis sie etwas in Angriff nehmen. Vorher überlegen sie lange, diskutieren die Sache bei einem Bier, und Stunden oder vielleicht Tage später kreisen sie noch immer darum herum und sagen: »Tja, das muß auch noch getan werden.« Ihre Stimmung ist von ihrer biochemischen Funktion und von ihren Drüsen und Hormonen abhängig, und parallel dazu schwanken auch ihre Gefühle.

Seidenmenschen sind Individualisten: wenn man einer Aufgabe nicht aus eigener Kraft, eigenem Mut, eigenem Willen gewachsen ist, dann bittet man niemanden um Hilfe – man investiert so viel Zeit und Mühe, bis man alles Nötige selbst gelernt hat. Der Jutetyp, der lieber seinen Kopf benutzt als seinen Körper, findet die Seiden- und Leinentypen vielleicht hinterwäldlerisch und ungehobelt, hält sie vielleicht sogar für blöd, weil sie so hart arbeiten und sich weder Vergnügen noch Erholung gönnen.

Die Natur braucht die Gegensätze, um das System im Gleichgewicht zu halten. Aber warum müssen sie einander immer heiraten? Wenn beide Partner positive Ausprägungen ihres Typs sind, dann führt die Balance der Gegensätze oft zu einem echten Gleichgewicht in einer Partnerschaft. Der Seidenmann nimmt seiner Jutegattin gern und mit Freuden die tägliche Knochenarbeit ab; oder die Seidenfrau bringt die Kinder ins Bett, serviert ein köstliches Abendessen und hört dann ihrem Mann geduldig zu, wenn er einen gefühlsgeladenen Katalog aller heutigen Vorfälle im Büro von sich gibt. Spannungen werden dort unvermeidlich, wo beide Partner die negativen Möglichkeiten ihrer Struktur darstellen: dann schultert der Seidentyp schwerste, auch unnötige Lasten, die der kluge und faule Jutetyp fallen läßt, und dieser beschwert sich bei Freunden und Nachbarn darüber, daß der Partner sich nur um Team / Arbeit / Freunde / Geschäft kümmert und keine Zeit fürs Gefühlsleben erübrigt.

So, wie das Webmuster der Jute weitmaschig und grob ist, die Fasern knotig und ungleichmäßig dick, so hat auch die Juteiris, verglichen mit der Seideniris oder auch der Leineniris, eine weitmaschige, dicke, schwerfälligere Struktur. Schlingen, Biegungen, sogar gekreuzte Fasern zeigen, daß Nervenreize durch die physischen »Drähte« des Körpers nicht so direkt weitergeleitet werden wie beim geradlinigen Seidentyp. Der Jutetyp ist leicht ablenkbar, von außen wie von innen, durch Umleitungen zwischen der Bewußtseinskontrolle und der physischen Struktur.

In bezug auf ihre biochemische Funktion verfügen Jutemenschen über weniger Magnesiumphosphat und wahrscheinlich auch über weniger Kalziumphosphat als die strukturell begünstigten Seidenmenschen. Kalzium, Phosphor und Magnesium sind immer in hoher Menge vorhanden, wenn die Irisfasern sehr weiß wirken, ganz unabhängig vom Strukturtyp; zugleich kann die Iris aber auch ein Ungleichgewicht zwischen diesen Mineralien im Körper spiegeln, das zu Mangelerscheinungen oder Krankheiten führt. Der Seidentyp besitzt diese Mineralien üblicherweise in vollkommener Ausgewogenheit, wenn er sich seinem Typ entsprechend verhält und lebt; der Jutetyp muß immer darauf achten, dieses Gleichgewicht zu erhalten, vor allem im Hinblick auf eine für Magen und Verdauung ausreichende Menge Kalzium. Ein Blick in seine Iris zeigt in der Magen- und Darmzone oft jenes unregelmäßige, weitmaschige Fasermuster, das auf einen unter Streß »nervösen Magen« deutet. Eine Tasse Kamillentee vor dem Zubettgehen kann mit seinem hohen natürlichen Kalziumgehalt sowie einem geringeren Anteil an Magnesium und Kaliumphosphat einen überbesorgten, gespannten, leicht hysterischen Jutetyp in einen angenehmen, aufgeschlossenen, entspannten Mitmenschen verwandeln, der dem nächsten Tag mit allen zu erwartenden Attacken auf seine Struktur gelassen entgegenblickt.

Jutemenschen haben eine weitere Eigenschaft, die ihnen das Leben erleichtert – ihre Flexibilität. Wenn Sie jemals Polsterarbeiten mit Jute gemacht haben, dann werden Sie wissen, wie sich dieser Stoff nach allen Seiten zerren und ziehen und feststecken läßt, ohne seine Festigkeit zu verlieren. Jutemenschen beugen sich, aber sie brechen nicht. Sie bitten um Hilfe, wenn sie sie brauchen, und nehmen die angebotene Hilfe dankbar an. Sie kennen ihre eigenen Grenzen und nehmen auch diese an. Kurzfristige Einschränkungen in ihrer Struktur nehmen sie mit Bewußtsein wahr; dann sinken sie in einen Stuhl, gähnen, strecken sich, oder sie stehen auf und gehen herum, um den strukturellen Druck von einem Teil des Körpers auf den anderen zu verlagern. Wenn Sie einen Jutetyp fragen, wie es ihm geht, dann bekommen Sie eine ausführliche Antwort. Jutemenschen wissen selbst, wie es ihnen geht, und finden ihr Befinden in ihrer Arbeit und in ihrem Gesellschaftsleben reflektiert. Stellen Sie einem Seidentyp die gleiche Frage, dann antwortet er: »Danke, gut!«, unabhängig davon, ob er gerade Grippe hat oder seine Arthritis in jedem Gelenk spürt.

Werfen Sie einen Blick auf die Irisstruktur, bevor Sie sich an einen neuen Angestellten, Gefühlspartner oder Hauseigentümer binden. Sie ersparen sich Enttäuschungen, wenn Sie von vornherein nicht mit Dingen rechnen, die Ihnen der betreffende Mensch aufgrund seiner genetischen Anlagen gar nicht geben kann.

Die Netziris

Logisch betrachtet, würde man erwarten, daß ein Netzmensch mit seiner luftigen Struktur sich unter Streß in jede beliebige Form drücken und biegen läßt. Aber denken Sie an ein großes Fangnetz voller Fische, das die unwesentlichen Dinge durchläßt (wie Wasser oder kleine Fische), den wichtigen Teil des Fanges aber zurückbehält. Oder was ist mit einem Spinnennetz? Es läßt den Wind durch und schaukelt an den Zweigen, die es als Stütze braucht; aber die Fliege wird darin gefangen. Netze können filigran sein und bei der leisesten Berührung reißen, oder aber so stark sein wie Drahtseile. Der Unterschied liegt in der Stärke der einzelnen Stränge und auch in der Stärke des Netzes selbst.

Netzmenschen zeigen im Auge das typische Netzmuster: weißliche Fasern, die vom Pupillenrand ausstrahlen, einander überkreuzen und sich vom Irishintergrund wie ein Relief abheben. Es ist typisch für die Netzmenschen, daß sie bestimmte Erfahrungen einfach durchlassen, durchs Netz fallen lassen und selbst bestimmen, was sie sich merken wollen. Im allgemeinen sind sie keine großen Jammerer, versuchen auch nicht, sich herauszureden; ihre Kraft paßt sich der jeweiligen Situation an. Netzmenschen scheinen immer bis an die Grenze ihrer Kraft zu gehen; wenn es ihnen aber zuviel wird, dann hören sie nicht etwa auf oder beschweren sich – nein: sie *filtern*.

Wie sehr würden sich manchmal auch andere Menschen diese Fähigkeit wünschen, Lasten, die plötzlich zu schwer werden oder die sie allzu lange getragen haben, einfach abschütteln zu können! Der Seidentyp wird unter dem letzten Strohhalm auf seiner ungeheuren Last total zusammenbrechen; der Netzmensch nie. Je stärker das Weiß und je weitmaschiger das Netz in der Iris ist, um so sicherer können Sie sein, daß Sie den letzten Überlebenden im Rettungsboot vor sich haben. Netzmenschen gehen *die ganze Zeit* bis an die äußersten Grenzen ihrer strukturellen Kraft. Sie spüren, daß sie sich kein zusätzliches Gramm aufbürden können, und lassen alles, was ihnen zusätzlichen Streß verursachen könnte, durch ein Loch in ihrem weitmaschigen Netz schlüpfen. Sie brauchen nur eine Nacht durchzuschlafen, und schon ist die am Vortag verbrauchte Energie wieder ersetzt; der heutige Tag wird die heute vorhandene Energie aufzehren – nicht mehr, nicht weniger.

Netzmenschen sind gar nicht so leicht zu durchschauen, selbst wenn man sie nach einem schnellen Blick in ihre Iris richtig erfaßt zu haben meint. Das Maß ihrer strukturellen Kraft läßt sich nur schwer voraussagen: vielleicht hängen sie erschöpft im Stuhl, fahren aber plötzlich so energiegeladen hoch, daß kein Seidentyp mit ihnen mitkommt. Diese jähen Wechsel werden von Instinkten beherrscht. Ein Energieschub aus dem Inneren muß sofort in irgendeine Tat umgesetzt werden.

Vom Standpunkt des Heilpraktikers aus finde ich Netzmenschen faszinierend. Die positiven Ausprägungen des Typs brauchen kaum jemals Hilfe, Rat oder Behandlung von außen, sie verstehen es, sich im Rahmen ihrer Möglichkeiten selbst richtig auszubalancieren. Der negative Netztyp läßt dagegen unter Umständen alles durch sein Netz fallen; er kann so geistesabwesend und der Wirklichkeit entrückt sein, daß sich aus den animalischen Instinkten geradezu animalische Gewohnheiten entwickeln. Schlafen, Tagträumen, körperliche Lethargie können aus dem negativen Netztyp etwas machen, das dem Hauskater ähnlicher ist als einem aktiven Menschen. Die ausschließliche Suche nach Bequemlichkeit, Wärme, persönlichem Wohlbefinden kann sich zu einer Tyrannei der Instinkte über menschlichere Qualitäten entwickeln. Allerdings verhält sich der Netztyp im allgemeinen nur dann so, wenn das Netz durch plötzlichen Streß oder Schock überlastet ist. Emotionaler oder physischer Schmerz ist dabei oft der auslösende Faktor. Der Seidenmensch trägt den Schmerz mutig, in stummer Hinnahme einer weiteren Last; der mittlere Leinentyp hat sich an gelegentliche Schmerzen gewöhnt; der Netztyp weigert sich, Schmerz auf sich zu nehmen. Kann er sich den übermächtigen Umständen nicht entziehen, dann braucht er lange Wochen und Monate, oft sogar Jahre, um damit fertig zu werden. Manche Netzmenschen erholen sich nie von dem Schock darüber, daß ihr doch offenbar narrensicheres System sie ein- oder zweimal in ihrem Leben im Stich gelassen hat.

Der kranke Netzmensch zieht sich zurück, verkriecht sich in sich selbst, bis der Schmerz bis zur Unkenntlichkeit umgewandelt, dem System angepaßt ist. Nachher hat selbst die Erinnerung an die Krankheit etwas zutiefst Verstörendes. So etwas hätte doch nicht im Netz hängenbleiben dürfen!

Viele Netztypen scheinen fast so stark wie Seiden- oder Leinenmenschen, je nach der Stärke der Fasern in ihrem Netz; bringen Sie aber einen Netzmenschen um seinen Schlaf und setzen Schmerz an dessen Stelle, dann tritt die zugrundeliegende Schwäche zutage. Man kann auch bei Netzmenschen Ausdauer beobachten, allerdings ist das meist eine negative Form der Ausdauer: wenn man gar nicht allen Streß sieht, weil man ihn nicht akzeptiert oder ihn sich nicht »an die Nieren« gehen läßt, dann ist es nicht so schwer, das wenige, das übrig bleibt, geduldig zu ertragen.
Ich habe mir oft gewünscht, ein Netztyp zu sein. Die Fähigkeit, etwas weniger zu spüren, nur dann zu arbeiten, wenn man mit sicheren Ergebnissen rechnen kann, jeweils dann zu essen und zu schlafen, wenn es für den Organismus am besten ist – das erscheint mir als eine der intelligentesten Methoden, um mit dem Leben fertig zu werden. Vielleicht arbeitet die Natur gerade an der Entwicklung eines solchen neuen Menschentyps, der aus seiner schwächeren Struktur heraus notwendigerweise zu einem instinktiven Selbstschutzmuster greift.

Andere Irismuster

Zickzackfasern

Vertreter aller Strukturtypen können daneben auch noch die scharfen Winkel einer Zickzackstruktur aufweisen; beim Seidentyp seltener als bei den anderen, denn dieses Muster deutet auf ein unerschlossenes Energiepotential. Der Seidenmensch nutzt seine Energie, und zwar nicht nur einmal, sondern immer wieder und wieder. Der etwas weniger kräftige Seiden-Leinen-Typ, dessen Energie vielleicht manchmal brachliegt oder gehemmt wird, hat die eine oder andere Zickzacklinie in der Iris. Ein Seiden-Leinen-Typ, der an einen Schreibtisch, ein Auto, oder sonstwie an einen Job gefesselt ist, der kaum körperliche Bewegung verlangt, entwickelt vielleicht bald die typischen Frustrations-Zickzacklinien. Dabei sieht es oft so aus, als wäre er faul, wenn er dann noch den ganzen Abend vor dem Fernseher hockt und nervös an seinen Fingernägeln kaut. Zickzacklinien bedeuten also eine Hemmung der vorhandenen Energieströme.
Selbst die offeneren Irismuster der Leinen- und Jutetypen können dieses Frustrationsmuster aufweisen: Fasern, die sich wie offene Reißverschlüsse rund um die Irisuhr ziehen. Stellen Sie einem solchen Menschen ein paar Standardfragen: Fühlen Sie sich irgendwie frustriert? Glauben Sie, daß Sie

mehr tun sollten, oder etwas ganz anderes? Haben Sie das Bedürfnis zu laufen, oder auf und ab zu hüpfen und ein bißchen zu brüllen? Wenn die Antwort darauf in einer geballten Faust und zusammengebissenen Zähnen besteht, oder in einer verbalen Flut von aufgestauter Energie, dann sind Sie auf der richtigen Spur. Aber auch nach einer Energieentladung kann das Zickzackmuster noch lange in der Iris sichtbar bleiben. Solche Menschen neigen dazu, immer wieder in ähnlichen Situationen zu landen, daher kann die Erreichung einer körperlichen Balance eine Weile dauern.

Wenn Sie einen Menschen für sehr ruhig und eher schlapp halten und dann diese Zickzackfasern in seiner Iris finden, dann kann es nicht schaden, ihm vorsichtig klarzumachen, daß er seine eigenen Möglichkeiten nicht ausschöpft, seine strukturelle Kraft nicht einsetzt, und daß er sich wahrscheinlich viel gesünder und wohler fühlen würde, wenn seine Antriebshemmung beseitigt wäre.

Keine sichtbaren Fasern

Wenn Sie erwartungsvoll auf diese Kapitelüberschrift gewartet haben, dann haben Sie sicherlich dunkelbraune bis schwarze Augen! Die Farbe kann ein natürliches Braun sein, z.B. bei Südeuropäern, oder aber eine braun verfärbte Maske über einem ursprünglich blauen Grund. Sehen Sie mit Ihrer Irislampe einmal ganz genau nach. Wenn auch nur die geringste Spur einer weißen Faserung zu sehen ist, dann müssen Sie vielleicht Ihre genetisch blauen Augen erst darunter entdecken. Vielleicht sind es die Sünden der Väter und Großväter, die Ihnen diese dem Anschein nach braunen Augen beschert haben: sie hätten durch vernünftigere Ernährung, bessere Lebensgewohnheiten, mehr Rücksicht auf ihre Gesundheit vielleicht die ererbten blauen Augen erhalten können.

Ich spreche hier nur von dem nur scheinbar braunen Auge, das unter der Lupe eine ganz leichte Spur von Blau zeigt sowie vielleicht nur einige wenige Fasern unter den Pigmentflecken. Wenn Sie dagegen echt braune Augen geerbt haben, dann bietet sich dem Iridologen ein ganz anderes Bild: hier hat die Iris eine Oberfläche wie aus braunem Samt, matt glänzend, ohne die geringste Spur von Fasern. Es gibt vielleicht eine Abstufung in Ton und Farbe, aber keinerlei Maserung. Eine solche Iris muß, wie Sie sich leicht vorstellen können, dem Iridologen das Handwerk legen. Das ist meiner Ansicht nach auch der Grund, warum die Iridologie in der alten chinesischen Medizin zwar bekannt war, aber als Methode der Diagnostik nicht die gleiche Rolle spielte wie Puls-, Nagel- und Fußdiagnose. Es wäre so gut wie unmöglich, anhand von chinesischen Iriden eine Klassifikation von Strukturtypen zu schaffen. Die biochemische Funktion kann als Verfärbung im Abbild jener Körperzonen auftreten, in denen sie nicht im Gleichgewicht ist; aber eine genetische Struktur ist kaum zu erkennen.

Da alle Europäer unter ihren Vorfahren den einen oder anderen Blauäugigen haben, kann man im allgemeinen damit rechnen, daß man in jedem braunen europäischen Auge ein paar Faserstränge findet. Sehr viel mehr Faserstränge werden plötzlich sichtbar, wenn man entsprechende Maßnahmen trifft, um die Gesundheit zu stärken, Stoffwechselabfälle aus dem Körper zu entfernen und die biochemischen Funktionen zu verbessern. Schon mancher schwarzäugige Weiße hat sich dann sehr gewundert über seine neue hell-haselnußbraune bis braun-blaue Iris, die im Lauf der Behandlung immer stärker hervortrat.

Zu den Farben der Iris erfahren Sie mehr im nächsten Kapitel; da wir uns hier aber mit der Struktur beschäftigen, möchte ich noch darauf hinweisen, daß sich keine allgemeinen Vergleiche anstellen lassen zwischen der relativen strukturellen Stärke eines blauen Auges und eines genetisch braunen ohne alle Maserung. Das Braun ist keineswegs in irgendeiner Hinsicht »schwächer«, es spiegelt nur einen grundsätzlich anderen Stoffwechsel.

Die in der blauen Iris so deutlich sichtbaren weißlichen Fasern deuten auf einen Stoffwechsel, der sich biochemisch auf verschiedene Kombinationen von Kalzium, Magnesium und Phosphor stützt. Kieselerde kommt hinzu, als ausgleichendes Element bei größerem Ungleichgewicht in der Gesundheits*struktur*.

Wenn infolge von *funktionellen* Störungen die Fasern immer weniger klar erkennbar werden, dann spiegelt sich in der blauen Iris eine biochemische Verschiebung in Richtung der anderen Gruppe von Mineralien: Eisen, Natrium, Kalium und Chlor, dazu Schwefel als ausgleichendes Element. Das echte genetisch braune Auge tendiert von Natur aus in diese Stoffwechselrichtung, mit stärkerer Betonung von Natrium, Chlor und Schwefel sowie zwei anderen bedeutenden Elementen, nämlich Jod und Brom, als Stabilisierungsfaktoren.

4. Die Irisfarbe

Betrachten wir die Irisfarbe aus einem anderen Gesichtswinkel als dem der Vererbung: die Farbe ist nämlich außerdem so etwas wie ein Tagebuch der Körper*funktionen,* wie sie sich von Tag zu Tag und von Jahr zu Jahr im Laufe des Lebens verändern. Am einfachsten gewinnt man einen Überblick über die allgemeinen Körperfunktionen, indem man die verschiedenen Farbflecken, Punkte, Flocken, Wolken, Streifen und Kreise in der Iris betrachtet und mit Hilfe der Iristafel feststellt, welche Körperzonen von der Gesamtfarbe der Iris abweichen.

Ein kräftiger roter Farbfleck über der Leberzone in einem sonst klaren blauen Auge kann auf eine funktionelle Schwäche der Leber hinweisen; ein weißer Nebel über der Lunge in einem haselnußbraunen Auge auf Katarrh und Schleim; eine graubraune Verfärbung rund um den Magen- und Darmkreis auf eine geminderte Funktion der Verdauungsorgane – und wenn der Rest der Iris z.B. blaugrün ist, dann zeigt dieses Verdauungsproblem eine Abweichung vom Gesamtstoffwechsel, auf die der Therapeut sicher eingehen sollte. Vielleicht genügt bereits eine Tasse Kamillentee vor dem Zubettgehen, dazu hin und wieder ein bißchen Ingwer und Joghurt; genügt das nicht, dann muß man zu stärkeren Mitteln greifen. Das hängt ganz davon ab, wie sehr sich die Verfärbung von der restlichen Iris unterscheidet.

Sehen wir uns einmal die Farben auf der Skala von Weiß bis Schwarz und Hell bis Dunkel an (genaugenommen zeigt die Iris Töne und Nuancen, nicht aber die absoluten Farben des Spektrums). So, wie der gute Cowboy immer das weiße Pferd hat und einen weißen Hut trägt, während der Bösewicht immer das dunklere Pferd hat und dunkle Farben trägt, so sind auch die helleren Töne in der Iris Anzeichen für »bessere« Entwicklungen als die dunkelbraunen und schwarzen Töne. Die Farbskala ist zugleich ein Maß für die Schwere der Erkrankung: weiß ist »besser« als Schwarz; Gelblich-weiß ist »besser« als Gelblich-braun.

Die Logik der Irisfarben ist genauso einfach wie die Logik der Strukturen. Die idealen Farben sind ein klares mittleres Blau oder ein leuchtendes, tiefes Braun; aber leider gibt es viel zuwenig Augen, die diese perfekte biochemische Ausgewogenheit zeigen. Neugeborene Kätzchen, sechs Wochen alte Babys, manchmal auch noch ein stark positiver Seiden- oder Seiden-Leinen-Mensch unter der bäuerlichen Bevölkerung bieten der Welt ein Beispiel dafür, wie ein wirklich vollkommener Stoffwechsel aussehen kann. Ob dieser Organismus sich seine perfekte biochemische Funktion erhält, hängt hauptsächlich davon ab, wie er sich ernährt: neben der Erbanalage ist die Nahrung die wichtigste Determinante für die Farbe der Iris.

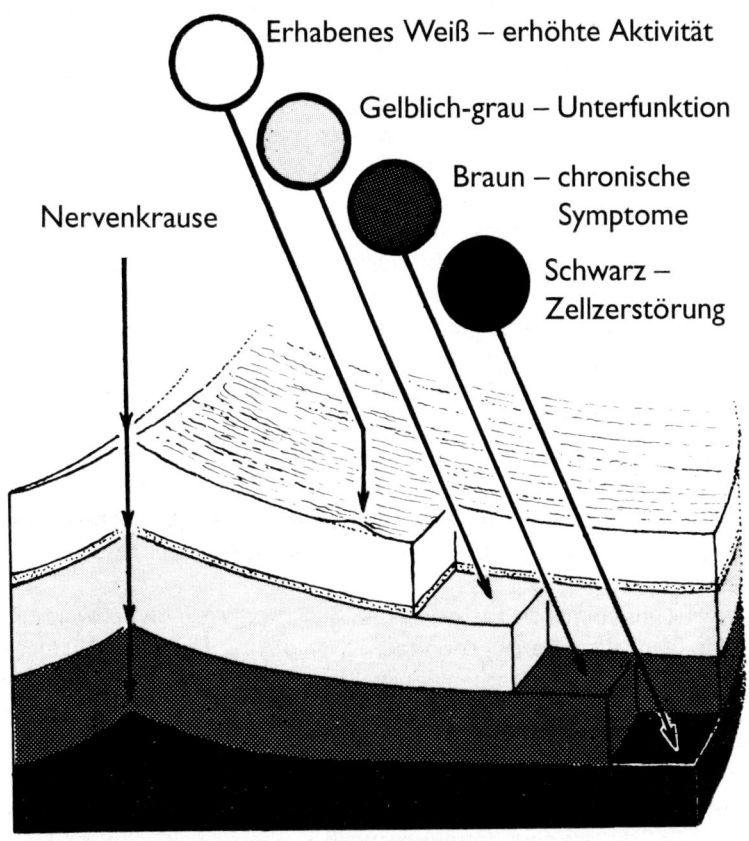

Erhabenes Weiß – erhöhte Aktivität

Gelblich-grau – Unterfunktion

Braun – chronische Symptome

Schwarz – Zellzerstörung

Nervenkrause

Die Irisfarben

Wir alle wissen, wie sich ein allzu tiefer Blick ins Glas am nächsten Morgen auf die Augenfarbe auswirkt. Ein gelblich-grauer Film über der Iris ebenso wie blutunterlaufenes Weiß der Augen verleiht einem ein übernächtigtes Aussehen, bis die Ausscheidungsorgane den Exzeß bewältigt haben. Wenn der Körper mit der Überlastung des Stoffwechsels nicht fertig wird,

44

kann er seine Aufgaben der Müllabfuhr, des Zellaufbaus, der Funktionserhaltung nicht mehr ausreichend erfüllen: dadurch sinkt die Vitalität, die »Lebensqualität«, und wenn das sehr oft geschieht, dann entsteht eine chronische *funktionale* Störung der Gesundheit. So, wie die Körper*struktur* vor allem die Balance des Mineralienhaushalts spiegelt, so hängt die *Funktion* des Körpers vor allem davon ab, ob genügend Vitamine absorbiert werden, um die Lösung der Mineralien zu ermöglichen. Es ist durchaus möglich, daß jemand jeden Morgen einen ganzen Berg von bunten Vitamintabletten schluckt und in seinem Gesundheitszustand und seiner Irisfarbe dennoch zu wünschen übrigläßt. Entscheidend ist, wieviel von der Vitaminzufuhr auch tatsächlich absorbiert wird.

Töne und Farbabstufungen von Weiß bis Schwarz lassen sich bestimmten Graden der Funktionsstörung zuordnen:

1. Weiß. Der Körper kämpft um die Wiederherstellung der natürlichen Ausgewogenheit; zwecks Heilung ist die Ausscheidung anzuregen und der Körper zu entschlacken.

2. Weißlich-gelb. Der Kampf wird schwieriger. Verschiedene Körperfunktionen sind durch dauernde Überlastung beeinträchtigt.

3. Gelblich-braun, gelblich-grau. Jetzt kommt es bereits zu chronischen oder häufig auftretenden Symptomen einer funktionalen Unordnung. Das betroffene Organ oder System kann immer weniger leisten, so daß langfristige oder stark anregende Behandlung notwendig ist, um die Ausgangsleistung zu erreichen.

4. Rotbraun, graubraun. Das betroffene Organ oder die Funktion leidet unter schwerer chronischer Überlastung, in deren Folge es zu Gewebszerstörungen und/oder abnormalen Zellneubildungen kommt. Längere Behandlung ist nötig, um den Organismus wirkungsvoll zu entschlacken. Das Organ oder System kann langsam wieder einer normalen Funktion zugeführt werden.

5. Schwarz. Zellzerstörung; Entfernung von Gewebe (Operation, Zahnziehen); totale Rückbildung eines Organs (selten); Parasitenbefall (Würmer, Leberegel, Hydatiden).

Die ganz normale Funktion kommt bei Menschen leider viel zu selten vor. Im Idealfall sollte eine richtige Ernährung den perfekten biochemischen Zustand bewirken; nur kann leider auch bei der Ernährung das, was für den einen paßt, dem anderen schaden. Während der eine bei einem Frühstück aus Müsli und Joghurt blüht und gedeiht, braucht der andere ein süßes Frühstück mit Kaffee und Gebäck, und der dritte ist seinem Arbeitstag ohne ein rotes, dickes Steak mit einem Spiegelei drauf einfach nicht gewachsen. Hier kann aber der Iridologe und Heilpraktiker mit einem soliden Wissen in Diätetik, Anatomie und Physiologie die jeweils richtige, ausgewogene Ernährung finden und klären, was Ihnen ganz persönlich zuträglich ist und was nicht. Viele Sünden in der Ernährung werden aus Unwissenheit begangen oder kommen daher, daß man zu viele fanatische Diätbücher liest. Bei der Umstellung auf die richtige Ernährung wird sich meist auch die Irisfarbe ändern, manchmal nach wenigen Wochen, manchmal erst nach Jahren.

Stellen wir uns noch einmal die klaren, leuchtenden Augen eines neugeborenen Kätzchens vor. Welche Veränderung zu den gelb geränderten, grau getönten, verängstigten Augen der streunenden Straßenkatze, die nur schlechtes Fressen und schlechte Behandlung, aber nirgends Liebe findet. Auch die Gefühle brauchen Nahrung, auch ein schlechter Gemütszustand kann zu einer funktionalen Verfärbung der Iris führen. Der Mensch lebt nicht vom Brot allein!

Manche meiner Freunde und Kollegen auf dem Gebiet der Naturheilkunde sind meiner Meinung nach zu starr und fanatisch, wenn sie den gelegentlichen *Gefühlshappen* so streng verbieten. Machen Sie sich keine Gewissensbisse wegen der Cremeschnitte nach dem Mittagessen, sonst müssen Sie den »schlechten« Happen Schuld auch noch hinunterwürgen, und der ist viel schwerer zu verdauen als das bißchen Süßigkeit. Wenn Sie über Ihrer Leberzone dann eine Art braunen Nebel sehen, dann kommt das mindestens genauso von Ihrem Schuldgefühl wie vom Genuß dieser klebrigen leeren Kohlenhydrate. Wenn Sie schon gelegentlich eine Diätsünde begehen müssen, dann genießen Sie sie wenigstens und erleichtern dadurch der Leber ihre Last (essen Sie am nächsten Tag ein paar Löwenzahnblätter, gedünstet oder als Salat, dann ist der Schaden behoben).

Das Gleichgewicht läßt sich dadurch wiederherstellen, daß man genau überlegt, wie man die beiden Waagschalen be- und entlastet. Es braucht nie zu einer Irisverfärbung zu kommen, wenn man diese Überlegungen mit ein bißchen Vernunft in die Tat umsetzt. Wenn Sie allerdings täglich zwei oder drei Cremeschnitten verzehren, am Mittwoch einen Apfelstrudel, am Freitag Eclairs, dann wird Ihre Leber den »weißen« Zustand bald verlassen und sich die Farbskala abwärts bewegen. Dann genügen nicht ein paar Löwenzahnblätter am nächsten Tag, dann brauchen Sie bereits täglich Lezithin und die Vitamine B_1, B_2 und B_6, dazu die Vitamine A und D und statt Bohnenkaffee Löwenzahnkaffee und Zitronengrastee – und das über längere Zeit, um wieder in die Balance zu kommen. Ein Abrutschen in die dunkleren Farbtöne geschieht nicht plötzlich. Weiße und schwarze Zeichen können plötzlich auftreten, nach einem physischen Trauma z.B. (Operation, Unfall); gelbliche, graue und braune Farbtöne verstärken sich kaum merklich immer mehr, wenn der Druck durch falsche Ernährung oder belastende Umstände oder beides ständig zunimmt.

Eine der für mich traurigsten Bemerkungen zur Gesundheit hörte ich vor kurzem bei einem Seminar für Heilpraktiker und Mediziner aus dem Munde einer sogenannten medizinischen Kapazität. »Wir müssen den Menschen zeigen, wie sie *mit ihren Leiden* einigermaßen bequem leben können«, sagte er. »So ist eben das Leben.« Ich bin fest überzeugt, daß das nicht stimmt. Krankheit oder Kränklichkeit ist nicht Schicksal, man muß sich nicht damit abfinden. Wir müssen uns nur um unsere kleinen Probleme kümmern, sie ernst nehmen und lösen, bevor sie zu großen Problemen werden, dann finden auch wir zur *positiven Gesundheit;* und wenn der Körper seinen Stoffwechsel selbst richtig reguliert und ohne äußere Hilfe durch Medikamente zur Ausgewogenheit findet, dann wird auch die Farbe der Iris wieder so klar und hell, wie sie sein soll. Dann ist auch hin und wieder ein kleiner Fehltritt erlaubt, ohne daß es der inneren Balance schadet.

Weiß

Reinheit, Sauberkeit, Einfachheit, Unschuld, Licht, Glanz: das alles kann Weiß bedeuten. In der Iris bedeutet Weiß Phosphor, Kalzium und Magnesium, von der Struktur her gesehen; funktional betrachtet, bedeutet es Vitamin C (und auch etwas A und D). Weiß kann außerdem ein Ungleichgewicht zwischen diesen Substanzen bedeuten, entweder zuwenig oder zuviel, manchmal auch genug für den Normalbedarf, aber nicht den erhöhten Bedarf nach einem Trauma. Nehmen wir ein theoretisches Beispiel.

Ein gesunder, kräftiger Junge, neun oder zehn Jahre alt, steht während eines Fußballmatches seines Teams als Reservespieler am Rand des Spielfelds; es regnet, und er wird dabei naß. In der Reserve ist er, weil er sich letzte Woche den Knöchel arg verstaucht hat, was immer noch nicht ganz in Ordnung ist. Naß, fröstelnd, frierend, mit steifem, noch immer schmerzendem Knöchel steht er da, und da ist es kein Wunder, daß sein Körper bald entschiedene Krankheitssymptome aufweist. Ein Blick in seine klare blaue Iris zeigt auf der rechten Seite einen weißen Fleck und hellere Fasern in der Schenkel-, Knie- und Fußzone. Heftiger Schmerz, Entzündung, Schwellung und Hitze waren letzte Woche hier aufgetreten, aber durch Ruhe und medizinische Unterstützung sollte der Körper eigentlich damit fertig werden. Dazu braucht er Phosphor, Magnesium, Kalzium, Vitamin C sowie A und D in ziemlichen Mengen. Wenn der Junge an sich gesund ist, dann wird allein durch seine innere Widerstandskraft alles bald heilen. Wenn die akute Nachfrage nach diesen Substanzen aber nicht auf dem inneren Markt gedeckt werden kann, dann muß man sie ihm in der Nahrung oder als Nahrungszusatz geben. Der Knöchel wird dann sehr schnell heilen.

Aber der Junge steht immer noch draußen im Regen, friert immer mehr und wird immer anfälliger für Angriffe durch Viren und Bakterien, während seine Körpertemperatur weiter sinkt. Seine Widerstandskraft und der »Kampfgeist« der Nebennieren werden vor allem für die Versorgung des Knöchels gebraucht, daher können Streptokokken ohne Widerstand in Hals und Rachen eindringen. In der Nacht bekommt er Kopfweh und Schüttelfrost, am nächsten Morgen erhöhte Temperatur und Halsschmerzen. Am Abend liegt er schwitzend, fiebernd und hustend im Bett. In diesem Zweifrontenkrieg verliert sein Körper sehr schnell Energie. Wenn er sich dennoch durchsetzt, dann bleibt davon vielleicht ein ganz kleiner weißer Fleck oder aber eine strukturelle Läsion in der Hals-, Rachen- und Brustzone sichtbar. Falls die Erkältung sich weiter in die oberen Luftwege und Bronchien ausbreitet, erscheinen vielleicht um Nebenhöhlen und Bronchien weiße Flecken. Solange der Körper sich wehrt, bleibt die Farbe weiß. Schwindet der Widerstand oder wird er schließlich überwunden, dann werden die weißen Flecken vielleicht von einem gelben Farbton überzogen.

Damit nähert er sich dem nächsten Stadium seiner Krankheit: die Symptome setzen sich fest, er leistet kaum mehr Widerstand, die Energie wird schwächer. Dann braucht der Knöchel viele Monate, um zu verheilen, weil an diesem bestimmten Punkt eben auch von anderen Regionen des Körpers Bedarf an heilenden Substanzen angemeldet wurde. Selbst sechs Monate später zeigt der Knöchel vielleicht noch weiße Flecken in der Iris und ist vielleicht immer noch empfindlich und schmerzhaft und darf noch nicht voll belastet werden. Dieser Knöchel lechzt immer noch nach den heilenden Substanzen, die ihm die Streptokokken weggeschnappt haben. Bekommt er sie noch immer nicht, dann wird das Weiß in der Iris von Gelb gerahmt, womit angezeigt wird, daß der Junge jetzt einen angeknacksten Knöchel hat. Er ist zu verwenden, aber nicht im vollen, gesunden Maß.

Andererseits ist unser junger Fußballer vielleicht ein bestens ernährter junger Mann, der sich von seinem kleinen Knöchelunfall sofort erholt und dessen Erkältung sich nur in einem kurzen Schnupfen äußert, der am Morgen wieder verschwunden ist. Dann allerdings ist in der Iris kaum Weiß zu bemerken, sondern sie bleibt so hell und blau wie zuvor.

Die weiße Farbe ist immer ein Hinweis auf eine *Überfunktion*. Der Körper arbeitet nicht nur gut, er arbeitet vielleicht schon zu gut. Überaktive Kinder weisen in der Iris viele weiße Zonen auf. Magen, Kopf, Rückennerven und Extremitäten können alle übererregt, überaktiv sein. Der Körper befindet sich in einem Zustand beständiger Adrenalinanregung, die irritierten Nerven lassen Tropfen von Harnsäureschlacken von den Nervenenden fallen; dadurch wird das Gewebe überschwemmt, was zu weiterer Übersäuerung führt. Die blasse Iris, die man so oft bei hyperaktiven Kindern bemerkt, ist blau, und darüber liegt das weißeste Persil-Weiß. Jeder körperliche Prozeß kann sich in einem Zustand der Übersteigerung befinden. Kein Wunder, daß eine solche Hyperaktivität zum »Ausbrennen« führen kann, so daß der Teenager dann die andere Seite des natürlichen Gleichgewichts erlebt: er wird langsam, lethargisch, stumpf, geistig desinteressiert. In den Jahren der Hyperaktivität bleibt die Iris oft sehr weiß, in einem Kampf gegen Windmühlen befangen, den sie nicht gewinnen kann.

Eine fast weiße Iris registriert nicht nur Schmerz oder Trauma, sondern möglicherweise auch eine hohe Körpertemperatur. Hitzige Menschen, die ihre nackten Füße immer aus dem Bett strecken oder mitten im tiefsten Winter im Hemd herumlaufen, haben oft weiße Nervenfasern und auch weiße Flecken und Flocken. Leider kann die negative Seite eines derart heißen, trockenen Stoffwechseltyps auch die negative Hitze der Arthritis hervorrufen, ebenso Rheuma, Schleimbeutel-, Bindegewebs- und Wirbelentzündungen.

Mit dem Zurückgehen des Schmerzes entspannen sich auch die weißen Fasern, und die akuten weißen Flecken verschwinden mit der entschlackenden Wirkung des sauerstoffverzehrenden »Feuers«. Als ich mir bei einem schweren Unfall eine Bandscheibe in der Lendenwirbelsäule verletzte, war in meiner Iris die Ausbreitung der weißen Zeichen im Lendengebiet des Rückens deutlich zu sehen. Sobald der Schmerz wieder erträglich wurde, verlor auch dieses Weiß sein intensives Leuchten. Durch einfache naturheilkundliche Behandlung und die Einrichtung durch einen Chiropraktiker verschwand der weiße Fleck nach wenigen Wochen vollständig; zurück blieb nur eine winzige Strukturläsion, als Warnung, daß meine Körper-reserven durch die Wiederherstellung dieser Bandscheibe bis an ihre äußersten Grenzen belastet wurden; sie ist nicht mehr ganz so stark wie vor der Verletzung. Das geschieht oft nach einem Trauma vom »weißen« Typ. Oft bleibt eine Strukturläsion zurück, als Erinnerung an den gewonnenen Kampf. Das Loch wurde »gestopft«, aber doch nicht so gut, daß es vom kräftigen normalen Teil dieses Organs oder Systems nicht zu unterscheiden wäre.

Weiß kann ein Zeichen für Körperabwehr sein, wie z.B. bei einem entzündlichen Prozeß oder der Produktion von Schleim. Man denkt oft gar nicht daran, daß eine der Hauptaufgaben des Schleims – dieser dicklichen Ausscheidung bei Entzündungen aller Art wie Erkältung und Katarrh, Colitis, Vaginitis und Bronchitis – darin besteht, Körperöffnungen wie Augen, Nasenlöcher, Mund und Rachen, Ohren, Vagina, Harnröhre und Rektum gegen eindringende Angreifer zu schützen. Gegen solche Attacken auf die Schleimhäute wehrt sich der Körper, wenn das »Feuerlegen« nichts genützt hat, durch eine Überschwemmung des betroffenen Gebiets. Wenn der Körper in seinen weichen, mit feuchter Schleimhaut ausgekleideten Öffnungen einen Angriff von Streptokokken, Staphylokokken, Viren oder Spirochäten spürt (oder auch nur Luftverschmutzung durch Giftstoffe oder Zigarettenrauch), dann steigert er seine Schleimabsonderung, um die Angreifer buchstäblich fortzuspülen. Bei der gewöhnlichen Erkältung kann man das am besten beobachten. Schneuzen und Niesen, auch Husten, alles von weißem Schleim hervorgerufen, sind erste Versuche, die Angreifer mechanisch abzuwehren, bevor sie sich in den empfindlichen weichen Schleimhäuten festsetzen können.

Wenn man aber dauernd zuviel Schleim produziert, am Morgen immer den Rachen durch ausführliches Räuspern reinigen muß und ohne Taschentuch nicht leben kann, dann ist das eine Überreaktion des Körpers. Diese weiße Flut zeigt sich als unnötiges Säbelrasseln in der Iris. Gar so oft werden Sie doch nicht angegriffen! Wenn Sie aber wirklich so anfällig sind, dann kommt das vielleicht von einer falschen Ernährung mit zuviel säurebildenden Nahrungsmitteln wie Milch, Schmelzkäse, weißer Zucker, zu lange gekochtes Fleisch, weißes Brot und Fast food – Alkohol und Zigaretten nicht zu vergessen. Das Endergebnis einer derart falschen Ernährung kann darin bestehen, daß die Schleimhäute sich in einem Zustand dauernder Panik befinden und daher zuviel Schleim produzieren. Nach einer Weile kann eine derartige Überproduktion bereits ein eigenes Krankheitsbild entwickeln, indem nämlich der klebrige, säuerliche Schleim das Gewebe verstopft, was ein Absinken der strukturellen und funktionellen

Effizienz zur Folge hat. Die Armee, die immer nur Schatten attackiert, kann die echte Gefahr nicht mehr erkennen. Wenn man zu oft »Wolf!« schreit, ermatten die Verteidiger, und der echte Wolf dringt unbemerkt ein. Wer immer zuviel Schleim produziert, schwächt dadurch die Schleimhäute, so daß sie sich gegen eine echte Attacke nicht mehr zur Wehr setzen können.

Die gleichen Substanzen, die gegen Schmerz, Entzündung und durch Unfall bedingte Strukturverletzungen eingesetzt werden, helfen auch, wenn die weißen Zeichen in der Iris auf eine Überproduktion von Schleim hindeuten. Die weißen Nebelflecken, die oft über den Bronchien, den Nasennebenhöhlen, über Rachen, Nase und Ohren schweben, sind wie weggeblasen, sobald Kalzium, Phosphor und Magnesium zusammen mit den Vitaminen A, D und C zugeführt werden.

Wenn dazu noch die Ernährung umgestellt wird (durch Verzicht auf schleimerzeugende Nahrung), dann verschwindet dieser weiße »Irisnebel« noch schneller, und die Rückfallgefahr ist geringer. Solche Patienten zeigen oft auch die weißen reliefartigen Fasern eines starken Adrenalinflusses. Diese »Kampfnaturen« brauchen eben Zeit und Geduld, um sich zu beruhigen und mit ihrem Schattenboxen aufzuhören. Haben Sie jetzt eine Vorstellung davon, was »Weiß« alles bedeuten kann? Betrachten Sie »Weiß« auf jeder Ebene als gesteigerte Funktion, die manchmal gegen echte, manchmal gegen eingebildete Gefahren kämpft; aber ein Kampf ist immer im Gange. Sobald die normale Farbe den weißen Fleck verdrängt hat, ist der Kampf gewonnen; wenn aber das Weiß in Gelb, Grau und noch dunklere Töne übergeht, dann ist dringend Verstärkung nötig.

Es gibt allerdings eine »Weiß«-Indikation, die nicht ganz zu dem paßt, was wir bisher gesagt haben: das ist das sogenannte »chronische« Weiß. So, wie das hyperaktive Kind nie wirklich gewinnt, sondern nur immer zu hart kämpft, so deutet die ganz helle, eisblaue Iris auf eine ständige Überproduktion, allerdings nicht von Schleim, sondern von Übersäuerung als Stoffwechselendprodukt. Weiße Verfärbung durch Schleim zeigt sich als Flecken, nebelartig und amorph; die Übersäuerung zeigt sich entweder in sehr, sehr feinen Fasern und/oder in einer beinahe festen weißen Schicht dazwischen.

Besitzer einer solchen Iris gehören fast immer dem Seiden- oder Seiden-Leinen-Typ an und können auf eine Familientradition von arthritischen und »Steifheits«-Krankheiten zurückblicken. Die sauren Schlacken im Körpergewebe können auch von der Ernährung oder dem zuviel Säure bildenden Alkohol stammen; aber ebensooft weisen diese »arktischen« Augen auf eine andere Form von Säure – Nervensäure. Jedesmal, wenn eine

Nervenfaser einen Reiz sendet oder empfängt, scheidet sie an ihrem Ende einen winzigen Tropfen Säure aus. Man male sich einmal die Säurefluten aus, die die Gewebe von Seiden- oder Seiden-Leinen-Menschen am Ende ihres von Tätigkeit erfüllten Tages überfluten! Das ist ein weiterer Grund, warum diese Menschen viel trinken sollten, damit nämlich alle diese Abfallprodukte schnell in die größeren Ausscheidungssysteme von Lunge, Haut, Nieren und Darm geschwemmt werden.

Viele Seiden- und Seiden-Leinen-Menschen nehmen einfache Nahrung von guter Qualität zu sich, zeigen aber dennoch dieses »saure« Auge, das von vielen fanatischen Diätaposteln so kritisiert wird als Beweis für eine falsche Ernährung mit zuviel raffinierten Nahrungsmitteln und wertlosen Kohlenhydraten. Der wahre Grund für die Übersäuerung liegt in diesem Fall aber in ihrer Veranlagung, verbunden mit einer dauernden hohen nervösen Aktivität. Manchmal genügt schon das Wissen um die Problematik, um die üblen Nebenwirkungen einzuschränken. Ein paar einfache diätetische Maßnahmen (manchmal genügt schon Alfalfa-Tee) können alle negativen Auswirkungen der durch die Übersäuerung entstandenen Schlacken ausgleichen, aber trotzdem bleibt das »chronische« Weiß in der Iris sichtbar, weil am nächsten Tag wieder das gleiche hohe Niveau der Nerventätigkeit in Aktion tritt. Das kann zwar ausgeglichen, aber nie ganz gestoppt werden.

Andere »weiße« Funktionszustände in verschiedenen Körperzonen werden bei der ausführlicheren Besprechung der Iristafel (ab S. 93) behandelt.

Gelblich-weiß

Unser junger Fußballer liegt noch im Bett, er ist matt, gereizt, appetitlos. Der Husten ist schlimmer geworden (gelblich-weißer Schleim wird ausgehustet), und sein dauerndes Niesen fördert manchmal ebenfalls gelblichweißen Schleim aus seinen verstopften Nasen- und Nebenhöhlen zutage. Zu den Kampffarben Blau und Weiß ist jetzt eine dritte hinzugekommen – Gelb.

Weiße entzündliche Prozesse oder Schleim, oder auch aufflammender Schmerz können in einer braunen Iris gelblich-weiß erscheinen, weil die dunklere Pigmentbasis den weißen Zeichen ihre Leuchtkraft nimmt und sie ins Gelbliche drängt. Übung (und Fragen) wird Ihnen helfen zu unterscheiden, um welche Nuance es sich bei einer braunen Iris gerade handelt. Die gelbe Farbe neben – oder vielmehr über – der weißen sagt uns, daß sich jetzt eine zweite Mineral-Vitamin-Kombination dem Kampf anschließt:

Schwefel, Chlor und noch einmal die Vitamine A und D. Der Widerstand auf der ersten Stufe hat nicht funktioniert. Erhöhung der Körperenergie und gesteigerte Adrenalinproduktion; physische Feuer und Fluten, um den Angreifer zu entfernen; zusätzlicher Schleimschutz an allen gefährdeten Öffnungen – diese einfachen Formen der Verteidigung reichten offenbar nicht aus. Also tritt die zweite Verteidigungslinie in Aktion: chemische Kriegführung. Leber, Gallenblase, Gallengang und sogar die Bauchspeicheldrüse arbeiten zusammen, um den »Aggressor« einzukreisen und außer Gefecht zu setzen.

Haben Sie sich schon jemals gefragt, warum die Ärzte gegen viele chronische Erkrankungen Sulfonamide verschreiben? Die Antwort liegt zum Teil in der Leber, der »biochemischen Fabrik« des Körpers. Schwefel und Chlor arbeiten hier im Team, um Enzyme zu aktivieren, Verdauungssäfte und Hormone zu erzeugen und den Vitaminen A und D sowie Kalium und Natrium dabei zu helfen, Gewebsflüssigkeit und chemische Entschlackung vermittels des Stoffwechsels entweder zu »fressen« oder auszuscheiden. Sie verstehen jetzt, warum Sie in diesem zweiten Krankheitsstadium oft so erschöpft sind, reizbar und empfindlich, anfällig für Streß. Ihr Körper muß jetzt zu hart arbeiten, um alle diese Abfallprodukte zu verarbeiten und dazu auch noch die Nahrung, die Sie sowieso jeden Tag zu sich nehmen. Das heißt, daß er jetzt eine doppelte Last tragen muß! Kein Wunder, daß Sie sich erschöpft fühlen. Das ist auch der Grund, warum ein kurzes, vernünftiges Fasten innerhalb weniger Tage Krankheitssymptome vertreiben kann, die Sie oft ewig lang mit sich herumschleppten und die sich mit anderen Methoden nicht vertreiben ließen. Wenn Sie fasten, kann Ihr Körper sich auf die Entschlackung konzentrieren, ohne sich auch noch mit der Verdauung herumzuplagen. Fasten, mit vielleicht einem Kräutertee oder Frucht- oder Gemüsesäften zur Unterstützung der Verdauungs- und Ausscheidungsorgane (Selleriesamentee für die Nieren und die Entfernung von Säureschlacken, Karottensaft für die Leber, Fencheltee für die Bauchspeicheldrüse und ein Aufguß von Sennesblättern zur Darmreinigung), kann das Gelb aus dem Auge entfernen.

Der chronische Husten unseres kranken Jungen macht ihn durstig. Er wird ohnehin instinktiv mehr trinken und weniger essen wollen. Seine Hautfarbe ist jetzt vielleicht schon graugelb, parallel zum Auftreten von Gelb in der Iris. Diese Gelbverfärbung der Iris kann Wochen anhalten, Monate, Jahre, aber auch ganze Generationen. Schwefel ist ein Mineral, das sich nur schwer unterdrücken und aus dem Körper entfernen läßt; und da es seine Wirkung vor allem innerhalb der Zellen und in der Zellflüssigkeit entfaltet, bleiben seine Rückstände oft noch lange nach dem Ende seiner Wirkung im Gedächtnis des Zellcodes enthalten. Auch Chlorverbindungen können Gelbfärbung nach sich ziehen. Für Gelb gilt das gleiche, was wir für Weiß gesagt haben: sein Auftreten in der Iris kann entweder eine hohe Aktivität dieser Mineralien bedeuten oder den dringenden Bedarf nach verstärkter Zufuhr oder aber die Notwendigkeit einer besseren Ausgewogenheit in ihren Funktionen.

Ich glaube, daß dieses zweite, »gelbe« Stadium einer Krankheit am schwierigsten zu behandeln ist. Der Mensch fühlt sich dabei vielleicht gar nicht krank, sondern nur ganz allgemein zerschlagen, gestreßt. Ein kurzer Urlaub, noch ein Bier, noch ein Aspirin, einmal Ausschlafen am Sonntag; diese Dinge können das Problem zwar erträglicher machen – aber lösen? Niemals! Aber leider geben sich so viele Menschen in den Industrieländern allzuoft mit diesem Zustand einer subakuten Kränklichkeit zufrieden und verzichten auf die Erfahrung der positiven, strahlenden Gesundheit. Bestimmte Zustände, die sich in der Iris als gelbe Zeichen niederschlagen, sind typisch für dieses »Weder krank noch gesund«-Sein. Heuschnupfen zeigt sich oft im Gebiet der Nase und der oberen Nebenhöhlen, in den Augen, sogar über den Bronchien als eine Art von gelbem Film über weißem Grund. Ein Kater allein spielt keine Rolle, aber der tägliche Kater am Morgen verleiht auf jeden Fall der Leber und den benachbarten Organen bald einen gelblichen Schein. Eine der häufigsten Ursachen für gelbliche Iriszonen ist ein schlecht funktionierender Fettstoffwechsel, der seine Spuren auch im »Weißen« des Auges, in der Lederhaut, hinterläßt. Sehen wir uns einmal an, welche Form von subakuter Krankheit diese Zeichen enthüllen.

Wenn die Nahrung aus Eiweiß, Fett und Kohlenhydraten besteht, dann ist Fett das am schwersten verdauliche Element. Zuviel Protein belastet die Nieren und kann zu Verstopfung führen, aber die Verdauungsorgane kann man anregen und dadurch den Überschuß bewältigen. Kohlenhydrate wie weißer Zucker, weißes Brot oder Alkohol können Ihren Körper übersäuern, aber auch dagegen lassen sich relativ einfache diätetische Maßnahmen treffen. Fett aber bleibt als Fett im Körper. Leber, Bauchspeicheldrüse und Gallenblase können immer nur eine bestimmte Menge auf einmal bewältigen und nicht mehr. Zuerst spürt der Oberbauch die Belastung, ihre Taille verschwindet, die Gestalt wird faßähnlich. Wenn der Darm nicht mit dem Fett fertig wird, bevor die nächste Ladung kommt, gibt er den Rest in den Blutkreislauf ab, der ihn zu Körperorganen führt, die überhaupt keine Möglichkeit haben, diese fettigen Globuline irgendwie zu verarbeiten. Dann nehmen Sie zu, und gelbliche Töne überschwemmen Ihre Iris als Ausdruck der Übersättigung Ihres Körpers. Ein guter Weg, dieses Fett loszuwerden, ist *Bewegung,* bei der das überschüssige Fett als Treibstoff verbrannt wird. Augen, die viel Gelb enthalten, sind eigentlich ein Aufruf an ihren Besitzer, sich stärker, schneller und öfter zu bewegen – und außerdem sein biochemisches Gleichgewicht wieder zu finden.

Denken Sie daran, daß Blau und Gelb zusammen Grün ergeben. Grün ist beim Menschen keine natürliche Körperfarbe. Die Grünfärbung der Iris zeigt neben einer bestimmten Stoffwechselanlage auch ein vorhandenes funktionelles Ungleichgewicht. Die grünäugigen, rothaarigen Iren sind dafür ein gutes Beispiel. Die traditionelle Ernährung der Iren mit fettem Speck und Schweinefleisch und viel Milchprodukten hat, zusammen mit ihrem ererbten keltischen Stoffwechseltypus, über viele Generationen Übersäuerung und gelbe Nebel über der Iris erzeugt – eine explosive Mischung, die vielleicht auch eine Erklärung für das feurige Temperament der Iren bietet. Unter der Irislampe erkennt man, wie blaß dieses »grüne« Auge in Wirklichkeit ist, nämlich blaßblau oder weißblau, darüber eine gelbe Schicht – von echtem Grün keine Rede.

Dann gibt es einen gelben Ton, der eine Warnung vor dem drohenden »Braun« ist: Graugelb. Wenn eine helle Farbe ins Graue absinkt, dann deutet das auf eine drohende oder bereits existierende Unterfunktion. Graugelbe Flecken über den Bronchien sind vielleicht ein Anzeichen dafür, daß dieser Teil des Körpers nicht mehr von allein die Energie aufbringt, Schlakken abzubauen und zur normalen Funktion zurückzukehren. Daraus kann eine Atrophie oder Rückbildung des Organs entstehen. Es verliert vielleicht seine Fähigkeit, tote Zellen abzustoßen und neue zu bilden. Es kann seine Funktion auf ein anderes Organ oder System abladen, so daß dieses wiederum überlastet ist und nicht mehr ohne dauernde Stützung auskommt. Ein typisches Beispiel dafür ist der graugelbe »Magenkreis« rund um die Pupille. So ein Magen hat seine Flexibilität verloren, seine Vitalität und wahrscheinlich auch seine Salzsäure und seine Enzymfunktionen. Seine Unterfunktion nähert sich dem chronischen Zustand.

Ich schimpfe immer wieder mit Patienten, die eine derart unvollkommene Gesundheit hinnehmen als das Beste, das sie »unter den Umständen« erwarten können, was auch immer diese Umstände sein mögen. Umstände kann man ändern, wenn man wirklich gesund sein möchte.

Fassen wir »Gelb« zusammen: Der Körper ruft sein zweites Verteidigungssystem auf, nachdem das erste sich als nicht ausreichend erwiesen hat. Verstärktes »Gelb« kann vor allem Schwierigkeiten beim Fettstoffwechsel und Überschwemmung des Körpers mit seinen eigenen Schlakken bedeuten. Es kann auch darauf hindeuten, daß dieses Problem genetisch bedingt ist – aber es gibt keinen Grund, warum man nicht jetzt schon Vorsorgemaßnahmen treffen sollte, um die Kinder und Kindeskinder damit weniger zu belasten. »Gelb« bedeutet auch, daß die zukünftigen Abwehrkräfte des Körpers geschwächt sind. Vielleicht ist Eisen nötig, wenn diese »Vergilbung« nicht ausgeglichen und korrigiert wird. Eisenverbindungen, die großen Geschütze der Abwehr, muß man vielleicht gegen die nächste Gefahr auffahren lassen: die braune Verfärbung der Iris.

Rotbraun, braun

Falls Sie der Meinung waren, daß Gelb bedrohlich klang, dann machen Sie sich jetzt auf eine echte Gefahr gefaßt! Betrachten wir die Irisstruktur einmal anatomisch und überlegen, warum eine Zustandsverschlechterung sich als Braun niederschlagen sollte, ein gerade noch annehmbares Muster als Gelb und eine akute symptomatische Attacke als Weiß.

Das Gewebe der Iris zeigt nicht nur den Struktur- und Funktionstyp an, sondern auch deren Zustand zum Zeitpunkt der Beobachtung. Ein akuter Funktionsprozeß wird in der oberen Schicht des Irisgewebes sichtbar sein, möglicherweise sogar als reliefartige Erhebung zu einer weißen »Prägung« (s. S. 44). Auch eine körperliche Überfunktion im Zuge der Bekämpfung akuter Symptome zeigt sich als Aufwölbung der Iris. Die gelben Prozesse und Funktionen, die im letzten Teil besprochen wurden, zeigen sich dreidimensional als Einbrüche. Graue Zeichen bedeuten flache Zonen der Inaktivität und Unterfunktion. Braune Zeichen sinken tiefer ins Gewebe ein, decken weitere Irisschichten auf und enthüllen dadurch das volle Ausmaß einer Krankheit. Ein braunes Zeichen ist immer ein Grund zur Sorge.

»Braun« bedeutet soviel wie »chronisch«. Braune Verfärbungen deuten darauf, daß der betroffene Körperteil in seiner Funktion nicht nur unter der Norm, sondern vielleicht auch gerade dabei ist, abnorme (andersartige) Funktionen aufzubauen. Es gibt eine feine Trennungslinie zwischen Unterfunktion und *negativer* Funktion; in letzterem Fall bewegt sich der Körper nicht nur nicht vorwärts, sondern es findet buchstäblich eine Rückentwicklung statt.

Sehen wir uns eine von Haus aus blaue Iris an, in der ein graubrauner Überzug über einigen Zonen sich über beiden Nieren zu einem dunklen Braun verdichtet hat. Dieser Patient leidet, ob er es nun weiß oder nicht, unter degenerativen Prozessen in diesen Organen. Die Nieren haben nicht nur eine Unterfunktion: sie haben bereits einen Zustand erreicht, wo selbst massive Stützung nicht mehr ausreicht.

Hier werden größere Eingriffe in Körperprozesse notwendig sein: Entfernung von Schlacken, von toten Zellen und Gewebe, Verbrennen von Müll, und zwar mit Hilfe von Eisen als wichtigstem Oxidationsmittel. Das ist gar nicht so angenehm. Ein Patient mit weißen oder gelben Gebietszeichen wird sich bei besserer Ernährung und ergänzender Therapie bald besser fühlen. Ein Patient mit braunen Iriszeichen fühlt sich am Anfang der Therapie oft alles andere als wohl.

Unter der Klassifikation »Braun« finden sich viele chronische Krankheiten, bei denen eine langfristige Unterfunktion physische Symptome einer schweren Krankheit hervorgebracht hat. Wenn ein Patient erzählt: »Ich hatte immer schon Probleme mit meinem rechten Ohr. Schon als Kind hatte ich Abszesse und immer wieder Entzündungen, deshalb konnte ich auch nie ohne Beschwerden tauchen oder unter Wasser schwimmen. Das Ohr ist immer kalt und empfindlich, und jetzt habe ich auch noch dieses dauernde Sirren im Ohr, und es juckt die ganze Zeit . . .« – dann sind das typisch »braune«, chronische Symptome. Das Ohr ist sein schwacher Punkt geworden. Wenn es einmal soweit ist, dann hat ein solcher Patient sicher noch viele andere Begleitsymptome, wie einseitigen Kopfschmerz rechts, verstopfte Eustachische Röhren, chronische Halsentzündungen, Schmerzen unter dem Ohr und im Nacken, Neuralgie der rechten Gesichtshälfte, sogar schmerzende Zähne. Alle diese kleineren Symptome kann man auf die unterschiedlichste Weise behandeln, aber sie werden sicher nie ganz verschwinden, wenn man das Übel nicht an der Wurzel packt. Allerdings kann die direkte Behandlung des Ohrs äußerst unangenehm, ja schmerzhaft werden. Die jetzt notwendig gewordene gründliche innere Aufräumungsaktion kann zu Ausflüssen führen, zu unerklärlichen stechenden Schmerzen, womöglich noch heftigerem Kopfschmerz, Schwindel, Gleichgewichtsstörungen, Durchfall, allgemeiner Schwäche, so daß sich der Patient unter Umständen noch viel schlechter fühlt als zuvor. In diesem Stadium gehen den Heilpraktikern viele Patienten verloren; aber nur Ausdauer und Durchhalten führen zum Erfolg: zu echter, dauerhafter Gesundheit.

Braune Flecken, Streifen und Nebel weisen auf Eisenmangel hin, meistens in Verbindung mit Mangel an Vitamin C. Die rostrote Verfärbung braucht einen Eisenstoß; Schwarzbraun oder Graubraun verlangt nach einem langsameren Zupacken. Viele »braune« Augen, die in Wirklichkeit gar nicht braun sind, sondern nur ein bräunlicher Film über einem von Natur aus blauen Auge, gehören Menschen, deren Körper mit seiner »Müllabfuhr« nicht fertig wird. Ihre Blutsauerstoffwerte sind immer zu niedrig, die ihnen zur Verfügung stehende Energie ist eher unterdurchschnittlich, und der

Heilungsprozeß nach einer Krankheit verläuft oft sehr langsam und bleibt unvollständig.

Wir haben unseren jugendlichen Fußballer im gelben Stadium seiner Erkrankung verlassen. Nun ist er schon aufgestanden – viel zu früh, gegen jede Vernunft –, um beim abendlichen Training mitzumachen. Sein trockener Husten tut weh, in der Brust hat er ein brennendes Druckgefühl, sein Atem ist flach, und es ist ganz klar, daß er beim Training nicht mithalten kann. Der Trainer schickt ihn heim, mit der energischen Anweisung, zum Arzt zu gehen und seine Bronchitis loszuwerden, bevor er wieder mit dem Team trainieren kann. Nach einer Behandlung mit Antibiotika wirkt er eine Woche später ganz gesund und spielt daher wieder mit; aber sowohl Trainer wie Zuschauer erkennen ganz klar, daß er nicht mehr der Libero mit den schnellen Reflexen ist, der er früher war. Bald wird er ins B-Team abgestuft, er verliert sein Selbstvertrauen, sein Husten kommt wieder, und er nimmt ab. Wenn er hin und wieder einen Tag im Bett verbringt, statt in die Schule zu gehen, dann macht ihn das auch nicht munterer, und jetzt tritt ein neues Symptom auf: Atemnot bei jeder Anstrengung. Seine Krankheit wurde von den Antibiotika nicht *geheilt,* sondern nur *unterdrückt.* Statt daß sein Körper die letzten Überreste der Krankheit energisch ausgeschieden hätte, wurde der Kampf durch die Antibiotika nur eingestellt, und jetzt herrscht ein trügerischer Friede.

Bald erscheinen in seiner Iris die ersten braunen Flecken in einer Lunge und in den Bronchien. Innerhalb der nächsten sechs Monate benutzt er Nasensprays, dann weitere Antibiotika – d.h. weitere Unterdrückung, aber keine Behandlung der Ursache. Das grundlegende Gesetz, daß der Körper Krankheiten bekämpfen und dann die Reste – die Leichen – entfernen muß, ist jetzt verletzt. Das Problem ist vorübergehend begraben, aber nicht gelöst, und wird unter Streß wieder verstärkt auftreten. Was wir jetzt vor uns sehen, ist ein bis vor kurzem noch vollkommen gesunder Junge mit einer wirklich schwer beeinträchtigten Gesundheit. Seinem Körper wurde keine Gelegenheit geboten – und schon gar nicht irgendeine Unterstützung –, den Krankheitsprozeß zu bewältigen, abzuschließen und die Abfallprodukte zu eliminieren. Das Ergebnis ist die Braunfärbung der Iris aufgrund der chronischen Erkrankung mit allen ihren Symptomen und Unannehmlichkeiten. Wären rechtzeitig im »weißen« oder auch noch im »gelben« Stadium unterstützende Maßnahmen für die Selbstreinigung des Körpers ergriffen worden, dann hätte sich dieser chronische Zustand gar nicht erst entwickelt. In diesem späteren Stadium ist eine totale Heilung oft überhaupt nicht mehr möglich.

Müssen sich die Umstände Ihrer unvollkommenen Gesundheit anpassen, oder passen Sie sich, gesund, wie Sie sind, den Umständen an, so, wie sie sich eben ergeben? Müssen für Sie die Kartoffeln auf eine ganz bestimmte Weise gekocht werden, damit Ihr Magen sie ohne Verstimmung bewältigen kann? Brauchen Sie jeden Tag ein Abführmittel? Bekommen Sie sofort Probleme, wenn Sie Zugluft spüren, etwas Schweres heben oder in einem fremden Bett schlafen? Müssen Sie jeden Abend früh ins Bett gehen, ist Ihnen ein Wochenende mit Freunden zu anstrengend, so daß Sie lieber zu Hause bleiben? Haben Sie Probleme mit Gedächtnis und Konzentration? Schauen Sie sich doch einmal selbst nackt im Spiegel an, ganz objektiv. Ist Ihr Muskeltonus so, wie er sein soll, oder zwingen Kreuzschmerzen, eine steife rechte Schulter, ein weher linker Arm Sie zu einer dauernd verkrümmten Haltung, damit Sie es wenigstens irgendwie ertragen? Haben Sie das schmerzende Ohr jemals ordentlich untersuchen lassen, oder nehmen Sie dieses »Surren« im Ohr als etwas hin, das jenseits der Fünfzig eben ganz normal ist? Nehmen Sie Untüchtigkeit und Nachlässigkeit auch von Ihren Angestellten, von Ihrem Lebensmittelgeschäft oder von Ihrer politischen Partei als naturgegeben hin?

Wenn Sie das tun, dann nehmen Sie wahrscheinlich auch die Einschränkungen Ihres Wohlbefindens durch chronische körperliche Unzulänglichkeit als naturgegeben hin. Eine derartige Selbstbescheidung erscheint in der Iris als bräunliche »Schlacken«-Zeichen, Schlacken, die Ihr Körper immer mit sich herumträgt, ähnlich einem Mülleimer, der immer halb voll ist oder vielleicht sogar überquillt. Kein Wunder, wenn Sie sich zerschlagen fühlen! Zusätzlich zu Streß und Belastung, die jeder Tag ohnehin mit sich bringt, müssen Sie auch noch mit diesem Extrastreß fertig werden. Ihr Körper konnte tote Zellen, Ausscheidungen von Bakterien, aufgenommene Giftstoffe aus der Luft, Rückstände von Medikamenten, Schleim oder Eiter nicht ausscheiden und schleppt diesen Müll mit sich herum – seit Tagen, Wochen, ja vielleicht Jahren. Jedes Organ oder System, das davon betroffen ist, erscheint in der Iris als braun überschattet. Am gravierendsten ist, daß diese Flecken sich ständig verschlimmern können, auch wenn die Belastung durch weitere Schlacken sich nicht weiter verstärkt.

Der Körper erkennt die Stellen, an denen eine solche Müllablagerung stattfindet, und kann versuchen, sie zu verkapseln und von anderen angrenzenden Zonen, die vielleicht klaglos funktionieren, zu isolieren. Dabei bildet sich eine Zyste oder ein Tumor (ein Beutel, der mit Abfallprodukten gefüllt ist); dies wiederum ist der ideale Nährboden für die wachsende Zunahme abnormer Zellen, wie sie sich in bösartigen Wucherungen finden. Verfallen Sie jetzt bitte nicht sofort in Panik, wenn Sie in Ihrer eigentlich blauen Iris überall braune Nebel sehen. Das bedeutet überhaupt nicht, daß

Sie sich sofort gründlich untersuchen lassen und mit dem Schlimmsten rechnen müssen! Dies wäre eine Überreaktion auf ein Iriszeichen, das möglicherweise einfach nur auf die Notwendigkeit einer allgemeinen Reinigung hinweist. Fasten Sie ein paar Tage lang, trinken Sie die entsprechenden Kräutertees und Säfte, konsultieren Sie einen Heilpraktiker, der Ihnen sicher sagen kann, ob Sie überhaupt therapeutische Hilfe brauchen oder ob es sich nur um eine vorübergehende Magenverstimmung handelt, um ein etwas träges Organ, das eine Aufmunterung braucht, oder um eine tiefer gehende Störung, der man mit einfachen Naturheilmitteln, mit Vitaminen, Mineralien und richtiger Ernährung zu Leibe rücken kann, um den »Mülleimer« zu leeren! Also bitte nur ja keine Panik! Dadurch belasten Sie sich nur mit neuem Streß, der zu dem Problem wahrscheinlich in gar keinem Verhältnis steht.

Man muß auch unterscheiden zwischen den verschiedenen Arten von Braun in der Iris. Es gibt drei Hauptypen: den dunkelbraunen Nebel, die braunen Streifen, und rotbraune »zornige« Flocken. Dann gibt es noch einen anderen, sehr verbreiteten Typ von Braun in der Iris, den die Schulmedizin »Pigmentflecken« nennt, die Iridologen dagegen »psorische Flecken«. Diese sind von ihrem Charakter her ganz anders, sie erscheinen auch nicht als braune Verfärbung in den tieferen Schichten der Iris, sondern als sepiafarbene Flecken, Punkte und Kreise, die anscheinend direkt unter der Hornhaut liegen und vor dem eigentlichen Irisgewebe herumschweben. Diese psorischen Flecken werden später im Kapitel »Besondere Zeichen« beschrieben und erklärt.

Braune Flecken müssen nicht immer ein gravierendes Problem bedeuten, aber sie fordern dazu auf, sich bewußtzumachen, daß jene Körperzone, auf der sie erscheinen, nicht so funktioniert, wie sie sollte und könnte. Die häufigsten Braunverfärbungen in der Iris erscheinen im Magen- und Darmkreis. Hier nehmen Sie Ihren »Treibstoff« auf, verdauen ihn und entfernen die Schlacken. Wenn die Nahrung nicht vollständig durch den Stoffwechsel verwandelt und die Schlacken entfernt werden, dann können sie sich in den benachbarten Körpergebieten festsetzen. Eine Iris mit bräunlicher Darm- und Bauchhöhlenzone ruft Ihnen ganz laut zu: nehmen Sie mehr Substanzen zu sich, die der »Müllverbrennung« dienen, und regen Sie das betroffene Organ oder System soweit an, daß es später mit erholter Struktur und Funktion *ohne Stützung* weitermachen kann. Die naturheilkundliche Behandlung bezweckt ja niemals eine dauernde Stütze für eine geschwächte Funktion, sondern immer eine komplette und dauerhafte Beseitigung dieser Schwäche. Irisfotos, die vor, während und nach einer Behandlung aufgenommen wurden, zeigen oft verblüffende Veränderungen der braunen Verfärbungen, wenn die Schlacken nach und nach verbrannt und dann ausgeschieden werden; im allgemeinen als erstes aus der Darmzone. Graubraune Streifen können radial durch Körperzonen verlaufen. Wenn das geschieht, dann ist das betreffende Organ oder Gebiet nicht nur von Verschlackung, sondern auch von Verkümmerung bedroht. Manche Gewebsteile sind in den Schlacken erstickt und arbeiten überhaupt nicht mehr, auch nicht langsam, sondern zeigen bereits Symptome von Nekrose (Zell- und Gewebstod), wenn neue Zellen nicht schnell genug nachwachsen können, um die alten toten zu ersetzen. Eine Niere kann so vor ihrer Zeit alt werden oder eine Schilddrüse Sie schon mit dreißig altern lassen! Aber es gibt überhaupt keinen Grund dafür, ein derart partielles »Sterben« zu akzeptieren, solange durch die Einwirkung von Sauerstoff und Eisen der Körper wieder mit Energie aufgeladen und die Organverkümmerung rückgängig gemacht werden kann.

Eisen in seinen vielen natürlichen Formen kann die Energie liefern; Vitamin C ist das Bindemittel, um neue Zellen fest aneinanderzubinden. Vitamin C und Eisen fördern wechselseitig die Absorption des jeweils anderen, wobei die beste Wirkung erzielt wird, wenn man Produkte mit hohem natürlichem Gehalt an beiden Substanzen einsetzt, wie z.b. Hagebutten, zusammen mit Knoblauch, Lakritz, rotem Klee, Sarsaparilla und vielen anderen Kräutern mit hohem Gehalt an natürlichem Eisen, die auch eine abführende Wirkung auf den Darm haben und damit die Entschlackung fördern.

»Braun« muß also gar nicht bedrohlich sein, wenn der Patient mit Vernunft und Bewußtsein mitarbeitet und während des Entschlackungsprozesses den Körper durch eine gründliche Reinigung unterstützt. Dabei kann es am Anfang zu Ausschlag, Furunkeln, Durchfall, verstärktem Harndrang und Mattigkeit kommen; letzteres ist darauf zurückzuführen, daß der eine Teil des Körpers, der bisher an ein lasches Leben gewöhnt war, jetzt plötzlich wieder fest arbeiten soll und sich erst daran gewöhnen muß – und die anderen Symptome haben ihre Ursache darin, daß die Ausscheidungsorgane die Schlacken durch alle verfügbaren Körperöffnungen loswerden wollen. Manche Menschen bekommen kein einziges dieser Symptome, sondern spüren nur, wie bei langsamer Entschlackung Energie und Wohlbefinden nach und nach zurückkehren. Daß es aufwärtsgeht, ist aber in jedem Fall daran zu erkennen, daß sich der Patient nach jeder heftigen Darmentleerung, nach jedem Aushusten von grünem Schleim, nach jeder Ausscheidung von dunkelbraunem Urin besser fühlt; ein ganz anderes Gefühl als bei einer Krankheit, bei der es einem von Tag zu Tag schlechter geht. Der eine Prozeß ist eine langsame Rückkehr zur Gesundheit; der andere ein Absinken in die Krankheit. Wer beides erlebt hat, spürt den Unterschied sofort.

Rotbraune Flocken, zornig und isoliert in von Natur aus blauen Augen verstreut, sind ein anderes Problem – obgleich ebenfalls eine Art von Anzeiger für die Intensität der Verschlackung. Diese Flocken sind oft Hinweise auf Entzündung, Reizung, akuten Gewebszerfall – eine lokale Gewebszerstörung. Manchmal entstehen diese Zeichen direkt als Folge einer Behandlung mit schweren Medikamenten, vor allem mit synthetischem Schwefel und/oder Eisen, was zu unangenehmen Nebenwirkungen führen kann. Vielleicht hat der Patient eine Langzeitbehandlung mit Sulfonamiden oder ähnlichem hinter sich, vielleicht auch mit Schmerz- oder Beruhigungsmitteln gegen symptomatisches Unwohlsein; dabei bleibt aber die tiefer gehende *Ursache* weiterhin unbehandelt. Typische Zonen für das Auftreten dieser rötlich-braunen Flocken sind wieder der Magen- und Darmring, vor allem der Zwölffingerdarm, die Ileozökalklappe und die Darmkrümmungen. Manchmal bleiben diese rotbraunen Flocken noch lange nach dem Abschluß der Behandlung sichtbar, weil die Iris die frühere Ablagerung von unverträglichen Medikamenten im Gewebe noch eine Zeitlang festhält. Geht der Farbton mehr ins Orange-Braune, dann ist nicht so sehr Eisen als vielmehr eine Schwefelverbindung dafür verantwortlich.

Eine orange-braune oder dunkelbraune Nervenkrause kann auf ernste Störungen hinweisen: vielleicht schwere Drogensucht oder ein Ungleichgewicht zwischen dem sympathischen und dem parasympathischen Nervensystem, ja sogar neurotische oder psychotische Zustände. Aber noch einmal: stürmen Sie nicht in Panik die nächste psychiatrische Klinik, wenn Sie dieses Zeichen in Ihren Augen entdecken: es gibt viele Gründe, warum der Körper abnorme Funktionen des Nervensystems zum Ausdruck bringt. Hier ist die Diagnose eines Experten nötig.

Da braune Zeichen immer eine Funktionsverschlechterung andeuten, behandelt man sie grundsätzlich am besten mit *tonischen* Kräutern und anregender Ernährung, nicht nur zwecks Verbesserung der Funktion, sondern auch, um zur Förderung der Entschlackung die Blutzufuhr zu dem betroffenen Gebiet anzuregen. Deshalb ist hier auch vor allem Eisen angezeigt, das aufgrund seiner oxidativen Eigenschaften die Schlacken »verbrennt«.

Ich werde oft von Patienten gefragt, ob man Krebs in der Iris erkennen kann. Das kann man nicht, ebensowenig wie eine gewöhnliche Erkältung. Die Iris zeigt bestimmte Körperverfassungen an, nicht bestimmte Krankheiten mit medizinischen Namen. Ein Körper, der mit »braunem« Zellmüll überfrachtet ist, verklebt und verstopft von Schlacken, die zu lange nicht entfernt werden, ist ein idealer Nährboden für die Entstehung von Tumorzellen. Auch das heißt noch nicht, daß diese Zellen sich auf jeden Fall aktivieren und vermehren müssen; aber es bedeutet jedenfalls, daß dies ein körperlicher Zustand ist, den man besser zu vermeiden sucht. Es gibt so vieles, was abnorme Zellen aktivieren kann, so daß sie zu wuchern beginnen (ein Schock, eine funktionelle oder strukturelle Schwächung eines Körperteils, schlechte Ernährung, emotionelle Hoffnungslosigkeit, Mangel an Bewegung usw.); wenn sie aber einmal aktiviert sind, dann können sie nur in »Müll« richtig gedeihen. Schaffen Sie den Müll sofort weg, kaum daß er sich bildet, dann entziehen Sie dem Krebs den Boden.

Es gibt Fälle, in denen ein Naturheiler in der Iris eines Patienten eine derartige Überfülle an bräunlichen Schlacken erkennt, daß er sich fragen muß, ob deren Entfernung ausschließlich mit natürlichen Mitteln noch möglich ist, ohne die Sicherheit des Patienten zu gefährden. Jede solche Entscheidung liegt in der Verantwortung des betreffenden Heilers; ich stehe oft vor der Aufgabe, einem Patienten erklären zu müssen, daß ich die relativ langsame, wenn auch gründlichere Entschlackungs- und Heilmethode durch die Naturheilkunde in seinem Fall nicht für angezeigt halte. Wenn nötig, müssen auch Mittel eingesetzt werden, die schneller wirken; danach kann der Naturheiler die allgemeine Stärkung und Rehabilitierung in Angriff nehmen. Es gibt allerdings Heilpraktiker, die die Meinung vertreten, daß jede Krankheit durch Fasten allein geheilt werden kann oder durch Spinatsaft oder sogar durch Trinken des eigenen Urins! Aber zum Wohle des Patienten sollte man manchmal kompromißbereit sein und schnellere und radikalere Mittel an den Anfang stellen.

Bräunliche Stellen erhalten sich in der Iris oft nach Operationen, nach Unfällen, nach schweren Infektionen – und weisen auch dann auf einen »Müllberg« hin, mit dem die Reinigungskräfte des Körpers nicht zu Rande kamen. Derartige Zeichen sieht man oft jahrelang, ohne daß sie Symptome verursachen würden. Besonders häufig treten solche Zeichen im Innenohr- und Mastoid-Gebiet auf; ein anderer Lieblingsplatz ist der Blinddarm. Manchmal eitert ein Zahn zwanzig Jahre lang vor sich hin, ohne andere Symptome zu verursachen, als daß der Betroffene vielleicht bei einem eiskalten Getränk von einem kurzen Schmerz durchzuckt wird oder, vielleicht unbewußt, beim Kauen die empfindliche Stelle ausspart. Ein Eierstock kann monatelang, ja jahrelang an einer Zyste laborieren, und das einzige Symptom ist möglicherweise ein unbedeutender Schmerz, der bei allzu heftigem Geschlechtsverkehr, nach einem ausgiebigen Essen oder sogar beim Aufhängen der Wäsche auftritt. Für derartige Symptome kommen aber auch viele andere Ursachen in Frage: ein falscher Partner, gestörte Verdauung, eine Bindegewebsentzündung, »das Alter«, Spannung, Verstopfung. Die Irisanalyse kann das Feld einengen auf die eine braune Flocke über dem rechten Eierstock als Ursache. Auf diese Weise braucht man nicht lange herumzuexperimentieren, sondern kann sofort mit der richtigen Therapie beginnen.

Die Intensität des braunen Nebelflecks gibt im allgemeinen Auskunft über die Länge der Therapie. Ein dunkler, dichter »Schlammfleck« braucht länger bis zu seiner Auflösung als ein hellbrauner Schleier, hinter dem die Faserstruktur noch sichtbar ist. In der ansonsten klaren blauen Iris des Seiden- und Seiden-Leinen-Typs ist aber auch schon ein winziger brauner Fleck ein Alarmzeichen. Denken Sie daran, daß eine solche Iris Störungen vielleicht gar nicht im notwendigen Maße aufzeigt, weil so viel Energie an anderen Stellen verbraucht wird, daß die Spannbreite dessen, was sich überhaupt in der Iris niederschlägt, eingeschränkt sein kann. Was im betriebsamen Leben des Seidenmenschen als Kleinigkeit erscheint und gar nicht beachtet wird, kann unter Umständen schlimmer sein, als der minimale Irisfleck vermuten ließe. Aber auch Netzmenschen lassen oft eine ganze Reihe von Warnungen durch ihr Filtersystem durchrutschen, ohne sie in der Iris festzuhalten.

Der menschliche Körper ist ein unglaublich funktionstüchtiger Mechanismus, solange er nur guten Treibstoff bekommt, ordentlich gewartet und immer wieder gründlich gereinigt wird. Sicher duschen Sie jeden Tag und achten darauf, daß Ihr Äußeres sauber und attraktiv ist. Ihr Inneres sollten Sie genauso behandeln. Tun Sie das nicht, so erscheinen die »braunen« Zeichen in der Iris, um Sie vor eventuell bevorstehenden Problemen zu warnen.

Graubraun

Braun deutet auf Schlackenablagerungen; verbunden mit Grau kann das bedeuten, daß in dem betreffenden Körpergebiet nicht genug Vitalität steckt, um mit dem Problem allein fertig zu werden. Eine graubraune Magenzone bedeutet einen Mangel an Salzsäure und Enzymen, um die Gewinnung von Energie aus der Verdauung zu bewältigen, und demzufolge die unabweisbare Notwendigkeit, das Problem weiterzuleiten. Schlimm genug, wenn die Schlacken liegenbleiben; noch viel schlimmer, wenn der für die Funktion der Organe notwendige Treibstoff nicht absorbiert werden kann. Das Ergebnis ist vorhersehbar – eine Unterfunktion, die bis zum »Verhungern« des betreffenden Organs gehen kann. Aber der Magen macht es seinem Besitzer schon klar, wenn sein Gleichgewicht gestört ist. Zunächst einmal wird er viele *wertvolle* Nahrungsmittel nicht verdauen können, die sind daher verboten. Winde, Schmerzen, Blähungen verlangen nach allen möglichen Pillen und Säften, wenn man in relativem Behagen leben möchte. Wenn Sie der Sklave eines solchen tyrannischen Magens sind und ihm alle seine Grillen durchgehen lassen, dann interessieren Sie sich eben nicht genug für Ihre Gesundheit, um die notwendigen Maßnahmen zu seiner Normalisierung einzuleiten. Wenn Sie aber genug davon haben, daß Ihr Magen Ihnen vorschreibt, wie Sie leben sollen, dann ist eine Gesundung oft sehr einfach und schnell zu erreichen, wenn nur die Bewußtwerdung des Problems auch zu raschem Handeln führt.

»Grau« bedeutet Schwund, Atrophie; ein Verlust der Funktion, entstanden durch einen Mangel an Aktivität. Graubraune Zeichen in der Iris reagieren im allgemeinen zuerst am besten auf eine tonische Behandlung, bevor man mit spezifischen Therapien beginnt. Sonst besteht nämlich die Gefahr, daß das betroffene Gebiet nicht genügend Vitalität besitzt, um die Heilungsmittel überhaupt aufzunehmen. Wenn Sie noch soviel köstliche Vollwertnahrung mit hohem Vitamin-B-Gehalt zu sich nehmen, so profitieren Sie davon nicht im geringsten, wenn der Dünndarm zu schlaff oder zu überanstrengt ist, um sie aufzunehmen und zu verarbeiten. Nehmen Sie zuerst etwas Eisen zur Reinigung und Stärkung zu sich, dann wird die Funktion sich langsam bessern.

Schwarz

Wirklich schwarze Zeichen in der Iris sind selten; was nicht überrascht, denn sie bedeuten einen Mangel an Lebendigkeit in dem betroffenen Gebiet. Wo dies der Fall ist, kann der Patient im allgemeinen nicht mehr auf eigenen Beinen durchs Leben gehen. Chirurgische Zeichen (siehe Seite 24) sind natürlich schwarz; von der Logik her begreifbar, da bei der Entfernung von Gewebe immer auch ein Teil des Körpers »getötet« wird. Schwarze Zeichen gibt es auch, wenn Gewebe abstirbt (z.B. bei einem Milzriß oder einer Zahnextraktion); desgleichen beim Auftritt von Parasiten in der Leber, den Lungen oder im Darm, die Zellgewebe des Wirtsorganes zerstören.

Aber im allgemeinen beziehen sich schwarze Zeichen auf strukturelles, nicht funktionelles Trauma. Damit eine Funktion als Schwarz erscheint, muß sie bereits erloschen sein. Unheilbare Krankheiten können zu einer Situation führen, in der schwarze Zeichen zu erwarten sind, und tatsächlich treten sie unmittelbar vor dem Tod und kurz danach auf. In vielen Kulturen werden die Augen traditionell sofort nach dem Tod geschlossen. Dadurch ist natürlich keine weitere Feststellung von schwarzen Zeichen möglich. Ich habe allerdings fast schwarze Zeichen in den Augen von schwer psychotischen Patienten gesehen, bei Drogensüchtigen und in den Iriden von zwei Patienten, die kurz nach dem Auftreten dieser Zeichen Selbstmord begingen. Die Nervenkontrolle ist nicht mehr vorhanden – tot, könnte man sagen. Sobald dies einmal eintritt, ist ein Weiterleben kaum noch möglich.

Dem Laien werden schwarze Zeichen kaum je begegnen. Man sieht sie vielleicht bei Unfallopfern, bei der Aufnahme in psychiatrische Kliniken, in Drogenzentren und im Leichenschauhaus; selten, falls überhaupt, im täglichen Leben.

Farbwechsel

Die ererbte *Pigmentierung* kann nie verändert werden; aber stufen Sie Ihre Iris nicht als »genetisch braun« ein, wenn zu Ihrer gesamten Erscheinung nicht auch olivfarbene bis dunkle Haut, schwarzes Haar und tiefbraune bis fast schwarzbraune Iriden gehören. Viele Kinder mit »braunen« Augen – Kinder hellhäutiger Menschen mit heller Haarfarbe – büßen nur für die funktionellen Sünden ihrer Vorfahren und haben in Wirklichkeit keine braunen Augen. Patienten, die sich geduldig einem langwierigen Entschlackungsprozeß durch natürliche Mittel unterzogen haben, waren oft höchst erstaunt über die Veränderung in ihrer Irispigmentierung.

Eine klare Augenfarbe gewinnt oft eine zusätzliche Dimension: Leuchten. Das Licht wird am besten von einer glatten Oberfläche gespiegelt, und die Vitalität einer vollkommenen Gesundheit zeigt sich oft auf diese Art. Wenn Sie sich rundherum, innen und außen, gesund und »pudelwohl« fühlen, dann strahlt Ihre Iris in dem Licht, das von der Hornhaut reflektiert wird. Denken Sie an Menschen mit diesem Strahlen in den Augen: sie haben eine Vitalität und Intensität, die über die vollkommene Gesundheit noch hinausgeht. Begeisterung kann der Grund sein oder Lieben und Geliebtwerden. Oder ein Examen bestehen, in der Lotterie gewinnen, für ein Kind sorgen, ein Tier, einen Menschen, dem es schlechtgeht – Mitgefühl und Verständnis für andere, das sich selbst vergißt und in größeren Dimensionen fühlt und sorgt. Solche Gefühle strahlen von der Iris als ein Leuchten aus. Herzhaftes Gelächter macht die Augen strahlen, genauso eine intellektuell befriedigende Auseinandersetzung oder ein selbstloses Glücksgefühl. Erheben Sie sich selbst in diese vierte Dimension der Gesundheit!

5. Reflexzeichen

Wir haben bisher einige miteinander verbundene Systeme von Segmenten und Kreisen untersucht, außerdem die beiden grundlegenden Faktoren von Struktur und biochemischer Funktion verstehen gelernt. Dazu kommt nun ein weiteres System: Reflexzeichen in gegenüberliegenden oder angrenzenden Iriszonen.

Menschen sind anpassungsfähiger gegenüber äußerem und innerem Streß als die meisten Tiere und Pflanzen. Wenn man Rinder auf dürren Weiden hält, ihnen nicht genug zu trinken gibt, wenn ihnen das Klima nicht zusagt und sie dann noch dazu in kurzen Abständen von einer schlechten Weide auf die andere getrieben werden – was geschieht dann mit ihnen? Sie zeigen ihren Mangel an Anpassungsfähigkeit, indem sie krank werden und bald der Reihe nach verenden. Pflanzen sind noch anfälliger. Die falsche Düngermenge, zuviel oder zuwenig Wasser, sengende Sonne oder wochenlanger Regen; Aussaat oder Pflanzung zur unpassenden Zeit des Jahres oder an unpassender Stelle – das alles kann die Pflanze so übelnehmen, daß sie innerhalb von Tagen, ja Stunden eintrocknet, braun wird und stirbt.

Menschen dagegen können den extremsten Lebensbedingungen begegnen, indem sie ihren Verstand einsetzen: sie können verdrängen, vergessen, sich anpassen oder Streßreaktionen umleiten, so daß der Körper mit dem Trauma fertig wird und so tut, als sei alles ganz normal. Der menschliche Wille hat sich auf Kosten vieler schützender tierischer Instinkte entwickelt, so daß ein Mensch bewußt die Selbstzerstörung durch Drogen oder Alkohol wählen kann, während der wichtigste tierische Instinkt der Selbsterhaltung und dem Überleben gilt. Ein Tier frißt lieber gar nicht, als daß es etwas zu sich nimmt, was zu diesem Zeitpunkt nicht für es geeignet ist. Beobachten Sie einmal einen Hund, wie er Gras frißt, wenn er sich nicht wohl fühlt; und versuchen Sie dann, denselben Hund zum Grasfressen zu bewegen, wenn es ihm wieder gutgeht – weit werden Sie damit nicht kommen.

Überlegen wir jetzt einmal, ob wir uns mit Hilfe der Irisanalyse nicht resensibilisieren können.

Wenn äußerer Druck und Streß eine Intensität erreichen, die für das Überleben eines Organs wirklich gefährlich wird, dann brechen manchmal auch bei Menschen lang verdeckte Instinkte durch und spielen ihre beschützende Rolle. In der Iris erscheinen dann oft Zeichen eines solchen

67

Vorgangs. Nehmen wir einmal einen wohlbekannten Instinkt: den »Kampf-oder-Flucht«-Mechanismus unter der Stimulierung durch Angst. Darauf reagieren alle Tiere, auch die Menschen. Beim gesunden Menschen reagieren die Nebennieren sofort, um diese Selbstschutzmechanismen auszulösen. Ob Sie nun rennen wie verrückt oder stehenbleiben und kämpfen – die Blutgefäße ziehen Blut von den in diesem Fall nicht lebenswichtigen Organen ab – wie z.B. dem Magen – und führen es zu wichtigen Kontrollzentren wie Hirn und Herz heran; die Leber überschwemmt die Muskulatur mit Glykogen, damit sie sich verhärtet und zusammenzieht und dadurch stärker werden kann; Puls und Blutdruck steigen, damit die Versorgung mit Sauerstoff steigt und man klarer denken kann. Ihre *Instinkte* bereiten das alles vor, unabhängig davon, ob Ihr *Kopf* beschließt, sich dieser Vorbereitungen zu bedienen. Sie können immer noch entscheiden, stehenzubleiben und sich verprügeln zu lassen!

In der rechten Iris ist die rechte Nebenniere zwischen 5.30 und 5.45 vertreten; in der linken die linke Nebenniere zwischen 6.20 und 6.40. Fast genau gegenüber der Nebenniere in der rechten Iris liegt die »Zone von Angst und Sorge«, wo verschiedene Prozesse im Zusammenhang mit diesen emotionellen Stimuli aufgezeichnet und reguliert werden. In der Iridologie werden derart entgegensetzte Zonen oft miteinander in Verbindung gebracht, in dem Sinn, daß die eine ihre Überbelastung (sei sie nun struktureller oder biochemischer Natur oder durch äußere Stimuli ausgelöst) der anderen weiterreicht, damit diese ihr tragen hilft.

Viele meiner Patienten, die ich wegen chronischer Angstzustände verschiedenster Herkunft behandelt habe, weisen Reflexsignale nicht nur in der Nebennierenzone auf, sondern darüber hinaus bis in die Nierenzone. Länger anhaltende Störungen in der Angstzone führen zur Aktivierung der gesamten Instinktreflexe. Hier finden wir Menschen, die ständig so überängstlich sind, daß sie schon bei leicht steigendem Stimulus häufig urinieren müssen. Ein Kind, das fünf- oder sechsmal auf die Toilette muß, bevor es sich endlich zu Bett bringen läßt, hat wahrscheinlich Angst vor der Finsternis, dem Alleinsein oder der morgigen Prüfung und ist seinen animalischen Instinkten noch stärker ausgeliefert als ein Erwachsener. Bettnässen kann oft auf diese Ursache zurückgehen. Beseitigen Sie die Ursache für seine Angst, dann wird der Reflex sich langsam abschwächen, da er keine Überlastung mehr abzubauen hat.

Ein weiteres faszinierendes Reflexmuster in der rechten Iris zwischen 7.40 und 7.50 steht in Verbindung mit der Leberzone. Diese Leberzone untersuche ich immer als erste, wenn ich eine Iris zu Gesicht bekomme, denn aus ihr kann ich etwa dreißig unterschiedliche Körperprozesse ablesen und vor allem auch sehen, ob dieser Patient seinen Emotionen einen freien, unzensierten Lauf gestattet oder ob er sie so umdirigiert, daß er als eine »annehmbarere« Persönlichkeit erscheint. Direkt gegenüber der Leberzone liegen Zunge, Mund und Unterkiefer, jene Teile des Körpers, die beim Sprechen in Bewegung sind. Bei Patienten, die an Gelbsucht leiden, kann man oft eine verblüffende Veränderung in ihrem Sprechverhalten beobachten. Da kommen Wörter und Gefühle heraus, die man nie erwartet hätte, so gut man den Betreffenden auch bisher kannte. Dagegen passiert in den frühen Stadien der Hepatitisinfektion oft das genaue Gegenteil: der Patient will nicht nur nicht sprechen, er findet die Anstrengung des Sprechens auch fast unerträglich und schweigt daher. Die Reflexzone von Kiefer und Mund spürt die Überlastung, die ihr von der Leberzone her aufgezwungen wird. Keine von beiden möchte im Moment schwer arbeiten. Das wirkt sich nicht nur aufs Sprechen, sondern auch auf den Appetit aus: der typische Appetitmangel hilft sogar bei der anfänglichen Diagnose der Hepatitis. Wenn der Patient sich zum Essen zwingt, dann kann der Reflex wieder zur Leber zurücklaufen, die im Moment nicht in der Lage ist, auch nur die geringste Nahrung aufzunehmen; der Erfolg ist Erbrechen und wahrscheinlich eine weitere Verschlimmerung der Krankheit.

Wenden wir uns jetzt einem Problem zu, mit dem viele Menschen zu kämpfen haben: zwanghaftes Essen, der unwiderstehliche Zwang, die Hand zum Mund zu führen, mit etwas Eßbarem darin. Dieser Eßzwang zeigt sich in der Iris als bräunliche Verfärbung oder als offene, strukturelle Faserverschiebung oder als beides, und zwar, von der Leberzone ausgehend, als Reflex zu Unterkiefer und Mund und wieder zurück zur Leber. Die Leber ist das Hauptaufnahmeorgan für die Chemie unterdrückter oder zensierter Gefühlsreaktionen. Der Alkoholiker trinkt, weil sein Gefühlsleben ihn nicht befriedigt oder weil er seine Gefühle in den Umständen, in denen er nun mal lebt, nicht äußern oder ausleben kann. Aber seine Leber muß dafür büßen, daß sein Unterkiefer nicht sagt, was er wirklich sagen will. Zumindest bewegt sich das Unterkiefer ein paarmal auf und ab, wenn er sein zehntes Bier trinkt, und wenn der Reflex in Gang kommt, dann bahnt sich manchmal auch allerhand Unzensiertes seinen Weg an die Oberfläche.

Die Notwendigkeit, beim Essen den Unterkiefer auf und ab zu bewegen, setzt einen gegenseitig hilfreichen Reflex zwischen Mund und Leber in Gang. Daher trägt auch gutes Kauen von Rohkost und anderen Ballaststoffen dazu bei, die Leber in ihrer Stoffwechselarbeit anzuregen. Vergessen Sie nicht: Reflexe wirken in beide Richtungen. So, wie starke, positive

Nebennierenfunktionen die Angst in ihr Gegenteil verkehren und Mut machen können, ebenso kann festes Kauen von mit Honig geröstetem Vollwertmüsli am Morgen eine gesunde Leberfunktion für den ganzen Tag anregen. Zum Mittagessen erfüllen ein paar rohe Karotten und Selleriestangen den gleichen Dienst – und zwar viel besser als der allerbeste Obst- oder Gemüsesaft.

Benachbarte Zonen

Bleiben wir beim Beispiel der Leber. Der Leberzone benachbart finden wir in der rechten Iris knapp vor 8 Uhr den rechten Arm und die rechte Hand vertreten. Viele Leberverfärbungen in der Iris erstrecken sich nicht nur über die ganze Leberzone, sondern auch über die angrenzenden Bereiche. Bei übergewichtigen Menschen findet man den bräunlich-gelben, schleimigen Lebernebel besonders oft auch über der rechten Hand und dem rechten Arm, vielleicht auch noch über dem Zwerchfell und dem Oberbauch (unterhalb der Leberzone, um 7.30 auf der Iristafel).
Überlegen Sie einmal, warum Sie unter Eßzwang leiden. Wohnen Sie allein, und spüren Sie oft das verzweifelte Verlangen, sich mit Kohlenhydraten vollzustopfen? Ihre rechte Hand ist es, die das Essen in Ihren Mund stopft – um was zu befriedigen? Denken Sie darüber nach. Geschieht es, um Ihre Einsamkeit erträglich zu machen? Oder weil Sie mit niemandem über Ihren Tag sprechen können? Oder weil Sie gern geliebt und begehrt sein möchten? Um die unterdrückten oder ungesagten Gefühle, die Sie chemisch in der Leber registrieren, zu befriedigen?
Ballen Sie vielleicht gerade Ihre *rechte* Hand, da Sie das lesen? Viele Patienten, denen ich diese möglichen Ursachen ihres Eßzwangs erkläre, brechen oft spontan in Tränen aus. Grund für ihr Verhalten ist eine gewaltige, aber unerkannte, unbewußte emotionelle Überbelastung in anderen Gebieten und Funktionen des Körpers. Ändern Sie Ihre Umstände, gehen Sie auf Partnersuche, lernen Sie Tennis, brüllen und schreien Sie, bis Sie die Quelle Ihres Gefühlsblocks gefunden haben – und dann werden Sie erleben, wie Ihr Gewicht rapide sinkt und Ihr Alkoholkonsum wieder auf ein normales Maß zurückgeht.
Auch die Zwerchfellzone unterhalb und oberhalb der Leber kann ihre Spannung der Leber mitteilen. Im Zustand nervöser Spannung geht Ihr Atem flacher, und Ihr Zwerchfell wird die Last, mit der es nicht mehr zurechtkommt, auf die Leber abwälzen. Auf diese Art und Weise stören Streit und Angriffslust bei Tisch die Leber in ihrer Aufgabe, nämlich dem

Abbau von Fett aus der Nahrung, die Sie gerade zu sich genommen haben. Wenn Sie beim Essen über sämtliche Aufregungen des Tages sprechen, dann muß sich die Leber mehr mit dem Abladen von Gefühlen befassen und hat keine Zeit für die biochemische Seite der Verdauung. Laden Sie den Tagesstreß *vor* dem Abendessen ab, dann ist auch das Zwerchfell so entspannt, daß es die Leber ohne strukturellen Streß arbeiten läßt.

Ein anderer physischer Reflex wird bei der Gicht in Gang gesetzt, dieser schmerzhaften »Arthritis der großen Zehe«. Die Symptome sind Röte, Entzündung, Schwellung und ein äußerst heftiger Schmerz bei jeder Berührung der Zehe mit dem Boden, ja sogar mit den Bettüchern. Nach ein oder zwei Tagen geht die Schwellung zurück, und der Patient kann wieder langsam, wenn auch unter Schmerzen, herumgehen. Aber der Arzt droht dem Patienten, der sich fürderhin nicht jeglicher Sünde (in Form von Alkohol und zuviel Fleisch) enthält, mit weiteren Anfällen. Gicht bedeutet nichts anderes als ein Überquellen von Harnsäure aus den überlasteten Nieren, die sie nicht schnell genug durch die Blase ausscheiden können, bevor schon wieder andere säurebildende feste – und flüssige! – Nahrungsmittel am anderen Ende nachgeschoben werden. Vor allem ein Übermaß an Rotwein belastet die Nieren; ebenso ein Zuviel an tierischem Eiweiß mit seiner starken Säurebildung.

Menschen, die an Gicht leiden, haben meist bei Fleisch zuviel des Guten getan. Man schiebt die Schuld dann gern auf das achte Glas Rotwein bei der letzten Mahlzeit vor dem Anfall, aber der Wein gibt nur den letzten Anstoß für dieses Übergreifen der Signale aus der Nierenzone der Iris in die angrenzende Knie-Fuß-Zone um 6 Uhr. Meist ist nur eine große Zehe davon betroffen, wenn die Harnsäurekristalle vermittels der Schwerkraft absinken und Schwellung und Schmerz hervorrufen. Die Heilung mit natürlichen Mitteln sieht nicht nur Einschränkung des Alkohols, sondern auch der säurebildenden Nahrungsmittel vor, und zwar langfristig. Menschen mit Anfälligkeit für Gicht sollten ebenso wie Arthritiker immer auf eine gute Funktion der Nieren achten, dann kann es nicht zu diesem Überschwappen in den Fuß kommen.

Viele andere Reflexe lassen sich rundherum und quer über die Iristafel ausmachen. Damit werden wir uns im nächsten Kapitel befassen, wenn jede Zone ausführlich zur Sprache kommt.

71

6. Besondere Zeichen

In der Mitte zwischen Funktion und Struktur gibt es ein paar besondere Iriszeichen, die sich auf beides beziehen. Der Chiropraktiker behauptet, daß die Funktion von der Struktur gelenkt wird; der biochemisch orientierte Ernährungsfachmann dagegen erklärt, daß die Funktion es ist, die die Homöostase (die chemische Ausgewogenheit der Körpersysteme) hervorbringt, und die Struktur von der biochemisch richtigen Funktion abhängt. Die Iris kennt einige besondere Zeichen, in denen sich beide Meinungen sozusagen vereinen, wo sich nämlich Struktur und Funktion in wechselseitiger Abhängigkeit befinden und beide zusammengebrochen sind. Von diesen besonderen Zeichen finden sich zwei im äußeren Iriskreis, der Zirkulationszone.

Der Natriumring

Sie kennen sicher jemanden, der einen solchen Natriumring in der Iris zeigt. Er oder sie ist meist über vierzig, bewegt sich nicht genug, um wirklich gesund zu sein, ist schon ein bißchen steif in den Gelenken, ein bißchen langsamer als letztes Jahr und das Jahr davor. Klingt Ihnen das nicht bekannt?»Ich werde wohl alt«, antwortet der Betreffende, wenn Sie diese Symptome erwähnen.»Da wird man eben langsamer.« Aber ein solcher Mensch wird nicht etwa langsamer, er verwandelt sich vielmehr langsam in einen menschlichen Stalagmiten. Er verhärtet und versteift sich innerlich, weil in seinen Blutgefäßen immer mehr Kalk und Fettplättchen abgelagert werden. Druck, Schmerz und Ziehen kann überall im ganzen Körper auftreten, da die zunehmende Erstarrung jede Bewegung der Gelenke erschwert; am Morgen kommt man nur mit Mühe aus dem Bett, am Abend kann man sich kaum aus dem Sessel hochziehen.

Das Problem hat eine ganz einfache mechanische Erklärung. Flüssigkeit läßt sich durch weite, geschmeidige Röhren natürlich viel leichter pumpen als durch enge und harte; in diesem Fall muß die Pumpe viel mehr arbeiten, und besonders beim Start bekommt sie Schwierigkeiten. Das System funktioniert einfach nicht mehr richtig. Von der Struktur her sind die Knochen und Muskeln vielleicht so kräftig wie eh und je, und auch funktionell gesehen sieht alles aus wie früher – die Verdauung ist in Ordnung, die Nieren scheiden alles Nötige aus, die Blase arbeitet zur Zufriedenheit, der

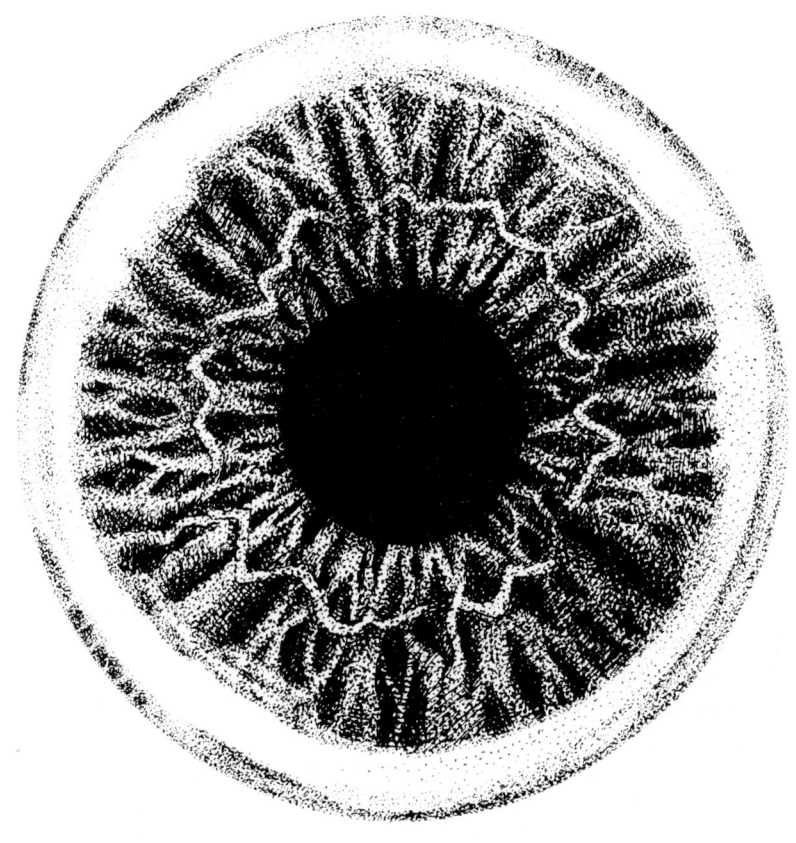

Der Natriumring

Magen beschwert sich nicht – es gibt keine eigentlichen Krankheitssymptome; aber Müdigkeit und Steifheit werden von Tag zu Tag schlimmer. In solchen Fällen kann man oft in beiden Iriden einen Natriumring erkennen. Zum Unterschied von weißen Nebeln, reliefartigen weißen Nervenfasern und weißen Schmerzflocken bildet das Weiß des Natriumrings ein schmales, dichtes Band rund um den äußeren Rand der Iris. Solange nur diese äußere Zirkulationszone bedeckt ist, treten vielleicht noch gar keine Symptome auf, man spürt vielleicht auch noch keine Ermattung. Wenn die Entwicklung aber nicht erkannt wird und sich langsam in die Muskelzone vorschiebt, dann zeigen sich die typischen Schmerzen und Leiden des »arteriellen Rheumatismus«. Bei manchen Menschen erscheint über dem dichten weißen Ring auch ein gelber Stich. In diesem Stadium kommt es bereits zu Cholesterinablagerungen und verstopften Arterien und Venen, und die Gefahr der plötzlichen Verstopfung einer »Röhre« ist hoch.

Manchmal heißt dieser Ring auch »Kalziumring« oder »Salzring«, aber die Bezeichnung »Natriumring« ist passender, weil natürliches Natrium das wichtigste Gegenmittel bei diesem Problem ist, bei dem entweder der Kalziumstoffwechsel stark gestört ist oder aber die falsche Kalziumart zugeführt wird (Kuhmilch, Schmelzkäse) und der Körper mit der Verarbeitung nicht mehr nachkommt.

Eine wesentliche Ursache für das Auftreten eines Natriumrings kann eine zu hohe Aufnahme von *unnatürlichem* Natrium sein – in Form von Kochsalz. Erinnern Sie sich, daß Lots Weib in eine Salzsäule verwandelt wurde? Ich habe viele Patienten gesehen, die von dieser Art der Erstarrung nicht mehr weit entfernt waren! Wenn Sie automatisch zum Salzstreuer greifen, bevor Sie Ihr Essen überhaupt gekostet haben, oder wenn Sie ohne eine große Menge Salz Ihr Essen gar nicht schmecken können, dann tragen Sie zur Verhärtung Ihrer Arterien und damit zu Ihrem frühzeitigen Ableben bei.

Einfache Gerichte, zubereitet ohne Unmengen von Salz, schmecken deshalb so köstlich, weil sie den Gaumen wieder sensibler für Geschmacksnuancen machen. Es ist traurig, daß die Hersteller von vorgefertigten Mahlzeiten ihren Produkten immer mehr Salz und Zucker hinzufügen müssen, weil sich sonst ihre Kunden beschweren, daß sie keinen Geschmack spüren. Durch überhöhten Salzkonsum kann man die Geschmackspartikel fast gänzlich lahmlegen. Verwenden Sie ein gutes Gemüsesalz zum Kochen, und lassen Sie Ihre Geschmackszellen wieder lernen, die feinen Unterschiede in Geschmack und Konsistenz zu erkennen.

Kochsalz ist fast reines Natriumchlorid. Gemüsesalz, aber auch Meersalz, enthält viele andere Mineralien, die Natrium und Chlor auf natürliche Weise ausgleichen und damit die Ablagerung von Kalzium im Körper verhindern. Wenn Sie zuviel unnatürliches Natrium aufnehmen, dann wird Ihr Körper Kalzium ins Gewebe einlagern, um sich auszubalancieren.

Der Natriumring besteht selbst aus Bestandteilen von Kalziumverbindungen, die sich sogar im Auge festsetzen. Aus diesem Grund sind viele Heilpraktiker der Meinung, daß man einen Natriumring nie mehr los wird, selbst wenn die Symptome durch Behandlung entfernt wurden und das Problem als solches nicht mehr vorhanden ist. Ich habe allerdings in meiner Praxis die Erfahrung gemacht, daß sich dieser Ring bis zum völligen Verschwinden rückbilden kann, wenn der Körper wieder ins Gleichgewicht kommt. Verhärtete Arterien können wieder weich und geschmeidig werden, Cholesterinablagerungen lassen sich ebenfalls durch eine wirklich gründliche Entschlackung wieder auflösen.

Natrium ist das »Jugendelement«. Die asiatische Ernährung enthält viel natürliches Natrium, vor allem in Seetang und Gemüse wie Chinakohl. Einem guten Ernährungshandbuch können Sie entnehmen, welche guten, einfachen Quellen von pflanzlichem Natrium Ihnen zugänglich sind. Beginnen Sie damit, besonders viel Sellerie zu essen (ein Gemüse mit besonders hohem natürlichem Natriumgehalt), dann kommen Sie schon ins richtige Fahrwasser.

Manchmal ist so ein Natriumring geradezu »ererbt« – wenn auch das Wort den Vorgang nicht genau beschreibt. Der betroffene Mensch weiß vielleicht gar nicht, daß eine größere Anpassungsfähigkeit überhaupt möglich ist. Ich habe derartige Ringe zwar noch nie in der Iris von jungen Menschen gesehen, aber viele Vierzig- und Fünfzigjährige haben ihn, ohne irgendwelche Beschwerden zu verspüren; bei ihnen verhinderte allerdings das *Wissen* um ihre entsprechende Veranlagung, daß diese wirklich zum Tragen kam. Denken Sie daran: Sie können mit dem Kopf *alles* beeinflussen, sogar genetische Signale in Ihrem Stoffwechsel. Und schließlich gibt auch Ihre Iris es auf, einen Zustand zu registrieren, den zu akzeptieren Sie sich weigern.

Sowohl blaue als auch echt braune Augen können einen Natriumring haben. Unsere »zivilisierte« Ernährung ist heute bis in die Tiefen des Dschungels und bis hinauf in die Berge von Tibet vorgedrungen und mit ihr im Tetrapack oder in der Dose auch Zucker und Salz; aber Menschen mit blauen Augen sind aufgrund ihrer natürlichen Tendenz zum abnormen Kalziummuster der Steifheit anfälliger für dieses Zeichen. Die weicheren, geschmeidigeren Körper der Asiaten neigen selbst in hohem Alter viel weniger zur Versteifung, vor allem dann nicht, wenn sie bei ihrer traditionellen Ernährung bleiben und nicht dem vorgefertigen, massenproduzierten Fast-Food des Westens erliegen.

Manchmal erscheint anstelle eines vollen Ringes nur ein kleiner Natriumbogen, meist am unteren Irisrand: denn so wie das schwere Kalzium sinkt auch Natrium zuerst in die unteren Extremitäten und die unteren Wirbel und beeinträchtigt sowohl die Nierenfunktion als auch die Beweglichkeit von Beinen und Hüften. Auch zuviel Aspirin kann dieses Zeichen in manchen Zonen hervorrufen.

Salz beeinträchtigt auch – auf osmotische Weise – den Flüssigkeitshaushalt des Körpers, indem nämlich jedes Gramm Salz ca. 70 Gramm Flüssigkeit bindet. Bei Patienten mit ungenügender Entwässerung findet man oft einen Natriumbogen im unteren Teil der Iris.

Der Natriumbogen kommt allerdings auch im oberen Teil der Iris vor, über der Kopfzone. Die Herzpumpe kann das Blut in einem steifen Röhrensystem oft nur unter Schwierigkeiten entgegen der Schwerkraft in den Kopf hinaufpumpen. Die ersten Symptome sind dann oft leichte Verwirrtheit, Beeinträchtigung von Konzentration und Gedächtnis und »unscharfes« Denken. Ein kurzer Blick in die Iris kann Ihnen sagen, ob die Ursache Verkalkung ist oder ein »verschmutzter« Teil des Dickdarms oder ein Mangel an Vitamin B oder Magnesium. Nutzen Sie die Iriszeichen, um mehr zu erfahren über Ihr eigenes privates Vehikel, mit dem Sie sich durch die Welt bewegen – nämlich Ihren Körper –, und darüber, wie man dieses Vehikel am besten wartet.

Die Verkalkung des Gehirns kann Senilität bewirken. Es ist aber falsch, Senilität als notwendige Begleiterscheinung des Alters zu akzeptieren. Die Chinesen verehren die Weisheit des Alters. Sie kennen keine verhärteten Arterien! Aber sie trinken auch Salbeitee und essen Sellerie und Kohl, Wasserkastanien, rohen Fisch und Sojasauce: dabei gleicht sich der Natriumgehalt mit Kalzium aus, und die Blutgefäße bleiben von Ablagerungen verschont.

Eine Natriumsichel über der Kopfzone der Iris (von den Ärzten oft arcus senilis genannt) kann mit den gleichen Methoden behandelt werden. Es gibt keinen Grund, sich mit sechzig von seinen Enkeln als alten verkalkten Narren abtun zu lassen. Zeigen Sie ihnen, wieviel Weisheit und Erfahrung Sie ihnen mit Ihren beweglichen Hirnarterien noch vermitteln können!

Die Ärzte bezeichnen die Symptome des Natriumringes gern als »Rheuma«, und gegen die Schmerzen verschreiben sie Aspirin – eine der allerschlimmsten Substanzen, mit denen man die ohnehin schon schwer arbeitenden Nieren überlastet. Kauen Sie statt dessen Sellerie, essen Sie Bananen, Joghurt und Kokosnüsse, verwenden Sie Gemüsesalz, und spüren Sie, wie Schmerz und Steifheit langsam weichen. Essen Sie Zwiebeln und Knoblauch, um das Cholesterin zu lösen und abzubauen, und bald wird sich Ihr Körper wieder viel jünger fühlen. Vielleicht haben Sie gar kein Rheuma, sondern nur verstopfte »Röhren«.

Der lymphatische Rosenkranz

Ein ganz anders geartetes Zeichen, das ebenfalls in der Zirkulationszone auftritt (und zwar häufiger bei jungen Menschen), bedeutet Trägheit des Lymphsystems und damit wieder einmal mangelnde Entschlackung. Wie der Natriumring kann auch der lymphatische Rosenkranz als geschlosse-

76

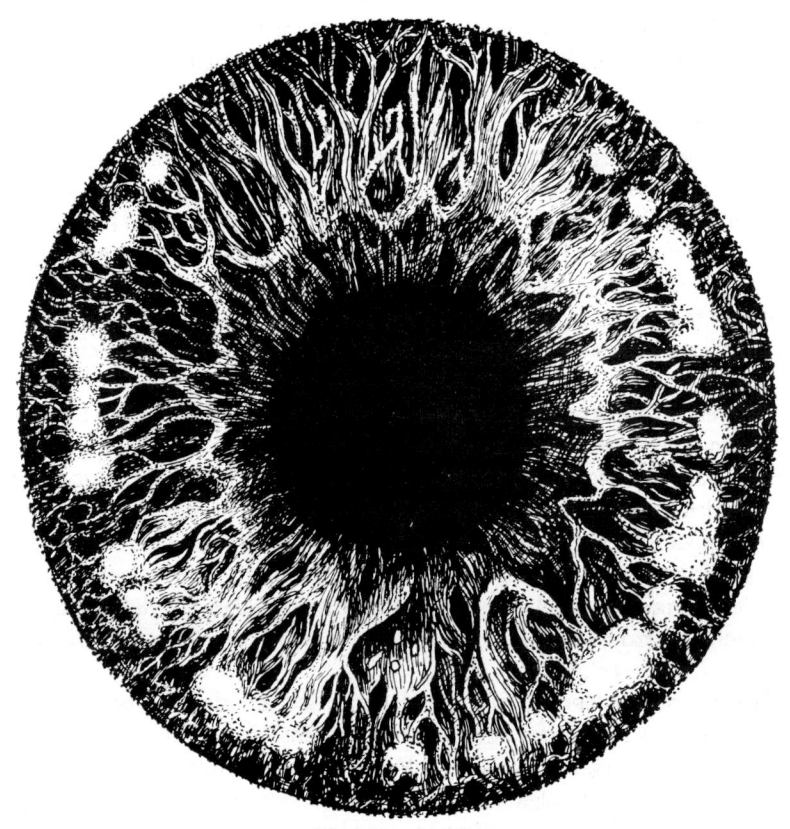

Der lymphatische Rosenkranz

ner Kreis rund um den Irisrand auftreten, und zwar diesmal als Kreis aus glänzenden weißen Perlen (siehe Abbildung). Eine partielle Verstopfung des Lymphsystems kann in Form von nur einigen wenigen Perlen am äußeren Rand der betroffenen Zone auftreten; eine akute Lymphblockade am rechten Fuß z.B. als zwei weiße Perlen am äußeren Rand der rechten Iris um 6 Uhr. Wenn dem Körper aber die Entfernung dieses kleinen Schlakkenhaufens nicht gelingt, dann verschlechtert sich die Farbe der Perlen vielleicht über das gelbe (Auftreten von Schmerz, Schwellung und vergrößerten Lymphknoten) ins braune Stadium – und dann wird die Situation schon ernster.

77

Braun bedeutet, wie Sie sich erinnern, ein Stadium chronischer Erkrankung, bei der die »Mülleimer« nicht nur heute nicht geleert werden, sondern vielleicht nie mehr vollständig geleert werden können, wenn man sich nicht einem schmerzlichen Reinigungsprozeß unterzieht. Viele ernst zu nehmende degenerative Krankheitszustände haben ihre Ursache in verschlackten Lymphen. Doch selbst wenn Ihre Iris braune lymphatische Perlen aufweist, kann man die Schlacken noch mit natürlichen Methoden verbrennen, wobei Eisen am nützlichsten ist, zusammen mit zwei Kräutern, die besonders auf das Lymphsystem wirken: griechisches Heu (Trigonella foenum graecum) und Veilchenblätter. Für eine gezielte Therapie braucht man aber den Rat des Experten. Auch Mistel kann in solchen Fällen helfen.

Der weiße Rosenkranz bedeutet nichts anderes, als daß ein träges Lymphsystem sich nicht gern für »niedere« Arbeiten wie Müllbeseitigung hergibt. Das geht oft Hand in Hand mit einer leichten Unterfunktion von Schilddrüse und Hypophyse und einem Übergewicht, das man nicht loswerden kann, sosehr man sich auch um richtige Ernährung bemüht. Die träge Drüsenfunktion kann bedeuten, daß der Körper mit seinen Hausarbeiten immer ein bißchen im Rückstand ist und daß Sie viel Bewegung brauchen, dazu Eisen – und Hartnäckigkeit –, um sich in Schwung zu bringen.

Lymphsammelstellen an verschiedenen Punkten des Körpers sollten Stoffwechselabfälle über den Blutstrom eigentlich zu den verschiedenen Ausscheidungsorganen befördern. Wenn das nicht ausreichend geschieht, dann kann Lymphflüssigkeit auch durch die Poren der Haut ausgeschieden werden – was peinlicherweise von der Umgebung deutlich wahrgenommen wird. Wenn Sie dagegen viel schwitzen und dabei immer noch duften wie eine Rose, dann deutet das darauf hin, daß Ihre Haut nicht auch noch durch lymphatische Aufgaben belastet ist.

Wenn Sie aber kaum schwitzen, dann machen Sie sich doch die Mühe und helfen Sie Ihrer Haut. Auch durch eine zu geringe Schweißabsonderung kann unter einer Haut, die kaum atmen kann, eine lymphatische Verstopfung entstehen. Die Hülle, die Ihren Körper umgibt, kann als Oberflächenpumpe angeregt und aktiviert werden und damit durch Ausdehnung und Kontraktion auch den Transport von Lymphflüssigkeit beschleunigen. Eine energische Trockenbürstung der Haut vor oder nach dem Bad wirkt auch auf die Lymphe wie ein Tonikum. Körperliche Bewegung ist nützlich, auch die Sauna hilft, ein träges Lymphsystem aufzuwecken. Wie die Arterien und die Venen braucht auch das Lymphsystem Anregung und ständige Bewegung.

Viele Patienten, die jahrelang stark geraucht haben, weisen am äußeren Rand der Bronchien-, Lungen- und Rachenzonen in der Iris chronisch gelbe bis braune Lymphperlen auf, was auf eine Ablagerung von Teer und Harz im Gewebe hindeutet. Verstopfte Lymphbahnen bedeuten nicht automatisch eine krebsartige oder abnorme Zellformation; aber jede länger vorhandene Schlackenablagerung sollte eigentlich beseitigt werden. Noch einmal: es besteht kein Grund zur Panik, wenn sich in Ihren Augen ein ganzer lymphatischer Rosenkranz findet, oder auch nur Teile davon. Aber holen Sie sich professionellen Rat, wie das betroffene Körpergebiet am besten gereinigt werden könnte.

Es gibt einen Körpertyp, der ganz besonders zu lymphatischer Verstopfung neigt: die etwas übergewichtige Person – männlich oder weiblich –, von phlegmatischem Temperament, langsam in ihren Gedanken, langsam in ihren Bewegungen, mit anscheinend wenig Energie für physische Anstrengung oder gar Sport. Wenn mir solche Iriden mit weißen oder, noch schlimmer, gelben oder braunen lymphatischen Perlen begegnen, verschreibe ich zunächst eisenhaltige Kräuter als Tonikum, um die Patienten mit Energie für den nächsten Schritt in der Behandlung zu versorgen: *mehr Bewegung!* Diese Menschen sind oft ganz verblüfft über sich selber, wenn sie sich dadurch, daß das Eisen die Schlacken verbrennt, plötzlich mit nie gekannter Schnelligkeit bewegen, oft mit der Ausdauer und Zähigkeit von Seidentypen, wenn sie nicht überhaupt von Haus aus Seidentypen sind, die aus Mangel an Anregungen und Herausforderungen einfach knirschend festgefahren und erstarrt sind. Dann erkläre ich, wo es fehlt; verordne stark eisenhaltige Kräuter wie Brennessel und Enzian, dazu Knoblauch und Hagebutten für den täglichen Speisezettel (oder in therapeutischer Form als Säfte und Essenzen).

Auf Seite 160 finden Sie zwei Fotos einer Patientin, vor und nach einer derartigen Behandlung aufgenommen. Aus einem langsamen, immer erschöpften, immer verschlafenen jungen Mädchen mit übergroßen Pupillen hat sie sich in ein Energiebündel verwandelt, seit ihr Lymphsystem sich von den lange gelagerten Schlacken befreit hat. Die Mistel war hier das Kraut, das den Anstoß zu der enormen Verbesserung gab.

Viele Menschen, die abgeschlagen, erschöpft und von vielen Beschwerden gequält zum Arzt kommen und von ihm mit der Pauschaldiagnose »Streß und nervöse Spannung« abgefertigt werden, leiden eher unter dem Gegenteil: Langeweile, Mangel an Herausforderung, »nichts Interessantes zu tun«, so daß alle ihre Systeme sich verlangsamen, solange sie nicht stimuliert werden. Lymphatische Trägheit kann Ihrem Körper den falschen Eindruck vermitteln, er sei erschöpft und überarbeitet. Sie brauchen aber gar kein Valium: Ihre Systeme gehören nicht verlangsamt, sondern beschleunigt!

Manche Menschen mit einem lymphatischen Rosenkranz am äußeren Irisrand haben auch eine ungesunde Haut. Flecken, Pusteln, Mitesser, sogar Furunkel brechen auf und rufen über die wenig angenehme Fassade, die man der Außenwelt zeigt, auch emotionale Kränkung hervor. Ein Fleck oder eine Pustel kann auf eine Infektion durch Kratzen oder einen Insektenbiß zurückgehen, aber wenn ein Ausschlag jahrelang anhält, dann bedeutet das, daß der Blutkreislauf Eisen und Sauerstoff entweder nicht in ausreichendem Maß zur Verfügung hat oder nicht richtig verwerten kann, was zu einer Überlastung der Lymphe führt, die ihrerseits wieder ihre nicht mehr zu bewältigende Last dem am nächsten erreichbaren Ausscheidungsorgan überträgt – der Haut.

Eine chronisch schlechte Haut weist auf lang vorhandene lymphatische Trägheit hin. Wenn Sie nicht »gefleckt« sind, dann vielleicht einfach nur graugrün, gelblich-grau oder schwammig weiß: alles Hinweise darauf, daß Sie mehr Eisen brauchen, um die Haut und die Lymphkanäle darunter zu reinigen.

Manche Multiple-Sklerose-Patienten zeigen eine lymphatische Verstopfung in der Muskelzone der Iris; manche nicht. Seit kurzem liegen Untersuchungen über den Zusammenhang zwischen MS und lymphatischer Funktion vor. Es gibt tatsächlich MS-Patienten mit einer von der Norm stark abweichenden Lymphflüssigkeit und sehr sonderbaren Lymphzeichen in der Iris; um hier allerdings Ursache und Wirkung zu verbinden, ist noch viel mehr Forschung nötig.

Nervenringe

Während die geraden, linearen Zeichen in der Iris sich auf ein Organ oder eine Strukturzone beziehen, deutet der Kreis auf eine Einbeziehung des Körpers als ganzen. Die Zirkel oder Bogen des Natriumrings und der lymphatische Rosenkranz sind allgemeine Symptome. Nervenringe folgen demselben Muster.

Sie erinnern sich an die Bedeutung der Nerven*krause* für die Balance zwischen automatischer und bewußter Nervenkontrolle. Nerven*ringe* könnte man als sekundäre Manifestationen der gleichen Kontrolle bezeichnen. Haben Sie einen Partner, Chef oder Freund, der immer am Sesselrand sitzt, eher aufspringt als aufsteht und immer »auf dem Sprung« ist? In den Iriden solcher Menschen können Sie eine Art schwächeres Echo

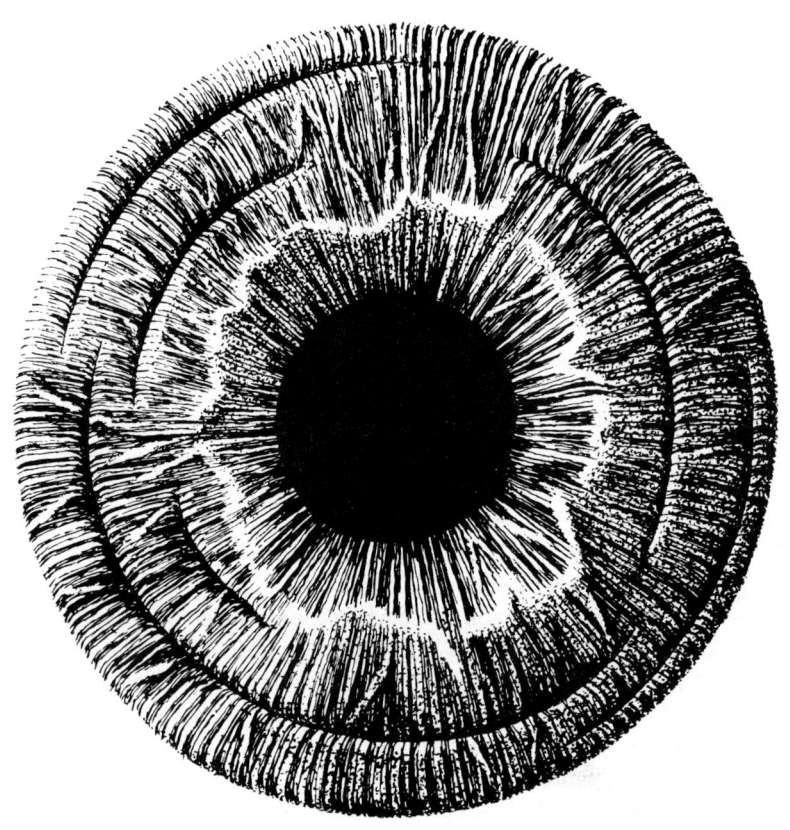

Nervenringe

der Nervenkrause finden, konzentrisch dazu verlaufend wie die Ringe im Wasser, wenn man einen Stein hineingeworfen hat. Diese Ringe befinden sich meistens in den äußeren Iriszonen von Organen und Muskulatur, vor allem in den Zonen großer Muskelgruppen, die zuständig sind für die tägliche Bewegung. Schulter, Arme und Hände sind eine Gruppe, die man jeden Tag tausende Male benutzt; Hüften, Schenkel, Knie und Füße eine zweite. Rückenmuskeln beugen und strecken sich, wenn man etwas aufhebt oder trägt.

Masseure und Chiropraktiker wissen ein Lied zu singen von der Verspannung, zu der bestimmte Muskelgruppen fähig sind. Und selbst einem ungeübten Beobachter fällt auf, wenn jemand ständig mit den Fingern auf die Sessellehne klopft, beim Fernsehen mit der Fußspitze auf dem Boden wippt, im Schlaf die Fäuste ballt, während der Körper ganz eingerollt ist wie im Mutterleib. Ebenso gespannt ist das Kind, das nie stillsitzen kann. Die ständige Muskelanspannung anstelle der Entspannung in Zeiten, in denen keine Arbeit von der Muskulatur verlangt wird, kann Nervenringe in der Iris entstehen lassen.

Nervenringe über Organzonen wie Leber, Nieren, Gebärmutter können auf einen ähnlich überreizten nervösen Impuls in Richtung muskulärer Kontraktion des Organs hinweisen. Eine Leber mit zwei, drei, manchmal sogar vier Nervenringen kann funktionell angespannt sein und eine übermäßig straffe emotionale Kontrolle aufweisen. Eine von Nervenringen durchzogene Niere kann nicht nur eine Einschränkung in Funktion und Struktur anzeigen, sondern auch eine allzu straffe Kontrolle über einen unter der Oberfläche brodelnden Zorn. Manchmal ist das ein Hinweis auf das Vorhandensein von Nierensteinen. Nervenringe können also Anzeichen von übergroßer Spannung sein, deren Ursprung und Bedeutung diagnostisch abgeklärt werden sollten.

Wenn ein Körperteil gerade nicht aktiv ist, dann sollte er sich in einem Zustand der Entspannung befinden. Durch Entspannung hält die Struktur länger, denn in der Ruhe kann sich die Funktion erholen oder auch an der Entschlackung arbeiten, so daß beim nächsten Mal, wenn ein Adrenalinstimulus mehr Energie fordert, diese auch geliefert wird. Die Muskulatur kann durchaus noch lange nach dem Einsatz während einer Reiz-Reaktions-Phase die Anspannung aufrechterhalten. Gehen Sie nicht zu Bett mit Muskeln, die noch immer bereit sind, Situationen zu bewältigen, die schon seit Stunden vorüber sind; tun Sie's aber doch, dann wird Ihre Nachtruhe mehr einer Verfolgungsjagd rund um den Häuserblock oder einem Hanteltraining ähneln. Entspannen Sie die Finger, die Arme, die Schultern – oder benutzen Sie irgendeine andere Form der Autosuggestion, um die Muskeln vor dem Zubettgehen in einen Zustand der Ruhe zu versetzen.

Bei Kindern können Nervenringe aus den verschiedensten Gründen auftreten. Abgesehen davon, daß sie ihre jungen Muskeln betätigen wollen, um ihre eigene Kraft zu erfahren, reagieren Kinder auf äußere Stimuli auch auf eine Art, die durch Erfahrung noch nicht gedämpft ist. Kinder können einfach immer in Bewegung sein. Bei überaktiven Kindern zeigen sich dann manchmal Nervenringe in der Iris. Überaktive Nervenkontrollzentren verdammen die Muskulatur zu dauernder Kontraktion. Daher ist ein derart hyperaktives Kind erst dann bereit, zu Bett zu gehen, wenn es physisch wirklich vollkommen erschöpft ist.

Asthmakranke können Nervenringe über der Brust- und Bronchienzone in der Iris zeigen. Bei vielen Arten von mechanischem Asthma tritt dieses

Zeichen auf, aber auch bei den mehr emotional bedingten Formen, bei denen Angst, Sorge, Unruhe, sogar Panik zu Anspannung und Kontraktionen der Muskeln rund um die Luftwege führen. Vier oder fünf eng beieinanderliegende Nervenringe über der Brustzone können durch Kräuter, therapeutische Übungen, Willenskraft und Einsicht aufgelöst werden. Ich sehe oft Patienten mit einem weißlichen Nervenring über der Kopfzone in der Iris. Meine chiropraktischen Kollegen wenden mechanische Mittel an, um die dort auftretende »Enge« zu entspannen; Kräuter und richtige Ernährung können den Prozeß fördern. Zwar gibt es im Kopf selbst kaum Muskeln, aber eine Kontraktion der Nackenmuskeln kann Sie buchstäblich dazu zwingen, den »Kopf einzuziehen«. Möglicherweise ist in solchen Fällen vor, während oder kurz nach der Geburt etwas passiert oder bevor das Rückgrat imstande war, das – relativ betrachtet – enorme Gewicht eines Säuglingskopfes zu tragen; im späteren Leben zeigt dann ein Nervenring an, daß hier Druck und Spannung eingewirkt und ihre Spuren hinterlassen haben. Daraus folgt bei manchen Menschen ständiges Kopfweh oder ein Gefühl der Schwere im Kopf, verbunden mit dem Gefühl der Spannung. Hier kann am besten der Chiropraktiker helfen.
Durch die Nervenringe wird ein bestimmer körperlicher Zustand in der Iris angezeigt: die Kontraktion. Aus den Kontraktionspunkten entsteht dieses Phänomen konzentrischer »Furchen«. Man kann sich Nervenringe auch als Krampfindikatoren vorstellen, als Hinweise auf Verkrampfungen von Muskeln oder Organen. Aber auch Unfälle mit heftigen Schmerzen in ihrem Gefolge können Nervenringe in der Iris hervorrufen. Wenngleich der Schmerz hierbei nicht so lange anhält wie bei chronischen Krankheiten, so kann doch seine Intensität bereits zu Muskelkrämpfen führen. Biochemisch gesehen, sind Magnesiumphosphat, Kalziumphosphat und Kaliumphosphat krampflösende Mittel. Einfache Kräutertees wie Kamille und Baldrian enthalten Verbindungen dieser Salze und können Nervenringe in der Iris daher deutlich abschwächen. Wie beim Natriumring und beim lymphatischen Rosenkranz sind auch bei diesem kreisförmigen Zeichen sowohl Struktur als auch Funktion involviert und wenn man die Nervenringe bekämpfen will, dann muß man sich um beides kümmern.

Radii solaris

Bei allen anderen Iriszeichen bleiben die einzelnen Schichten der Iris sichtbar, abhängig von der Farbe (von Weiß zu Schwarz werden die Irisschichten immer tiefer); aber auch Fasern (weiß erhaben oder weniger deutlich sichtbar) sind in den Irisschichten zu erkennen. Radii solaris scheinen wie mit dem Meißel durch Farbe und Struktur geschnitten: V-förmig, schwärzlich-braun, in strengen geraden Linien und präzis radial von innen nach außen gerichtet (daher der Name). Manchmal erscheinen sie in längeren oder kürzeren Speichen rund um die ganze Iris, manchmal durchstechen sie nur eine einzige Körperzone – sehr oft finden wir sie auf die Kopfzone gerichtet. Daß sie direkt von der Pupille aus- und durch die Magen- und Darmzone weitergehen, ist selten; am häufigsten entspringen sie in der Nervenkrause oder weiter außen. Naturheilkundlich betrachtet, haben sie ihren Ursprung im Darm; psychologisch gesehen, liegt ihre Ursache im Kopf. In der Naturheilpraxis werden beide Bereiche in die Behandlung einbezogen.

Wie kann man einen über 60jährigen Arthritiker davon überzeugen, daß er zum Ausgangspunkt zurückkehren und alles noch einmal von vorn anfangen muß? Wie ist es möglich, jemandem klarzumachen, daß er irgendwo falsch abgebogen ist, eine falsche Richtung eingeschlagen oder einen Weg genommen hat, der seiner Bestimmung zuwiderläuft? Wie kann man eine selbstzerstörerische Bahn in Richtung Krebs oder Selbstmord stoppen? Der Heilkundler kann doch nicht einem zehnjährigen Kind, einer Zwanzigjährigen oder einem älteren Menschen, der Hilfe sucht, in die Augen blicken und sagen: »Sie haben alles falsch gemacht! Es kommt Ihnen gar nicht zu, so etwas zu tun, so zu sein, unter diesen Symptomen zu leiden!« Aber wie kann man Gesundheitsströme wieder in die richtige Richtung lenken und *radii solaris* überwinden?

Sehen wir uns zuerst die »unmöglichen« anatomischen Bedingungen an, durch die *radii solaris* in der Iris hervorgerufen werden. Das Problem ist, einfach ausgedrückt, z. B. das folgende: im »normalen« Verdauungstrakt hat der Dickdarm die Funktion, der Nahrung Flüssigkeit zu entziehen und diese durch die Darmwand ans Gewebe abzugeben, von wo sie in die Lymphe gelangt und schließlich vom Körper als Schweiß oder Urin ausgeschieden wird. Nach diesem Flüssigkeitsentzug verbleibt als Rest der feste Kot. Wenn *radii solaris* auftreten, dann wird die Darmwand durchlässig gegen toxische Abfälle, die normalerweise ausgeschieden werden. Das ist die »medizinische« Unmöglichkeit; der Betroffene beginnt, seine eigenen Abfallprodukte in seinem Körper wiederzuverarbeiten.

Eine neuere Theorie, die diese plötzlich auftretende Durchlässigkeit erklären will, besagt, daß die Darmwand vorher durch eine Invasion von Parasiten geschwächt wurde. Ein besonders drastisches Mittel, das ich in solchen Fällen benutze, ist ein hochpotenzierter Extrakt der Stechpalme, einer Pflanze, deren *gewöhnlicher* Extrakt den Darm durch seine abführende

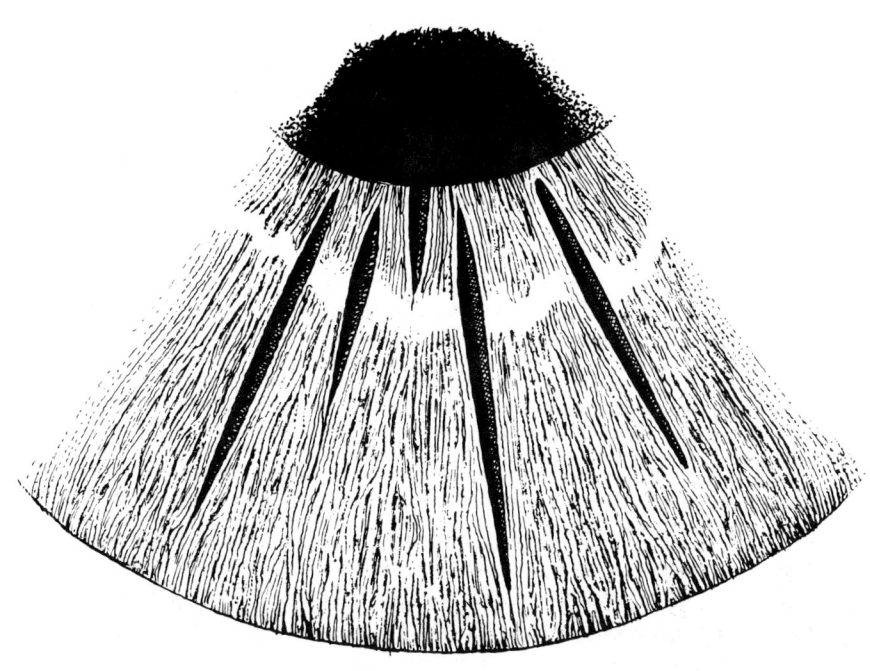

Radii solaris

Wirkung allzusehr strapaziert. Ich glaube aber, daß diese Pflanze eine anti-parasitische Wirkung hat; jedenfalls verschwinden *radii solaris* ganz auffal-lend schnell damit, selbst bei der von mir eingesetzten minimalen Dosis. Die Zusammenhänge sind aber nicht völlig erforscht.

Sie können sich vielleicht ausmalen, was geschieht, wenn eine Organzone in der Iris von einem *radius solaris* durchschnitten wird. Es kommt zu Symptomen von Infektion, Schmerz, Entzündung – aber auch die gründ-lichste physische oder pathologische Untersuchung zeigt kein Trauma! Diese Symptome sind *immer gegen medizinische Behandlung des Zielorgans oder der Zielfunktion resistent.* Zwischen dem Darm und dem angegriffenen Organ existiert eine Art Kanalverbindung, so daß orthodoxe Behandlung fast immer gegen die Schlackenflut machtlos ist. Die naturheilkundliche Methode, *radii solaris* aus der Iris und ihre Ursache aus dem Körper zu ent-fernen, zielt immer darauf ab, die Darmwand mit spezifischen Kräutern zu normalisieren. Dabei spielen Veilchenblätter, Mistel und Stechpalme eine

Rolle, aber es ist sehr wichtig, daß die genaue Anwendung und Dosierung in der Hand eines wirklichen Fachmanns liegt.

Wenn man diese »Kanalgitter« von *radii solaris* verschließt, so ist das auch eine Möglichkeit, der Ablagerung von Schlacken in bestimmten Organen einen Riegel vorzuschieben. Wie die Abschnitte über die Farben Braun und Schwarz im Kapitel über die Irisfarben gezeigt haben, ist mit Problemen zu rechnen, wenn ein bestimmtes Körpergebiet über längere Zeit mit Schlacken belastet wird. *Radii solaris* bedeuten keinesfalls Krebs, ebensowenig wie jedes andere Iriszeichen. Aber die Vorbedingungen in Form von Schlackenablagerung im Gewebe sind vorhanden und werden mit jedem Tag gefährlicher, unabhängig von der Ernährung, der allgemeinen Verfassung und der Energie des betreffenden Menschen. »Ich weiß nicht, wieso es gerade mich trifft, ich habe immer vernünftig gelebt und vernünftig gegessen, ich bin glücklich . . .« Eine frühere Entdeckung der *radii solaris* hätte wenigstens *einen* gefährlichen Faktor unschädlich machen können.

Lassen wir jetzt die physischen Aspekte dieses Zeichens einmal beiseite und wenden wir uns seiner geistigen und emotionalen Bedeutung zu. Nehmen wir an, Sie hätten in Ihrer rechten Iris einen einzigen *radius solaris* mitten durch Ihre »Angst und Sorge«-Zone. Das bedeutet, daß Ihre Angst ganz unbegründet ist, Ihre Sorgen haben keinen realen Kern, Ihre Befürchtungen wegen vager, ungreifbarer Umstände sind nichts anderes als Ballast. Sie machen sich selbst ganz unnötigerweise das Leben schwer, gehen damit wahrscheinlich Ihrer Umgebung auf die Nerven und gefährden Ihre Gesundheit.

Man könnte *radii solaris* auch so bezeichnen: »Negative, zerstörerische Muster, durch starke innere oder äußere Einflüsse entstanden, die ohne Hilfe von außen erkannt und bewältigt werden können.« Tatsächlich kann die Erkenntnis des Problems im Verlauf der Behandlung oft schon ausreichen, um die negativen Prozesse völlig umzukehren. Ich habe viele Patienten erlebt, die wirklich zum »Ausgangspunkt« zurückgingen und sich nicht mehr in negative, ihrer Natur nicht entsprechende Richtungen abdrängen ließen; allerdings auch andere, die das Problem intellektuell zwar erkannten, aber sich ganz bewußt dafür entschieden, in ihrem falschen Lebensmuster zu verharren. Solche Menschen tragen ihren Ballast dann freiwillig und im Wissen um den möglichen Ausgang; es liegt dann nicht mehr in meiner Verantwortung, ihnen ihre unnötige Last abzunehmen oder ihnen zu zeigen, wie sie sie aus eigener Kraft abwerfen können.

Wenn ein *radius solaris* in einer Iris – oder sogar in beiden Iriden – auf die Ich-Zone weist, dann leidet der Patient vielleicht unter zwei Seiten des gleichen Problems: unter zu hohem oder zu niedrigem Blutdruck und einer zu hohen oder zu niedrigen Meinung von sich selbst. Eines kann das andere bedingen, oder beide können auch gemeinsam auftreten. Die *radii solaris* zeigen hier vor allem an, daß eine Behandlung mit blutdrucksenkenden oder -steigernden Medikamenten völlig sinnlos ist, ebenso jede »vernünftige« Unterhaltung über das Selbstwertgefühl – bis der Patient selbst die Situation erkennt und selbst die Initiative zu ihrer Besserung ergreift. Ich interpretiere *radii solaris* weniger als destruktives Iriszeichen, sondern vielmehr als Zeichen für einen Mangel an Bewußtheit.

Die freiwillige Annahme der »Dornenkrone« im Bewußtsein ihrer Folgen bestimmte das Handeln vieler großer Menschen, einschließlich Jesus Christus. Dabei fällt mir eine alte Dame ein, eine weißhaarige, gütige Person über sechzig, mit freundlicher, sanfter Stimme und wunderbar klaren Seidenaugen, deren Vollkommenheit nur durch einen *radius solaris* zu ihrer Gebärmutter zerrissen wurde. Vor wenigen Monaten hatte sie dort eine bösartige Geschwulst mitsamt dem Organ selbst entfernen lassen. »Wieso konnte ich das bekommen?« fragte sie mich. Im Laufe des Gesprächs erfuhr ich, daß bei ihrem Mann zwölf Monate zuvor Kehlkopfkrebs festgestellt worden war. Sie liebte ihren Mann sehr und hatte darum gebetet, ihm den Krebs »abnehmen« zu dürfen, wenn es möglich wäre. Und sie tat es wirklich! Der *radius solaris* war Beweis dafür, in welche Gefahr ihre aufopfernde Liebe sie gebracht hatte.

Ich bin ein praktischer Mensch und versuche immer, bei der Behandlung von Krankheiten mit beiden Beinen auf dem Boden zu bleiben; aber *radii solaris* lenken auch mich immer wieder aus dem Reich der Gesundheit ins Reich der Philosophie und Metaphysik. Schicksale können durch bewußte Willensanstrengung verändert werden; Krebspatienten können »wunderbare« Heilungen erleben; und anscheinend völlig gesunde Menschen können sich freiwillig für die Krankheit entscheiden und dann eine Möglichkeit finden, um ernsthaft zu erkranken. Bei den *radii solaris*-Zeichen gibt es noch viel zu erforschen. Hier sei nur noch einmal gesagt, daß sie sich in Aussehen, Wirkung, auch in ihrem Verschwinden vollkommen von jedem anderen Iriszeichen unterscheiden. Sobald das negative Muster aus dem Leben eines Menschen verschwunden ist, verschwindet auch der *radius solaris,* spurlos und blitzartig! Er verheilt nicht etwa langsam wie andere Zeichen – er ist einfach weg. Der schmale schwärzliche Schlitz wird irgendwie gefüllt und ist verschwunden. Falls in der Zone noch bräunliche Spuren übrigbleiben, können sie durch Darmbehandlung entfernt werden. Zauberei? Nein. Nur ein anderes Körpersystem, über das wir noch nicht genug wissen. Wenn Sie in Ihren Augen *radii solaris* finden, dann denken Sie nach: haben Sie irgendwo eine falsche Richtung eingeschlagen, eine falsche Wahl getroffen, unnötigerweise fremde Last auf sich genommen? Es ist nicht zu spät, um jetzt eine bessere Entscheidung zu treffen und das negative Gesundheitsmuster ins Positive zu wenden.

Psorische Flecken

Radii solaris als Iriszeichen sind schwer zu erklären, ohne daß man Zuflucht zur Metaphysik nimmt; aber auch die psorischen Flecken haben etwas Mysteriöses an sich. Es ist eigentlich kein rationaler, anatomischer Grund zu erkennen, warum ein winziger braun-schwarzer Pigmentfleck im Irisgewebe den Gesundheitszustand jenes Körperteils, in dessen Zone er sich befindet, derart massiv beeinflussen sollte.

Beginnen wir mit einer Beschreibung. Die »besonderen« Iriszeichen liegen in verschiedenen Schichten der Iris; die psorischen Flecken scheinen überhaupt *über* der Iris zu liegen. Unter der zehnfachen Vergrößerung durch die Irislampe sieht es so aus, als würden sie zwischen der Iris und der klaren Hornhautschicht, die sie bedeckt, schwimmen. Mehrere winzige getüpfelte Punkte liegen so eng beisammen, daß sie einen dunklen Fleck bilden, einer Sommersprosse ähnlich, ganz anders im Aussehen als bräunliche Wolken oder Flocken biochemischer Schlacken. Diese Flecken sind klar umrissen und scheinen *über* anderen bräunlichen, gelblichen oder weißen Verfärbungen zu liegen. Meist bleiben sie das ganze Leben lang an dem Ort, an dem sie bei der Geburt (oder kurz danach) auftraten; manchmal kommt es allerdings vor, daß sie sich von einem Ort der Iris an einen anderen bewegen, oder daß sie verschwinden und wieder auftauchen; und manchmal kann der Patient seine psorischen Flecken auch durch bewußte Bewältigung des mit diesem Körpergebiet verbundenen Problems zum Verschwinden bringen – und das ist dann meist eine traumatische Erfahrung.

Der psorische Fleck ist nichts anderes als eine Pigmentablagerung, die man im allgemeinen einer genetischen Veranlagung zuschreibt, wie braune oder blaue Irisfärbung. Ich erinnere mich deutlich an einen Roman, den ich in meiner Jugend gelesen hatte, dessen Heldin ich furchtbar um ihre »mit Gold gefleckten grünen Augen« beneidete. Heute allerdings ist mir klar, daß die Arme wahrscheinlich eine geschwächte Leber, frühe Arthritis und alle möglichen chronischen Krankheiten hatte. Dem nackten Auge können psorische Flecken vor einem grünen Hintergrund auch golden vorkommen, aber in Wirklichkeit sind sie sepiafarben bis schwarz. Wenn sie schwächer werden, wird ihr Farbton heller.

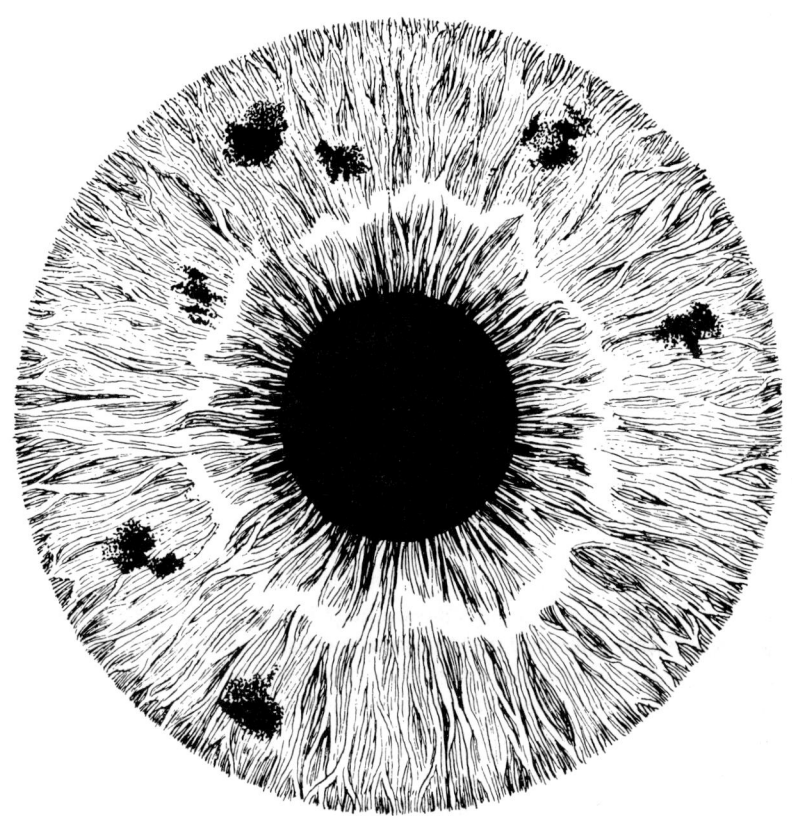

Psorische Flecken

Es ist von größter Bedeutung, *wo* diese kleinen Farbblöcke in der Iris angesiedelt sind. So, wie die normale Sicht durch eine abnorme Pigmentierung der Netzhaut oft eingeschränkt ist, was bis zur Blindheit gehen kann, können Pigmentflecken *vor* verschiedenen Irisgebieten die akkurate Aufzeichnung innerer und äußerer Reize behindern. Die nach zwei Seiten gerichtete Kamera kann einen äußeren Reiz nicht präzis erkennen, daher ist die innere Reaktion darauf oft nicht angemessen.

Nehmen wir zum Beispiel einen psorischen Fleck über der Leberzone. Die Funktion der Leber ist herabgesetzt, der Patient hat in seinem Leben vielleicht eine Vielzahl die Leber belastender Krankheiten (Hepatitis, Alkoholsucht, Parasitenbefall, Heroinabhängigkeit) durchgemacht. Bei einem Autounfall ist sicher die Leber betroffen; bei einem Sturz die Treppe herunter kann die anfällige Leber vielleicht überhaupt außer Gefecht gesetzt werden. Eine die Leber schädigende Unterdrückung der Gefühle dauert vielleicht das ganze Leben lang an; andere Störungen können Freßsucht sein, vielleicht auch die Unfähigkeit, Karotin aus der Nahrung in Vitamin A zu verwandeln. Die Leber ist in diesem Fall die Achillesferse des Körpers, wobei der Schaden aber in der entsprechenden Iriszone unter Umständen gar nicht deutlich sichtbar auftritt.

Wenn ein psorischer Fleck in der Milzgegend erscheint, so kann dies mit den verschiedensten Symptomen einhergehen, von unterdrückter Wut bis zu perniziöser Anämie. Andererseits wird dem Betroffenen hinsichtlich seiner Milzfunktion vielleicht gar kein Problem bewußt – denn die Wahrnehmung der eigentlichen Situation wird ja blockiert.

Man möge sich diese Flecken nicht als eine Ankündigung von Unfall, Krankheit und Verzweiflung vorstellen, sondern als die möglichen Verursacher von Schwäche, von Unterfunktion. Es gibt Menschen, die ihre psorischen Flecken durchs Leben tragen, ohne irgendwelche Beeinträchtigungen zu spüren. Eine gesunde, lebenstüchtige Patientin, die einmal nur zur allgemeinen Kontrolle und Irisanalyse zu mir kam, war höchst überrascht zu hören, daß die bereits deutlich abgeschwächten psorischen Flecken in ihrer Iris sich genau in den Zonen jener Organe befanden, mit denen sie früher Probleme gehabt hatte, die jetzt aber alle gelöst waren. Ein Fleck war über ihrer Gebärmutter (sie hatte in ihrer Jugend mehrere Aborte gehabt und sich dann schwergetan, tatsächlich ein Kind zur Welt zu bringen). Ein weiterer Fleck befand sich über dem Blinddarm (mit 14 hatte sie nach einem geplatzten Blinddarm eine Bauchfellentzündung bekommen). Ein dritter Fleck lag über der Kehlkopfzone (als ganz junge Sängerin hatte sie immer Rachen- und Kehlkopfentzündung gehabt). Inzwischen war sie über sechzig und fühlte sich besser als je zuvor.

»Ich habe meine Lektion gelernt«, erklärte sie mir. »Mit dem Singen hörte ich auf, meine Stimme war ja auch gar nicht so gut. Ich gab mich mit zwei Kindern zufrieden (ursprünglich hätte ich gern vier gehabt). Vor mehreren Jahren ging ich zu einem Heilpraktiker, mit dessen Hilfe die Verwachsungen nach der Blinddarmoperation verschwanden.« Ich konnte ihr versichern, daß sie jetzt nichts mehr zu befürchten hatte, denn sie hatte ihre Probleme durchlitten und daraus gelernt, richtig zu »sehen«. Ihre heutige ausgezeichnete Gesundheit spiegelte sich in ihrer verbliebenen klaren blauen Leineniris.

Verstehen Sie jetzt, wie schwierig die Interpretation dieser psorischen

Flecken sein kann? Man muß den Patienten gründlich befragen, um herauszufinden, ob überhaupt und wie sehr die betreffende Funktion geschwächt oder blockiert ist. Meistens hat der Patient ja das Gefühl, daß der Zustand, in dem er die betroffene Körperzone erlebt, der *reale* Zustand ist; in Wirklichkeit kann aber durchaus ein besseres Potential vorhanden sein. Ein in irgendeiner Form gestörter Ablauf des Reiz-Reaktions-Schemas läßt sich fast immer ausmachen. Unter einem eingebildeten Kampf- oder-Flucht-Stimulus kann die Adrenalinproduktion zu hoch sein; die Lungen können Kohle-Teer-Schlacken zu rasch absorbieren und sich zu langsam mit Luft füllen; die Schilddrüse kann selbst bei optimaler Ernährung unerklärliche Gewichtsschwankungen hervorrufen; eine Niere kann verkümmern oder abnorm viel Flüssigkeit zurückhalten. Jede unter einem psorischen Fleck gelegene Zone *kann* manchmal oder auch immer die Ursache für unausgewogene Reaktionen sein. Ein psorischer Fleck bedeutet immer ein Element des Unvorhersehbaren. Manchmal genügt schon die Tatsache, daß ein Patient auf dieses Problem hingewiesen wird, um jenen Lernprozeß des »Klarsehens« in Gang zu bringen, der schließlich zum Verschwinden des Flecks führt.

Die Anatomen behaupten, daß einem ein solcher Pigmentfleck das ganze Leben lang bleibt. Das stimmt aber nicht. Diese psorischen Flecken können sich von einer Iriszone in die andere bewegen, sie können auch blasser werden und sogar ganz verschwinden. Ich konnte an Hunderten von Patienten verfolgen, wie reiselustig diese Flecken unter Umständen sind.

Eine Patientin, die bei ihrem ersten Besuch bei mir einen psorischen Fleck über der Hypophysenzone in der linken Iris aufwies, hatte denselben Fleck nach einigen Monaten homöopathischer Behandlung über den Bronchien. Ursprünglich hatte sie innerhalb von wenigen Monaten ganz unerklärlicherweise unglaublich zugenommen. Sogar bei Wasser und sonst gar nichts nahm sie im Verlauf von zehn Tagen im Krankenhaus weitere 8 kg zu. Ihre Hypophyse hatte die Geschwindigkeit ihrer körperlichen Prozesse einfach völlig falsch eingestellt. Bei meiner einigermaßen komplizierten heilpraktischen Behandlung nahm sie rapide ab, und der Fleck begann zu wandern. Man konnte nie wissen, wo er als nächstes landen würde. Als er sich schließlich über den Bronchien festsetzte, bekam sie dort recht schwere Infektionen. Aber die Gewichtsabnahme tröstete sie über die Störung in einem anderen Organ leicht hinweg!

Man könnte die psorischen Flecken auch als »Lernsituationen« auffassen. Wird es dem Betroffenen gelingen, die unvollständig registrierte Zone zu *durchschauen*? Wird die Erkenntnis der tatsächlichen Stimuli den Fleck zum Verschwinden bringen?

Es gibt viele Menschen, die keine psorischen Flecken in der Iris haben. Das bedeutet eigentlich, daß sie klar sehen müßten, daß jeder äußere Reiz richtig erfaßt und daher auch richtig nach innen übersetzt wird. Menschen, die an Karma und Wiedergeburt glauben, sehen diese Flecken oft als Bußzonen: geminderte Funktionen müssen hier erduldet werden, um die karmische Lektion zu lernen und dadurch zu einem höheren Zustand der Gnade aufzusteigen. Sicher ist, daß durch eine lernwillige Einstellung die psorischen Flecken zum Verblassen, ja Verschwinden gebracht werden können.

Ich kam mit einem deutlichen psorischen Fleck über der Leberzone in der rechten Iris zur Welt; und ich brauchte mehr als dreißig Jahre, um angemessene Gefühlsreaktionen zu erlernen. Zu diesem Zeitpunkt begann der Fleck zu verblassen und verschwand schließlich ganz. Ich könnte nicht sagen, was stärker ist: die Behinderung der »klaren Sicht« oder der menschliche Wille, mit diesem Hindernis fertig zu werden; aber ich würde jederzeit auf den letzteren setzen.

Wenn Sie einen psorischen Fleck über einer Iriszone haben, dann überlegen Sie einmal, was das bedeuten könnte. Sie werden durch diese Funktion nicht »klar sehen« können. Sie haben vielleicht Probleme und Behinderungen, die Sie entweder bewältigen wollen oder nicht, um diese gestörte Aufnahmefähigkeit äußerer Reize ins Gleichgewicht zu bringen. Es ist offenbar eine Frage der persönlichen Entscheidung. Wie weit möchten Sie sich diesmal entwickeln? Wieviel Karma möchten Sie vor Ihrer nächsten Wiedergeburt erringen? Wenn Sie solche Vorstellungen für Unsinn halten, dann bedeuten psorische Flecken in Ihren Augen wahrscheinlich nichts anderes als anfällige Gebiete, wo vielleicht Gesundheitsprobleme auftreten, die sich gegen normale Behandlung als resistent erweisen.

Sie verstehen jetzt vielleicht, warum es mir schwerfällt, psorische Flecken im Rahmen einer einfachen Irisanalyse zu erklären. Von allen Iriszeichen sind diese Flecken am schwersten auf orthodoxe Weise zu klassifizieren. Ich versuche immer, sie in einem Kontext zu erklären, der den Patienten interessiert. Gerede von Karma und »Lektion lernen« hat keinen Sinn bei einer Dame, die nur ihre chronische resistente Zystitis geheilt haben möchte, und ebenso sinnlos ist es, ihr zu erklären, daß die Behandlung ihrer Zystitis sicher besonders lang dauert und besonders kompliziert sein wird, weil ihre rechte Iris bei 4 Uhr 50 einen dunkelbraunen Fleck aufweist. Den Iridologen wird oft von Laien vorgeworfen, daß ihre Diagnosen so weit hergeholt klingen, aber die Beweislast liegt beim Patienten: was geschieht, wird in der Iris festgehalten.

7. Die Iristafel

Bisher haben wir uns mit den Grundzügen der Iris»sprache« befaßt: mit Arten von Faserstrukturen, mit Farben und biochemischen Veränderungen, mit besonderen Zeichen und mit Kreisen als Darstellungen von Körpersystemen. Jetzt müssen wir alle diese Informationen auf einer Karte oder Tafel lokalisieren, damit dann jeder kleinste Irissektor genau bezeichnet und analysiert werden kann.

Die diagnostische Schärfe ist ja überhaupt die wichtigste Daseinsberechtigung der Iridologie; die Kunst bzw. die Wissenschaft der Iridologie beruht also einerseits auf ihren Möglichkeiten im Bereich der Feindiagnose, andererseits auf ihrer Berücksichtigung der allgemeinen Anlagetypen, wie wir bereits besprochen haben.

Aus den Erfahrungen der Praktiker hat sich eine Iristafel entwickelt, die die besonderen Körpergebiete und Funktionen detailliert festhält. Dabei weicht die Iristafel des deutschen Iridologen Kriege deutlich von jener ab, die auf den Amerikaner Dr. Bernard Jensen zurückgeht und heute allgemein in Gebrauch ist. Ich finde Jensens Tafel genauer und halte mich daher an sie, allerdings mit kleinen Veränderungen, und habe außerdem *emotionale* Charakteristika hinzugefügt, die sich in Organen und Systemen spiegeln, welche die durch Emotionen hervorgerufenen chemischen Veränderungen teilen, erzeugen oder registrieren.

Da jeder Körper in seinen Proportionen anders ist (längere Beine, kürzere Arme, ein besonders langer Rumpf, ein größeres Herz z.B.), sind die Zonen bzw. Zonengrenzen der Tafel flexibel, d.h. mathematisch insofern nicht exakt, als jeder Mensch auch körperlich einzigartig ist. Menschen unterscheiden sich voneinander, sie lassen sich nicht in mathematische, wissenschaftliche Schemata pressen, und genauso unterscheiden sich die Iriden. Aus diesem Grund verurteilen viele »wissenschaftliche« Mediziner die Iridologie als »unwissenschaftlich«. Meiner Meinung nach ist aber diese Flexibilität ein Vorteil, denn sie ermöglicht es, besser auf den einzelnen Menschen einzugehen.

Einen wichtigen Aspekt der Iridologie muß man sich immer vor Augen halten: Die Iridologie ist kein vollständiges analytisches System, das allein stehen könnte. Manche Iridologen behaupten das zwar, aber dem kann ich mich nicht anschließen. Die Iridologie ist nur ein Werkzeug, eine Leinwand, von der man viele visuelle Zeichen und Informationen über einen bestimmten Menschen ablesen kann. Aber zusätzlich muß man Fragen

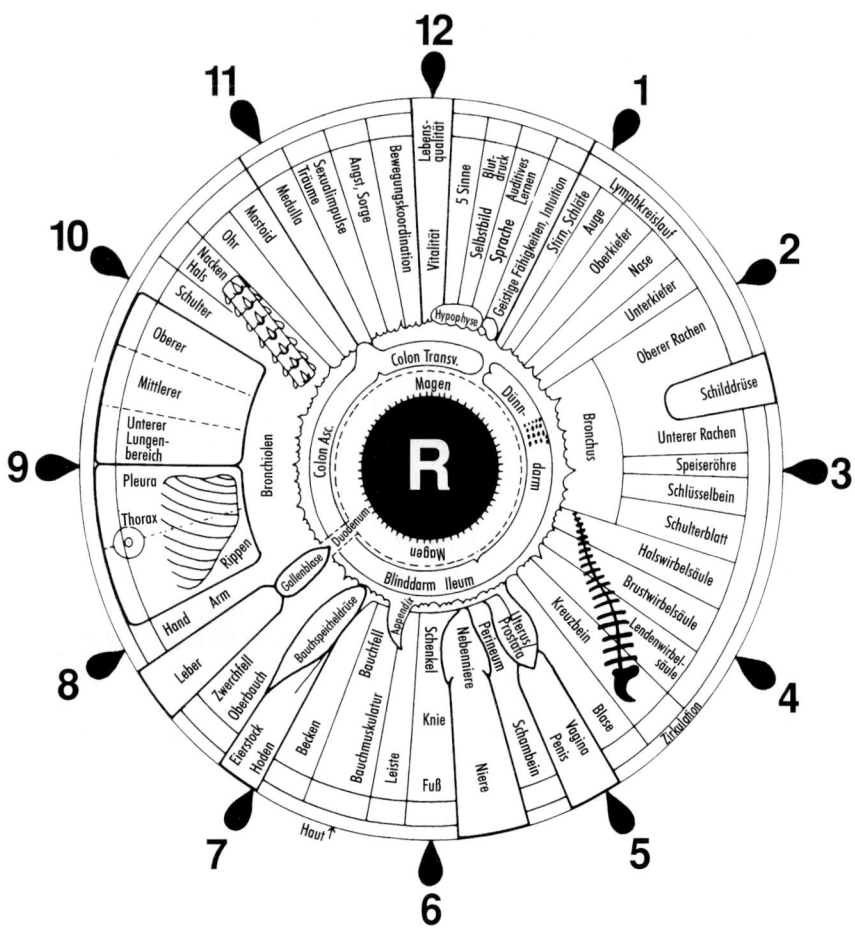

Iristafel, rechtes Auge
(aus der Sicht des Gegenübers)

stellen, denn die Meinungen und Beobachtungen des Patienten sind nötig, um eine komplette Diagnose zu erstellen. Die Iris spiegelt körperliche Zustände; zu deren Interpretation braucht man aber zwei: den Iridologen *und* den Patienten.

Halten wir zunächst einmal fest, was man alles an der Iris *nicht* ablesen kann. Männlich oder weiblich? Einem Augenfoto können Sie das nicht entnehmen. Alt oder jung? Zugegeben, in der Iris eines Babys wird man keine

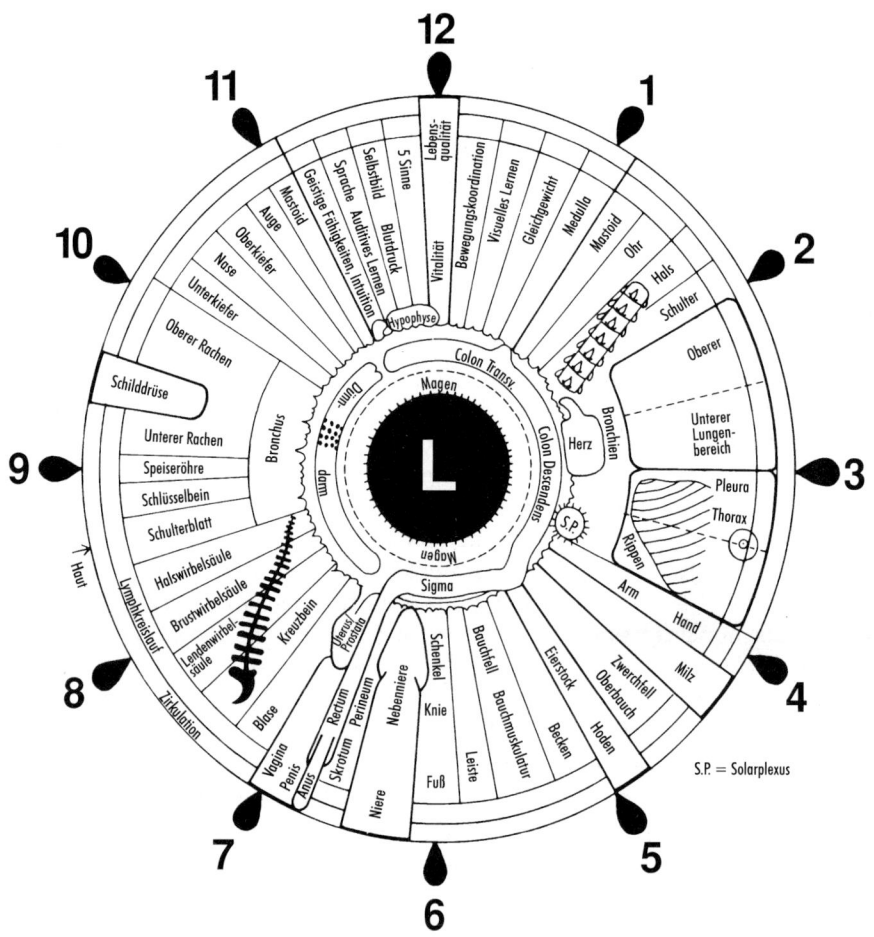

Iristafel, linkes Auge
(aus der Sicht des Gegenübers)

Arteriosklerose finden, noch bei »Westlern« in mittlerem Alter eine klare, porzellanblaue Iris. Aber für die Zeit etwa zwischen Pubertät und fünftem Lebensjahrzehnt läßt sich eine Iris allein unmöglich einer bestimmten Altersgruppe zuordnen. Ich habe Iriden von schwerkranken Kindern gesehen mit Zeichen, die man eher bei einem Achtzigjährigen erwartet hätte. Andererseits hätte ich manchen vitalen, durch und durch gesunden Achtzigjährigen seiner hellen, himmelblauen Iris nach für einen Zehnjährigen

95

halten können. Es ist wesentlich, jede Iris in Beziehung zu ihrem Besitzer zu setzen, denn nur so kann man die Zeichen richtig interpretieren. Viele natürliche Veränderungen finden, wenn alles problemlos verläuft, in der Iris keinen Widerhall. Die Pubertät zeigt sich vielleicht als leichte Störung der endokrinen Drüsentätigkeit, vielleicht als Strukturdruck, wenn die Knochen länger werden und sich die Körperhaltung ändert; aber in der Iris allein wäre das nicht eindeutig als »Pubertät« erkennbar. Auch die Menopause als solche, männlich oder weiblich, tritt nicht eindeutig hervor, obwohl verschiedene Zeichen für funktionalen Wechsel vielleicht eine allgemeine symptomatische Diagnose stützen würden. Auch eine normal verlaufende Schwangerschaft hinterläßt kaum eine Spur in der Iris. Es verblüfft mich immer wieder, bei einer Frau, die offensichtlich kurz vor dem Ende ihrer Schwangerschaft steht und die entsprechenden körperlichen Rundungen aufweist, in der Iris keinen Hinweis auf irgendeine Änderung zu finden. Wenn sie aber eine Blutvergiftung, Kreuzschmerzen, Krampfadern und Angstzustände hat, dann werden sich in der Iris Hinweise darauf finden; aber kein Zeichen für »Schwangerschaft«.

Auch der *Inhalt* von Organen oder Körperhöhlen wird nicht registriert, es sei denn, daß Struktur oder Funktion des betreffenden Körperteils irgendwie beeinträchtigt sind. Wir verstehen also, warum eine Schwangerschaft nicht sichtbar ist: der Inhalt der Gebärmutter scheint unter normalen Verhältnissen nicht in der Iris auf. Nierensteine, Gallensteine, Gallengrieß, eine Zyste auf den Eierstöcken, ein Tumor im Darm, das alles ist in der Iris nicht zu erkennen. Zwar können Farb- und Strukturindikationen schließlich zur richtigen Diagnose führen; aber der Verdacht auf Entartungen *innerhalb* eines Organs oder einer Körperhöhle kann nur durch gründliche Befragung des Patienten und möglicherweise weitere Untersuchungen bestätigt oder verworfen werden.

Rechte Iris

Der Kopf

Zwischen 11 und 1 Uhr liegt jene Iriszone, die sich auf die physische und mentale Struktur und Funktion des Kopfes bezieht. Zwischen 11 und 12 Uhr geht es hauptsächlich um die Prozesse des physiologischen Hirns; 12 bis 1 Uhr spiegelt seine psychologischen und intellektuellen Funktionen wider. Die Zeichen der physiologischen Zone treten deutlicher als jene der psychologischen hervor.

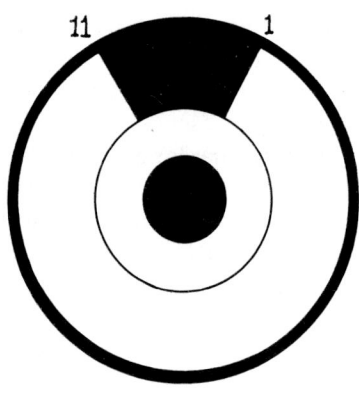

Wir beginnen unsere Erkundung der Kopfzeichen in der Iris mit dem Direktor, der zentralen Kontrolltafel des ganzen Kraftwerks, dem Dirigenten des physischen Orchesters – der Medulla. Diese weiche Knolle aus Gehirnzellen ist für Ihren Intelligenzquotienten verantwortlich, indirekt auch für Ihren Strukturtyp sowie für das Maß an physischer Kontrolle, das Sie über diese Struktur und deren Funktion ausüben können. Die Medulla ist der physikalische Reizübermittler vom Hirn an die Spinalnerven und deren Impulse an alle Körpersysteme.

Die Medulla ist unser natürlicher Ausgangspunkt. Autounfälle mit Peitschenschlagsyndrom, Tritte gegen die Schädelbasis im Sport oder vorm Wirtshaus, Schläge auf den Kopf können die direkte Linie dieser Kontrolle lockern und zu Koordinationsproblemen führen. Die Parkinsonsche Krankheit spiegelt sich oft zuerst in dieser Zone der Iris und erst später in der Bewegungszone. Beim Tod durch Erhängen – wobei der Hals beim ersten Halswirbel gebrochen wird – wird das Opfer durch Zerreißen der Verbindung zwischen Medulla und Wirbelsäule getötet. Alle Körperfunktionen werden ausgeschaltet, wenn man den »Hauptschalter« abdreht. Weiße Zeichen in dieser Zone deuten auf einen Menschen mit hoher physischer Beherrschung (der die Beherrschung vielleicht bis zur Verspannung übertreibt), dessen Körper tut, was der Kopf von ihm verlangt. Treten gelbe oder braune Zeichen auf, dann liegt das vielleicht an einem Fehler im Kontrollmechanismus, der dem Körper zu schwache Signale aussendet. Ein solcher Mensch überläßt dem Körper die Kontrolle über den Kopf. Körperliche Trägheit kann die starken Signale aus der Medulla derart abschwächen, daß ihre Reize nicht so gut durchkommen, wie sie es eigentlich sollten. Chiropraktische Einrichtung der Wirbelsäule kann oft eine etwas träge Medulla, die es leid geworden ist, ihre ausgesandten Impulse von den

Spinalnerven nicht korrekt übersetzt zu sehen, wieder kräftig beleben. Nach einer derartigen Stimulierung der Medulla durch eine bessere Stellung der Halswirbelsäule erleben Patienten oft einen überraschenden Energieschub.

Strukturelle Läsionszeichen in der Iris an diesem Punkt können auf physische Verletzungen hinweisen, aber auch darauf, daß unter Streß »der Kopf eingezogen« wurde, wodurch vielleicht ein innerer Kompressionsdruck entstanden ist. Strecken Sie am Abend vor dem Zubettgehen gründlich den Nacken, um das Gewicht des müden Schädels auf Ihrem physischen Kontrollzentrum etwas zu erleichtern, damit dieses sich auch ein bißchen ausruhen kann.

Genau gegenüber, auf dem »Reflex«-Durchmesser, liegt die Blasenzone. Wenn größere Kinder noch immer zum Bettnässen neigen, dann liegt der Grund dafür oft in Überdruck oder Unterfunktion der Medulla. Wenn sie ihre Blase nicht kontrollieren können, so ist das ein Symptom für mangelnde Balance in der Medulla – kein psychosomatisches, sondern in diesem Fall ein rein physisches Problem. Es gibt viele natürliche Therapien, mit denen man das Kontrollzentrum in solchen Fällen behandeln kann.

Die Medulla kontrolliert einige intellektuelle und emotionale Prozesse, aber ihre wichtigste Funktion ist es, Signale vom und ans Gehirn, die sich auf physisches Geschehen beziehen, zu synchronisieren, zu koordinieren und an die Spinalnerven weiterzugeben.

Angrenzend an die Medulla liegt eine faszinierende Zone, nämlich jene der »sexuellen Impulse«. In derselben Zone finden wir auch die Klassifikation »Halluzinationen«.

Sexuelle Impulse bedeuten Libido, d.h. also *Interesse,* nicht notwendigerweise *Aktion.* Man kann starke sexuelle Impulse haben und sie kaum ausleben oder aber schwache Impulse, diese aber oft ausleben. Diese Zone bezieht sich vor allem auf das Ausmaß, in dem der *Kopf* mit Sex beschäftigt ist. »Wenn man's nicht gerade tut, dann denkt man daran!« sagt einer meiner heißblütigeren Freunde; und die weißen Flocken, die sich von seiner Nervenkrause aus durch die Zone der sexuellen Impulse ziehen, zeigen, daß er die Wahrheit sagt. Eine dunkle Läsion oder ein brauner oder gelblich-brauner Nebel hätte mir gezeigt, daß es nicht so ist und er dies durch Aufschneiden kompensiert. Sexuelle Träume und Phantasien können die Aktion ersetzen, sind aber oft und für viele Menschen auch ein Bestandteil der Handlung selbst. Sexuelle Phantasien spielen eine große Rolle bei der Fixierung der Kopfzeichen für sexuelle Aktivität auf »Weiß«.

In dieser Zone finden sich auch Hinweise auf Halluzinationen und Phantasien, die von Drogen hervorgerufen werden. Meiner Erfahrung nach verlieren viele Drogenabhängige zwar ihre realen sexuellen Impulse, erleben aber in ihren Halluzinationen ein *scheinbar* gesteigertes sexuelles Vergnügen. Beides zeigt sich als bräunliche Verfärbung oder strukturelle Läsion oder auch als unterbrochene Reizleitung, was beweist, daß derartige Empfindungen zerstörerisch und negativ sind. Reize aus dem physiologischen Gehirn werden von einem durch Heroin oder Opium vergifteten Nervensystem falsch übersetzt; selbst bei Marihuana zeigen sich diese »falschen« Reaktionen in dunklen Verfärbungen, Faserstörungen oder gestörter Balance im Nervensystem. Sie fühlen sich vielleicht gut, aber das ist eine Illusion. Im Gegensatz dazu bedeutet ein weißes Zeichen, daß Sie sich *wirklich* wohl fühlen.

Auf der entgegengesetzten Seite der Iris finden Sie bei der Frau Gebärmutter und Vagina, beim Mann Prostata und Penis. Es ist klar, daß dieser Reflex oft in Aktion tritt. Wenn die Signale im Kopfimpuls zu stark werden, dann springt der Körper ein, um die Überbelastung auszugleichen.

Zeigen sich in dieser Zone keine Unterschiede zum allgemeinen Aussehen der Iris, dann sind Sie wahrscheinlich sexuell ein »normaler« Mensch, der die Sexualität auf die gleiche Stufe stellt wie andere Körperfunktionen auch, sie aber weder im positiven noch im negativen Sinn übertreibt.

Wenn wir jetzt kurz zurückblicken auf den Natriumring (Seite 72), vor allem, wenn er über Kopfzonen als *arcus senilis* erscheint, dann werden Sie erkennen, wie viele Körperfunktionen durch die mangelnde Zirkulation, die er hervorruft, beeinträchtigt werden. Ihre Libido ist vielleicht deshalb stark zurückgegangen, weil Ihre Cholesterinwerte und Ihre Kalkablagerungen hoch sind. Wenn der Kopf nicht ausreichend mit Blut versorgt wird, dann leiden seine physiologischen Funktionen genauso wie seine psychologischen.

Die angrenzende Zone ist eine, die manche Menschen immer, alle Menschen aber irgendwann einmal betrifft: die »Angst«zone. Dabei soll der mildere Ausdruck »Angst« ein bißchen abschwächen, was chemisch und physikalisch hier wirklich vor sich geht: eine Furchtreaktion. Das Ausmaß der Angst hängt ab von Größe, Form und Farbe der Läsion, die hier auftreten kann. Im allgemeinen sind die Anzeichen zuerst struktureller Natur, was den Verdacht nahelegt, daß die Ursache für die Angst nicht nur in den Umständen liegt, sondern auch physikalisch bedingt sein kann. Bisweilen kann die Iris über dieser Kopfzone etwas abgeflacht sein, aufgrund von Schwierigkeiten bei der Geburt oder vorgeburtlichem Trauma; das kann zu Abflachung der Iris in jeder beliebigen Zone führen, wenn das Gewebe und die weichen Knochen einer starken Druckeinwirkung ausgesetzt waren.

Der Geburtsvorgang selbst kann ein höchst traumatisches Erlebnis sein. Ein Organismus, der neun Monate lang als Parasit gelebt hat, wird plötzlich gezwungen, für sich selbst zu sorgen. Wenn das Zwerchfell sich dehnt und die Lungen sich mit Luft füllen, wird die Brust von einem Krampf erfaßt, und damit beginnt gezwungenermaßen die Atmung. Der Vorgang ist ähnlich wie bei einem Asthmaanfall. Die erste Empfindung, die einen draußen in der Welt packt, kann vielleicht die Angst vor dem Ersticken sein, vielleicht geradezu Panik, während das Baby um Sauerstoff ringt. Wenn dann noch die Atmosphäre im Kreißsaal unruhig, laut und hektisch ist, wie soll man sich dann wundern, wenn der Mensch im späteren Leben auf Angstreize allzu heftig reagiert?

Manche Iridologen schreiben dieser Zone die »angeborenen geistigen Fähigkeiten« zu. Wenn Sie einen hohen IQ haben, dann sind hier weiße Zeichen – Flocken oder Fasern – zu erwarten. Das bekannte Muster des hochbegabten Studenten, der vor der Prüfung zuviel lernt und dann vor lauter Angst zusammenklappt, kann in der Iris nachgelesen werden. Auch in der angrenzenden Zone kann »eine Sicherung durchbrennen« und eine Faserläsion entstehen, die bei steigenden Angstzuständen von immer dunklerem braunem Nebel überzogen wird. Ein bräunlicher Streifen durch die Zonenmitte kann den biochemischen oder funktionellen Aspekt der Angst andeuten – ein Adrenalinungleichgewicht; eine Läsion oder Faserstörung mit weißen Zeichen kann eine physische Ursache für die Angstzustände anzeigen. Solche Zeichen sind typisch für die Hyperaktivität des ewig Besorgten, der nie aufhört zu grübeln, der nie abschalten kann. Geistige Überbeanspruchung dieser Art kann zu Schlaflosigkeit führen oder zu dieser unangenehmen Gewohnheit, jeden Morgen um drei oder vier Uhr früh aufzuwachen, den Kopf voll panischer Vorstellungen, während der erschöpfte Körper nichts dringender braucht als noch ein bißchen Schlaf. Aber es gibt pflanzliche Mittel, mit deren Hilfe man derart überaktive Köpfe beruhigen kann.

Wenn sich über diesen zuletzt erwähnten Zonen eine braune Wolke breitet, dann können Sie Ihre Angst verringern, Ihr Sexualleben wieder in Schwung bringen und sogar Ihr Gedächtnis und Ihre Konzentration steigern, indem Sie Ihre Darmfunktion verbessern! Die Zone des querliegenden Dickdarms genau unter der allgemeinen Kopfzone kann durch seine Funktion viele Prozesse beeinflussen, die im Kopf ablaufen. Darüber später mehr.

Das »Sorgensyndrom« kann auch als Form einer subakuten Angst bezeichnet werden. Kennen Sie jemanden, der immer über seine eigene Schulter blickt, ob nicht hinter ihm etwas lauert? Eine bestimmte Richtung der Kräuterheilkunde empfiehlt als Behandlung Espenlaub, Tee aus Blättern der Zitterpappel, die bei dem leichtesten Lüftchen zittern. Menschen, die unter diesem Zustand leiden, fühlen sich immer irgendwie unsicher, unruhig, können ihre Angst zwar nicht benennen, sind aber sicher, daß sie Grund dazu haben. Jederzeit kann das Schlimmste geschehen! Manche von diesen Menschen zeigen in der Iris dunkle Farben und Läsionen, aber manchmal auch nur einen bleichen, gelblich-braunen »Nebel«. Eine richtig dosierte Behandlung mit natürlichem Vitamin B kann sowohl die Verfärbung als auch die ängstliche Unruhe beseitigen.

Treten in dieser Iriszone größere Läsionen auf, dann könnte man daraus auf bestimmte Formen von geistiger Zurückgebliebenheit schließen. »Langsame Lerner« werden oft falsch als solche klassifiziert, wenn hier nur eine Farbabweichung auftritt. Eine Verbesserung der biochemischen Funktion kann bei vielen die Lernfähigkeit ungemein erhöhen; wenn aber nach Verbesserung der Farbe durch Behandlung eine Faserläsion weiterhin besteht, dann ist diesem Phänomen wahrscheinlich nicht beizukommen.

Im Abschnitt über »Reflexzeichen« (Seite 67) haben Sie über den Nebennieren/Angstreflex gelesen. Die Nebennieren gehören zu den am schnellsten arbeitenden Reflexzonen. Eine schlagartige Reaktion bei Angst und Furcht ist normal, noch vor dem rationalen Erfassen einer Situation. Ein radii-solaris-Pfeil (Seite 83) in dieser Zone kann auf ein ernsteres Angstproblem hindeuten, das dem Bewußtsein und daher auch der Kontrolle durch die Medulla entzogen ist. Eine weitere Bedeutung dieses Pfeils könnte darin liegen, daß der Betreffende sich zu viele Sorgen um das Wohlergehen seiner Mitmenschen macht. In dieser Zone findet man radii solaris bei wirklich guten, aufopferungsvollen Menschen – was aber eben oft auch bedeutet, daß ihre Sorge übertrieben ist, daß sich jemand eine unnötige Last aufbürdet, mit der er seiner eigenen Gesundheit schadet.

Die letzte Zone in dieser Kopfgruppe spiegelt physische Bewegung und Koordination. Jede Krankheit, die die Koordinierung der Bewegungen durcheinanderbringt, wird hier zu erkennen sein – falls die Ursache in der Kopfkontrolle liegt. Ein schlimmer Sturz mit Beschädigung eines Beines wird dessen Bewegungsfähigkeit eine Weile einschränken; aber wenn der Kopfkontrolle dabei nichts passierte, dann wird sich der Unfall in der Iris nur in der Beinzone bei 6 Uhr spiegeln. Wenn das Bein dann durch Massage und osteopathische Behandlung heilt, kehrt die volle koordinierte Bewegungsfähigkeit wieder zurück. Ist das Bein aber derart geschädigt, daß ein leichtes Hinken zurückbleibt, dann sollte in der Bewegungszone ein Signal die mangelnde Koordinierung erkennen lassen. Wenn dann die Muskulatur in diesem Bein im Verlauf der Jahre aufgrund der fehlenden Bewegung geschwächt wird und verkümmert, dann werden sich Faserläsionen und vielleicht auch eine bräunliche Verfärbung einstellen.

Wirklich große Furcht kann lähmen. In vielen Menschen ruft Furcht nur einen Nebennierenreflex hervor und den Wunsch, sich zu *bewegen;* aber bei anderen kann die Furcht in die angrenzende Zone der »Bewegung« überschwappen – und das Ergebnis kann negative Bewegung, also Erstarrung sein. Die Furcht kann auch zurück in die Sexualzone schwappen, so daß die Probleme sich ineinander verknäueln: die Furcht davor, sexuell etwas falsch zu machen, lähmt manche Menschen derart, daß sie ihren sexuellen Impuls überhaupt nicht zum Ausdruck bringen können. Die Verquickung dieser drei aneinandergrenzenden Zonen kann sich ebenfalls in der Iris zeigen.

Bei manchen körperlichen Erkrankungen ist die Bewegung beeinträchtigt; Ataxie wäre ein Beispiel dafür, die Parkinsonsche Krankheit ein weiteres. Viele hyperaktive Kinder weisen in der Bewegungszone ihrer Iris weiße Flocken und erhabene weiße Fasern auf. Empfindliche Reaktion auf Temperatur, Luftdruck, Höhen zeigt sich als weißliches Zeichen, als Überreaktion auf »Bewegung« oder Veränderung der äußeren Umgebung des Körpers. Menschen, die nicht gern fliegen, haben in der Bewegungszone oft weiße oder gelbliche Zeichen; ihr Barometer wird durch Veränderungen in Höhe und Druck gestört. Bei Flugpersonal sollten eigentlich die Bewegungszonen in beiden Iriden regelmäßig gecheckt werden, für den Fall, daß die angrenzenden Zonen der Vitalität und der Angst irgendwie in Mitleidenschaft gezogen sind.

In einem psychiatrischen Krankenhaus sah ich Patienten, in Katatonie versteinert, die in einem Stuhl saßen und stundenlang auf einen fixen Punkt an der Wand starrten. Nicht einmal ihre Augenlider rührten sich. Die Zahl der Lidschläge ist ein Maß für die Empfindlichkeit auf äußere Reize. Ein Mensch, der kaum mit dem Lid blinkt, ist so gut wie unempfindlich (unbewegt, unkoordiniert, unflexibel, unsensibel) und reagiert nicht mehr auf die äußere Umwelt. In einem solchen Fall ist mit dunklen Zeichen in der Iris zu rechnen.

Die Vitalitätszone liegt auf der Iristafel am Punkt 12 Uhr. Hier ist klar zu erkennen, wieviel Energie vorhanden und wodurch sie möglicherweise blockiert ist. Starke weiße Fasern und weiße Flocken spiegeln die hohe energische Ladung in den Nerven und den ebenso hohen Energieausstoß aus den Kontrollzentren im Gehirn. Ein solcher Mensch erscheint anderen als wahres Energiebündel. Man wird müde vom Zusehen, wieviel unerschöpfliche Energie einem solchen Kopf entspringt. Wenn schließlich der riesigen Last des Seidentyps noch ein kleines bißchen hinzugefügt wird und er zusammenbricht, dann kann in der Vitalitätszone eine Faserläsion erscheinen, ja sie kann, als Warnung, sogar schon vorher auftreten, bevor der Seidenmensch, der ja auf niemanden hört, ganz ungewohnt hilflos zu Boden geht. Das Warnsignal »Überlastung! Überlastung!« flackert in der Iris oft schon lange vorher auf.

Dunkle Streifen, sogar *radii solaris* warnen vor drohendem dauerndem Vitalitätsverlust. Ein bräunlicher Schleier in der Iris (dessen eigentliche Ursache im Darm liegt) kann zeigen, daß auch die *echte* Vitalität vernebelt ist und daß daher ein eigentlich gutes Energiepotential nicht optimal genutzt wird.

Bräunliche Nebel in Kopfzonen haben ihre Ursache oft in einem trägen Darm; dadurch hervorgerufene pathologische Ermüdungs- und Erschöpfungszustände können mit Hefe, Molasse (Sirup) oder Kleie behandelt werden, die auf Darm und Kopf wirken und oft eine erstaunliche Steigerung von Kopfenergie und Vitalität ermöglichen.

Falls Sie einen Natriumring über den Kopfzonen haben, dann ist Ihre Vitalität im Verhältnis zu früher deutlich abgesunken. Ein Zurückweichen oder Abflachen des oberen Irisrandes kann eine verringerte Blutzufuhr oder zu niedrigen Blutdruck im *Kopf* andeuten, was ebenfalls zu Abfall der Vitalität führt. Wenn jemand dazu neigt, unter Streß »den Kopf einzuziehen«, oder gern »Kopf und Kragen riskiert«, dann bringt er damit leicht die oberen Rückenwirbel aus ihrer korrekten Lage; in diesem Fall ist durch eine chiropraktische Behandlung eine Stärkung der Vitalität möglich. Wenn der Kopf korrekt auf den Schultern sitzt, kann die Energie wieder ungehindert fließen.

Schmerzen im oberen Kopfbereich hängen oft symptomatisch mit hyperweißen Zeichen um 12 Uhr zusammen. Die weißglühende Kopfenergie sehr vitaler Menschen macht sie in mehrfacher Hinsicht zu »Hitzköpfen«! Dabei kann auch der Blutdruck im Kopf steigen und einen klopfenden, bohrenden Schmerz mit sich bringen; zehn Minuten lang die Füße hochlagern reicht oft bereits, um die Lage wieder abzukühlen, indem diese spiralenförmig hochschießende Energie geerdet wird.

Zwischen 12 Uhr und 1 Uhr finden wir viele Aspekte der *psychologischen* Gehirnstruktur und -funktion. Betrachten wir zuerst die radialen Abschnitte; zu den darunter liegenden Darm- und Magenzonen kommen wir später. Die wurstförmigen Hypophysen- und Epiphysenzonen liegen ebenfalls unter den nächsten vier Segmenten.

Anatomisch gesehen, ist das psychologische Gehirn das *cerebrum,* das physiologische das *cerebellum.* In der Praxis gebrauchen viele Menschen beide Gehirnteile in überlappenden Funktionen. Es ist verblüffend, wie oft der menschliche Organismus der Wissenschaft eine Nase dreht. Immer wieder kommt es zu – anatomisch gesehen – wissenschaftlich unerklärlichen Prozessen. Es gibt »Wunder«heilungen, chirurgisch unterbrochene Eileiter wachsen wieder zusammen, Gelähmte können plötzlich wieder gehen, ein Krebs »verschwindet« – und das alles aufgrund eines ganz unwissenschaftlichen Antriebs durch die Psyche. Meiner Erfahrung nach kann man durch Entschlossenheit und Willenskraft *jeden* Krankheitsprozeß aufhalten und umkehren. Die Hirnanhangsdrüse hat viel damit zu tun, ebenso die Zirbeldrüse.

Wenn wir einen Sektor weitergehen, finden wir neben der Vitalitätszone das Gebiet der »fünf Sinne«. Diese Nachbarschaft besteht sowohl funktional als auch logisch. Ein sehr vitaler Mensch genießt die Reize durch alle fünf Sinne: Sehen, Hören, Riechen, Schmecken, Fühlen. Genuß der schönen Dinge des Lebens – eine Bach-Kantate, eine Panflöte; der Geruch von frisch gebackenem Brot oder in Butter gedünstetem Knoblauch, das Gefühl von Seide auf der Haut oder die Berührung durch eine liebende Hand gleich nach dem Erwachen, der Anblick eines geliebten Menschen, eines echten Picasso, eines herrlichen Sonnenuntergangs – das alles kann von der Zone der fünf Sinne zu sinnlichem Genuß gesteigert werden.

Wenn Sie überzeugt sind, daß man *leiden* oder sich von den »Versuchungen des Fleisches« fernhalten muß, um gesund zu sein, dann spiegeln wahrscheinlich dunkle Verfärbungen oder sogar *radii solaris* in diesen Zonen Ihre asketische Philosophie. Wie jedes Tier, so ist auch der Mensch so angelegt, daß er als Widerpart des Schmerzes auch das Vergnügen erleben möchte; und die Befriedigung der Sinne ist ein vergnügliches Erlebnis. Meine Freunde bezeichnen mich oft als genußsüchtig, weil ich mich begeistern kann für den Geruch von Lavendelöl im Bad, den ersten Schluck eines herrlichen alten Weines, die warme Stimme eines Kollegen, den Duft von Zwiebelsuppe mit Parmesan, die Art, wie man einen Patienten berührt. Sie werfen mir vor, ich nähme das Leben zu leicht, worauf ich mich mit dem Hinweis verteidige, daß es auf der Welt ohnehin genug Schmerz und Leid gibt und man sich nicht noch mehr davon schaffen soll, indem man sich auch noch das beste Gegenmittel versagt: das *sinnliche* Vergnügen. Auch hier strebt die Natur nach Ausgewogenheit, und den Menschen kommt zugute, daß sie bewußt erleben und genießen können.

Weiße Zeichen in dieser Zone deuten auf Überreaktion: der schöne Sonnenuntergang wird zum orgasmischen Entzücken, der Picasso bringt einen zum Weinen, der Geliebte macht einen bei der leisesten Berührung verrückt. Der Genuß steigert sich durch die Intensität der Beschreibung. Manche Formen der Taubheit spiegeln sich nicht nur in dunklen Zeichen in der Ohrzone, sondern auch hier in den fünf Sinnen und vielleicht auch am zweiten Halswirbel. Erscheint das Zeichen aber nur in den fünf Sinnen, dann ist das ein Hinweis darauf, daß der Betroffene sehr oft lauten oder sonst irgendwie unangenehmen Hörreizen ausgesetzt war, denen er nicht entgehen konnte: vielleicht von einer nörgelnden Ehefrau, einem gereizten Chef, Verkehrslärm oder eine Bemerkung, die sein Selbstbewußtsein unterminierte! Für mich gibt es keinen Unterschied zwischen geistigen und körperlichen Krankheitsursachen; aber eine sogenannte psychosomatische Taubheit könnte die einzige Ursache für den Verlust des Gehörs sein, wenn in der Ohrzone keine weiteren Zeichen zu erkennen sind. Genießen Sie, was die fünf Sinne Ihnen bieten, denn damit verbessern Sie Ihre Vitalität und Ihr »Selbstbild«; beide grenzen als »Zonenpartner« aneinander.

»Selbstbild« ist vielleicht eine zu umfassende Überschrift für den nächsten Abschnitt; »Vertrauenszone« wäre vielleicht eine bessere Bezeichnung. »Ego-Druck« nennt sie Dr. Jensen in seiner Iristafel. Alle diese Bezeichnungen haben eine gemeinsame Grundlage: die eigene Meinung von sich selbst. Auch der Blutdruck (hoch, niedrig, normal oder schwankend) hat in dieser Iriszone seinen Indikationsbereich.

In dieser Zone sehe ich die einzige Ausnahme von der Regel, daß dunkle Töne eine Unterfunktion spiegeln, helle Töne dagegen eine erhöhte Funktion. In diesem einen Abschnitt können dunkle Zeichen entweder hohen oder niedrigen Blutdruck bedeuten, zuviel oder zuwenig Vertrauen, eine zu hohe oder zu geringe Meinung von sich selbst. Bei dunklen Farben oder dunklen Faserläsionen sind mehr Erklärungen von seiten des Patienten notwendig und mehr Fragen von seiten des Heilpraktikers, um herauszufinden, in welcher Richtung das Ungleichgewicht liegt. Das ist alles, was man in dieser Zone sehen kann: wenn dunkle Zeichen auftreten, dann fehlt es an *Ausgewogenheit.*

Sie alle haben sicher in Ihrer Kindheit in der Schule einen Klassentyrannen gekannt. Dieses Kind (meistens männlich!) terrorisierte mit seinem großspurigen Gehabe, seiner Stärke und Brutalität allen Schwächeren gegenüber die ganze Klasse. Aber es brauchte nur einmal ein anderer kräftiger Junge gegen den Tyrannen aufzustehen, dann stellte sich bald heraus, daß hinter diesem lauten Auftreten nicht viel anderes steckte als Zweifel und Ängste davor, daß er es auf andere Weise nicht zu einem angesehen Platz in der Gemeinschaft bringen könnte. Mangelndes Selbstvertrauen wurde durch zur Schau gestelltes Selbstbewußtsein überkompensiert. In der Iris des Klassentyrannen hätte man wahrscheinlich schon in diesem frühen Alter die dunklen Spuren der Unausgewogenheit ablesen können. Das

»Feldwebelsyndrom«, wie ich es nenne: viel Gebrüll und Herumkommandieren, um sich dahinter sicher zu fühlen.

Es gibt natürlich auch viele rein physische Gründe für zu niedrigen oder zu hohen Blutdruck, die die Iris in diesem Sektor in verschiedenen Zeichen registrieren kann. Das deutlichste Zeichen ist der Natriumring als Anzeichen dafür, daß der Blutdruck steigt, da das Blut durch immer enger werdende Röhren gepreßt wird. Weiße Flocken können eine vorübergehende Blutdrucksteigerung spiegeln, nachdem Sie 10 km gelaufen oder einen Berg oder drei Treppen hoch gerannt sind; aber das dunklere Zeichen bedeutet: Dieser Zustand ist chronisch.

Ich habe auch dunkle Zeichen, sogar *radii solaris* gesehen, die einen *niedrigen* Blutdruck und ein noch niedrigeres Selbstbild anzeigten. Aber schon eine kurze Unterhaltung mit dem Patienten sollte dem Heilpraktiker klarmachen, um welche Form der Blutdruckstörung es sich hier handelt. Wer eine versteckte Schwäche kompensiert, tritt mit übertriebenem Selbstvertrauen auf, reißt gern Witze und blickt Ihnen oft herausfordernd ins Gesicht, aber mit einer verhüllten Bitte in den Augen: Bitte, decken Sie meine Schwäche nicht auf! Wer echtes Selbstvertrauen besitzt, gibt sich damit nicht ab, und seine Iris tut es auch nicht. Ein Mensch mit unmaskiertem geringem Selbstvertrauen beginnt vielleicht schon beim Eintritt in den Raum damit, sich zu entschuldigen: für die Verspätung (auch wenn diese nur eine Minute beträgt), für die Beanspruchung meiner Zeit (dabei zahlt er aber dafür!), dafür, daß er zuviel redet (wozu ich ihn aber doch aufgefordert habe!). »Verzeihen Sie mir, daß ich lebe« ist der Grundtenor von allem, was er sagt und tut.

Solche Menschen sitzen oft ganz still da, die Hände gefaltet, und fahren hoch, wenn das Telefon läutet. Sie haben etwas von einem Fußabstreifer; aber unter ihrem ständigen Nachgeben findet man oft unterdrückten Groll darüber oder auch einen perversen Stolz auf Demut und Bescheidenheit. Wenn solche Menschen sich immer tiefer und tiefer bücken und geradezu darum betteln, getreten zu werden, dann kommt man sich nach einer Weile in ihrer Nähe wie ein richtiger Unmensch vor. Kein Wunder, wenn in solchen Fällen *radii solaris* oder dunkle Zeichen in der Egozone auftreten. Parallel dazu findet man oft zu niedrigen Blutdruck. Der Patient ist müde, schlapp, ohne Energie, ohne Kampfgeist, der ewige »Verlierer«, der mit eingezogenen Schultern auf den nächsten Peitschenhieb des Lebens wartet. Es lohnt sich, ein derartiges Verhaltensmuster mit natürlichen Heilkräften zu bessern und dem betreffenden Menschen zu helfen, damit auch er einen Platz an der Sonne findet.

Es handelt sich hier um eine sehr komplexe Zone, mit der man behutsam umgehen sollte. Schließlich ist es die Zone des »Ich«, und jeder Mensch hat Anspruch auf die Wahrung seiner Intimsphäre.

Auf der diagonal entgegengesetzten Iriszone findet sich ein interessanter Reflex hin zum Blinddarm. Ist Ihnen schon einmal aufgefallen, wie viele akute Blinddarmsymptome immer zu höchst unpassenden Zeiten auftreten? Das könnte vor einem Examen sein, in der Mitte eines Langstreckenflugs, am ersten Abend in einem neuen Heim; und in jedem Fall begleitet von dem das Ego bedrohenden Zweifel: »Kann ich mit dieser Situation fertig werden?« Manchmal quillt der unschuldige Blinddarm unter der Reflexüberlastung auf; und wenn dann auch noch der Darm nicht in gutem Zustand ist, kann es schnell zu einer Schlackenstauung kommen, die den »Anfall« hervorruft. Die »Egobedrohung« übersetzt der Blinddarm in seiner Uninformiertheit als Schmerz. Wenn dagegen dunkle Zeichen in beiden Reflexzonen auftreten, dann könnte das funktionelle Problem eines überlasteten Blinddarms der Grund für hin und wieder auftretenden Bluthochdruck sein.

Die angrenzende Zone ist mit der Egozone nah verwandt: die Sprechzone. Ein Mensch, der von einer sicheren Egobasis aus spricht, macht reale Aussagen. Da gibt es kein »Aufschneiden«, kein Geschwätz, dafür aber oft eine außerordentliche Fähigkeit zu gutem, klarem Ausdruck. Weiße Fasern und weiße Flocken in dieser Zone können bedeuten, daß jemand sozusagen zum Volksredner geboren ist. Winston Churchill, Laurence Olivier, Billy Graham gehören zu diesem Typ, dessen Sprechfähigkeit auf positive Weise hyperaktiv ist. Die gleichen weißen Zeichen kann man aber auch in den Augen von hyperaktiven Kindern finden, die ohne Unterlaß reden und Fragen stellen.

Strukturläsionen und Faserstörungen in dieser Zone können bedeuten, daß das Sprechen unter Streßbelastung steht. Menschen mit solchen Zeichen sind am Abend oft zu müde zum Sprechen, nachdem sie den ganzen Tag bei geschäftlichen Verhandlungen oder Seminaren – oder vielleicht sogar in heilkundlichen Sprechstunden! – reden mußten. Es gibt Schauspieler, die nach der Vorstellung nicht mehr sprechen können. An mir selbst kann ich feststellen, daß ich nach einer dreistündigen Vorlesung kein Wort mehr herausbringe – nicht wegen intellektueller Erschöpfung, sondern weil ich einfach nichts mehr sagen kann. Allein das Formen von Wörtern wird dann plötzlich zur quälenden Anstrengung. Eine winzige Läsion in dieser Zone sagt mir, daß ich fast immer zuviel spreche.

Man könnte diese Zone auch den »Kommunikationssektor« nennen, da er sich auf die Lernfähigkeit bezieht. Viele Menschen lernen ja am besten auditiv, also durch Zuhören; andere brauchen Bilder, Tafeln, Diagramme und praktische Beispiele, sind also visuelle Lerntypen. Wenn Sie in dieser Zone aktive Zeichen haben, dann dürfte Ihnen weder auditives noch visuelles Lernen schwerfallen. Scheinen hier aber dunkler Nebel oder *radii solaris* auf, dann sind Sie vielleicht – in negativer Hinsicht – ein Vetter der Drei Weisen Affen: Nichts sehen, nichts hören, nichts sagen. Ich interpretiere solche Zeichen als »verschlossenen Geist«: das bedeutet, der Betreffende will nichts lernen oder erfahren, was er nicht ohnehin schon weiß. Jede Veränderung ruft Widerstand hervor, die Entwicklungsfähigkeit ist eingeschränkt, und alles Neue ist verdächtig.

Sprachstörungen bei Kindern können sich in Faserläsionen in der ganzen Zone spiegeln. Sind die Störungen sehr deutlich ausgeprägt, dann breiten sich die Läsionen auch in beide angrenzende Zonen aus; dann kann die zurückgebliebene oder beschränkte Lernfähigkeit zu niedrigem Selbstwertgefühl und auch einem niedrigeren »Intelligenzpotential« (in der nächsten Zone) führen. Auch ein schwaches Gehör schränkt die Lernfähigkeit ein, denn das bedeutet, daß das, was die anderen sagen, nicht richtig interpretiert werden kann.

Die nächste Iriszone, die Zone der »geistigen Anlagen«, hängt mit der eben besprochenen auf vielfältige Weise zusammen; Zeichen für Über- oder Unterfunktion greifen oft von einer Zone in die andere über oder liegen genau an der Grenze zwischen beiden.

Weder ein hoher IQ noch der Universitätsabgang mit *summa cum laude* ist eine Garantie dafür, daß hohe geistige Anlagen auch wirklich genutzt werden. »Geistige Anlagen« klingt vielleicht ähnlich wie »geistige Fähigkeiten«; aber im Rahmen der Irisanalyse gibt diese Zone Hinweise darauf, ob der vorhandene Intellekt in adäquater Weise *genutzt* wird. Was hat man von einem Rennwagen, wenn er immer nur in der Garage steht!

Ich habe in den Iriden von Studenten, die sich bis an die Grenze ihrer Möglichkeiten in ihr Studium stürzten, hier weiße Zeichen gesehen, die sich über ursprünglich eher durchschnittliche Anlagen legten. Andere wieder brachten es nie fertig, irgendeine intellektuelle Arbeit auch wirklich bis zu Ende zu führen, weil irgendein negatives Zeichen – ein psorischer Fleck, *radii solaris* oder braune Wolken und Nebel – den richtigen Gebrauch der Anlagen verhinderten. Vielleicht sollte man diese Zone eher »angewandte geistige Anlagen« nennen. Menschen mit eigentlich geringeren Anlagen bringen es oft viel weiter, weil sie ihren Intellekt anwenden und praktisch ausbauen; der »zerstreute Professor« dagegen kann unter Umständen in der Nicht-Anwendung seiner wahrscheinlich höchst brillanten Ideen sein ganzes Leben verträumen.

Manchmal muß das Studium oder die Berufsausbildung abgebrochen werden. Kinder verlassen aus den verschiedensten Gründen zu früh die Schule und stecken dann als Erwachsene in Berufen fest, die ihren geistigen Anlagen nicht entsprechen. Daraus entstehen geistige Frustration und Unzufriedenheit, die sich in dieser Zone möglicherweise als chronische dunkle Zeichen und Faserläsion niederschlagen. Niederer Blutdruck oder ein Natriumring hier können bedeuten, daß weniger geistige Bewegung vorhanden ist, als eigentlich verfügbar wäre.

Es ist gut, wenn man einer vierzig- oder fünfzigjährigen Familienmutter, deren Kinder das Haus schon verlassen haben, sagen kann, daß ihr Verstand noch wie neu ist, noch genauso frisch wie damals, als sie die Schule verließ, und daß sie doch noch studieren sollte, was auch immer sie studieren wollte, als sie damals nach der Schule keine Chance dazu hatte. Menschen mit weißen Zeichen in dieser Zone begreifen schnell, worum es geht; Lernen ist für sie Anregung und Vergnügen, keine Plage.

Unter den Zonen der fünf Sinne, des Ichs und der Kommunikation liegt die rautenförmige Zone der Hypophyse. Diese zweilappige Drüse befindet sich im Gehirn selbst. Die Medulla kontrolliert die physischen Fäden, an denen die Menschenpuppe zappelt; die Hypophyse kontrolliert Schnelligkeit und Balance der endokrinen Drüsenfunktion. Auch das hormonelle Gleichgewicht wird hier kontrolliert, obgleich Schilddrüse, Nebennieren und Gonaden (die inneren Geschlechtsorgane) für die Verteilung zuständig sind.

Weiße Zeichen – Fasern oder Flocken – in dieser Zone weisen auf einen hohen Hormonspiegel hin, auf hohe Drüsenfunktion und daher eine Art von Hochgeschwindigkeit, nämlich eine besonders intensive Vitalität. Viele Träger von Seideniriden weisen diese Zeichen auf; ebenso die meisten gesunden Leinenmenschen. Eine tüchtige Dosis Magnesium und Phosphor zusammen mit weißen Nervenfasern hält die Hypophyse auf Trab, und von diesem Kontrollzentrum aus wird die Stoffwechselgeschwindigkeit des Körpers reguliert. Das sind jene Menschen, denen ihre Sünden in Ernährung und Lebenswandel nicht nachhängen, sie halten das ganze Leben lang ihr Gewicht und bleiben im allgemeinen bei ihren einmal erworbenen festen Lebensgewohnheiten. Daß die Hypophyse immer auf »hoch« steht, bedeutet, daß sie immer noch Energie in Reserve haben, um mit den täglich von innen und von außen an ihr Energiepotential gestellten Anforderungen fertig zu werden.

Ein brauner Nebel über dieser wichtigen Zone bedeutet entweder Trägheit und Verschlackung im Bereich des Dickdarms oder aber, daß Ihre Hypophyse bei höherer Geschwindigkeit besser funktionieren könnte.

Eine langsame Hypophyse bedeutet einen langsamen Menschen: andere

Drüsen, die von der Hypophyse kontrolliert werden, können nicht von selbst schneller arbeiten. Wenn Sie die Iristafel betrachten, werden Sie erkennen, wie die Hypophysenzone die Vitalitätszone berührt und teilweise in diese übergeht, andererseits auch die Nervenkrause und den Darmkreis berührt. Wenn man diese Körperzonen mit naturheilkundlichen Mitteln anregt, kann vielleicht auch die Hypophyse zu »schnellerem Gang« gebracht werden. Günstig ist es z.b., den Kopf in der Sonne zu haben. Die Hypophyse ist besonders empfänglich für ultraviolette Strahlen (bei Tieren weckt diese Drüse, wenn die Tage kürzer werden, das Bedürfnis zum Winterschlaf). Achten Sie darauf, den ganzen Winter über immer wieder Sonne auf den Kopf zu bekommen, damit Sie die im Sommer gewonnene Wachheit der Hypophyse nicht verlieren.

Eine der am schwierigsten zu beschreibenden Zonen grenzt an die Hypophysenzone an und liegt direkt unter der bereits beschriebenen Zone der geistigen Anlagen. Dieser Bereich spiegelt die Zirbeldrüse.

Anatomisch gesehen, hat die Zirbeldrüse keine eigentliche Funktion; wie die im Brustraum befindliche Thymusdrüse scheint sie aus längst abgeschlossenen Entwicklungsstadien der Menschheit übriggeblieben zu sein. Okkultisten nennen diese Drüse »das dritte Auge« und zitieren Beweise aus antiken Texten, daß diese Drüse früher tatsächlich eine Funktion hatte, die sie wiedergewinnen könnte, wenn sie mit entsprechenden Mitteln reaktiviert wird. Dies ist das »Auge«, mit dem das Gehirn im Traum sehen kann, das »Auge«, das instinktiv tiefer blickt als das physische Auge, es ist das echte »Fenster der Seele«. Behinderungen des physischen Auges beeinträchtigen das »dritte Auge« nicht, mit dem man den Tod eines Verwandten am anderen Ende der Welt »sehen« kann oder die Erkrankung eines geliebten Menschen Tausende von Kilometern entfernt. Wenn Sie den Hörer abheben und die Nummer eines Freundes genau in dem Moment wählen, da dieser daran dachte, Sie anzurufen, dann ist das das Werk Ihrer Zirbeldrüse. Ich spreche hier gern von der »Ahnungszone«, in der tiefere Instinkte zum Tragen kommen, die eher den Tieren entsprechen als jenen der »zivilisierten« Menschheit. Sicher haben auch Sie schon instinktive Urteile gefällt: »Ich wußte einfach, daß du meine Hilfe brauchst«, »mir graute instinktiv vor diesem Menschen, und es stellte sich heraus, daß ich recht hatte« – und haben damit eine Form des »Sehens« ausgeübt, die man nicht rational erklären oder wissenschaftlich analysieren kann. Kein Wunder – denn was hier geschieht, gehört nicht der Ebene der Ratio an, sondern jener des Instinkts.

Eindeutig weiße Zeichen in dieser Zone bedeuten eine hoch entwickelte Intuition, einen sechsten Sinn, der keinem bestimmten Körpersystem zugeordnet ist. Ein faszinierendes Beispiel war für mich der einzige wirkliche Hellseher, dem ich bei meiner Arbeit je begegnet bin. In beiden Iriden waren auffallend geformte, breite weiße Flocken zu erkennen, die von der Nervenkrause bis an den Rand der Zone der geistigen Anlagen ausstrahlten. Er hatte seit seiner Kindheit immer wieder erlebt, was er seine »kleinen Bilder« nannte; die Präzision seine Vorhersagen war geradezu unheimlich.

Weiße Fasern und weiße Flocken bedeuten hier im allgemeinen ein gutes instinktives Urteilsvermögen – eine »gute Nase«. Wenn ich Menschen mit diesen Zeichen begegne, rate ich ihnen, sich auf ihren Instinkt zu verlassen und ihre Entscheidungen danach zu richten. Sie haben alle schon Situationen erlebt, in denen Ihr Verstand Ihnen sagte, es sei alles in Ordnung, während Sie aber tief drinnen schon die Alarmglocken läuten hörten. Verlassen Sie sich auf letztere, wenn Sie eine weiße Zirbelzone haben. Ihre Funktion ähnelt der »guten Nase« von Hunden. »Irgend etwas stinkt bei diesem hervorragenden Angebot« – wenn Sie dieses Gefühl haben, dann »sehen« Sie in die Zukunft, so, wie ein Reh den Jäger im Wind »sieht« oder erschnuppert.

Kinder haben öfter weiße Zirbeldrüsenzonen. Die Feen und Kobolde und unsichtbaren Gefährten sind durch die hochaktive Zirbeldrüse vielleicht *wirklich* bei ihnen! Nicht immer steckt *nur* eine lebhafte Phantasie dahinter. In der Schule werden den Kindern ihre Instinkte ausgetrieben. Lassen Sie Ihren Kindern viel intellektuelle Freiheit, dann werden sie vielleicht ihre Instinkte am Leben erhalten können.

Dunkle Zeichen erscheinen manchmal in dieser Zone bei Menschen, die ein streng wissenschaftliches Training hinter sich haben und jetzt zwar geradlinig denken können, aber nichts *wissen*. Viele sogenannte Geisteskrankheiten spiegeln sich in abnormalen weißen oder dunklen Zirbelzeichen. Ich habe *radii solaris* mitten durch die Zirbelzone und die Zone der geistigen Anlagen bei einem Patienten gesehen, der innere Stimmen hörte, die ihm kundtaten, er sei der Herr der Welt und möge seine Herrschaft antreten. Zerstörerische »Visionen« werden sich hier sicher als dunkle Zeichen spiegeln.

Dies ist eine der faszinierendsten Iriszonen; und ich habe schon manche Freundschaft mit streng wissenschaftlich gesinnten Kollegen aufs Spiel gesetzt, wenn ich versucht habe, ihre Implikationen zu erklären.

So viele Charaktermuster kann man in der Iris zwischen 11 und 1 Uhr gespiegelt finden! Auch für den Laien ist die Interpretation dieser Zone von großem Interesse, aber ich möchte noch einmal davor warnen, derartiges als Gesellschaftsspiel zu betrachten. Ernste körperliche Störungen, sogar

Gehirnabszesse, Hypophysentumore, geistige Zurückgebliebenheit und andere physiologische Behinderungen können als Läsionen, Flocken, Verfärbungen in diesem Teil der Iris auftreten. Ein Ungeübter könnte einen intellektuellen Prozeß mit einem physischen verwechseln, wenn er sich nicht gründlich und verantwortungsvoll mit der Geschichte des Patienten befaßt hat. Die in den Kopfzonen der Iris erscheinenden Zeichen und Farben sind mehr als in allen anderen Zonen vielfältig deutbar. Bitte benutzen Sie das wenige Wissen, das Sie bisher erworben haben, vorsichtig und *verantwortungsbewußt.*

Das Gesicht

Zwischen 1 Uhr und 2 Uhr liegen die Iriszonen des Gesichts: Stirn und Schläfe, Auge, Ober- und Unterkiefer, Nase, Mund und Zunge. Ich behandle sie alle als eine Gruppe, und zwar deshalb, weil die verschiedenen Verbindungsgänge und -höhlen sie gemeinsam betreffen.

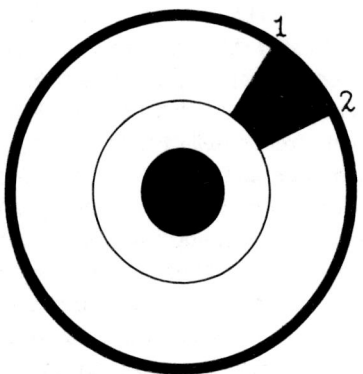

Anatomisch gesehen, besteht die vordere Schädelfront, also das Gesicht, aus einer Reihe von Öffnungen, Gängen und spezialisiertem Gewebe wie Zähne, Zunge und Augen. Alle Öffnungen sind sehr empfänglich gegenüber Bakterien, Viren und Reizsubstanzen aus der Luft. Darüber hinaus spiegelt das Gesicht in der Art, wie die Muskeln alle diese unterschiedlichen Gewebstypen zusammenhalten, Charakter und Persönlichkeit. Ein Zusammenpressen von Ober- und Unterkiefer kann sich durch Druck und Zug auf die Augenform auswirken, auf die Gestalt der Nase und auf die Wangenpartie; es kann den Mund schmaler machen und bewirken, daß er fest geschlossen bleibt. Wer die Augen oft zusammenkneift, weil er schlecht sieht oder weil das Licht ihn blendet, verkürzt damit die Stirnmuskeln, was zu Kopfschmerzen, Falten und tiefen bleibenden Stirnlinien führen kann. Derart verkürzte Muskeln üben auch in andere Richtungen einen verstärkten Zug aus, so daß sich dadurch auch Nacken und Hinterkopf verkrampfen. Ein zusammengebissener Kiefer kann Migräne verursachen! Betrachten Sie einmal ganz bewußt Ihr Gesicht im Spiegel, und versuchen Sie, bestimmte Teile einzeln zu bewegen; spannen Sie bestimmte Muskeln an, entspannen Sie andere, und versuchen Sie herauszubekommen, welcher Ausdruck am besten zu Ihnen paßt. Werden Sie sich Ihres Gesichts bewußt. Ihr Gesicht ist die Übersetzung Ihrer Persönlichkeit für die Augen der Welt; ein »glückliches« Gesicht bedeutet Ausgeglichenheit in bezug auf Funktion und Struktur.

Weiße Nebel über der gesamten Gesichtszone sind häufiger als nötig; im allgemeinen deuten sie auf Schleimüberproduktion oder akute Infektion hin. Auch die anhaltende Schleimüberproduktion bei Heuschnupfenpatienten oder bei Allergikern, die häufig niesen und sich schneuzen müssen, kommt dadurch zum Ausdruck, und dies weist wiederum auf eine Neigung zu Verstopfung der verschiedenen Gänge und Höhlen mit dicken Schleimresten hin. Schon die feinste Spur von Gelb in diesen weißen Nebeln sagt Ihnen, daß der gelbe Schleim bei Ihnen verdünnt und hinausbefördert werden muß. Dadurch wird auch die Gefahr von chronischen Verstopfungen, Druck und Schlackenablagerungen in tiefen Taschen größer. Möglicherweise genügt bereits täglich eine Tasse Heublumentee, um den Schleim zu verdünnen und zum Ablaufen zu bringen.

Viele Patienten kommen zu mir und sagen: »Ich habe Probleme mit den Nasennebenhöhlen.« Wenn ich frage: »Was für Probleme?«, sehen sie mich überrascht an und antworten: »Na, eben mit den Nebenhöhlen.« Dann muß ich erklären, daß unterschiedliche Vorgänge in den Schädelhöhlen ablaufen können. Sie sind vielleicht voller Schleim, möglicherweise aber auch knochentrocken. Außer Knochen und Schleimhäuten gibt es ja nicht viel in den oberen Stirnhöhlen; wenn also die Schleimhäute ihre Funktion nicht erfüllen (bräunliche Nebel, Faserläsionen in der Iris), dann machen sich die trockenen Knochen bei Infektion durch Stechen und bohrenden Schmerz bemerkbar. Abszesse im Knochen selber können entstehen, der dumpfe Schmerz kann chronisch werden. Die Anregung der Schleimhäute und ihrer Funktion durch naturheilkundliche Behandlung kann diese hartnäckigen Beschwerden beseitigen.

Vergessen Sie nicht, daß die konzentrischen Kreiszonen rund um die Iris zum Ausdruck bringen, welche Funktion des jeweiligen Körperteils besonders betroffen ist oder wo die Hauptursache für die Störung liegt. Zeichen am äußeren Rand weisen auf Beteiligung von Kreislauf oder Lymphe hin, Zeichen im inneren Teil des Sektors, näher an der Nervenkrause, auf eine nicht ganz adäquate Nervenreizleitung; Zeichen im mittleren Abschnitt bedeuten Störungen der Muskel- oder Organfunktion.

Ein quer über die Iris laufender Reflex verbindet »Stirn und Schläfe« mit »Becken«. Schmerzen hinter der Stirn, vor allem regelbedingte Kopfschmerzen bei Frauen, haben ihren Ursprung oft in Struktur oder Funktion des Beckens. Wenn bei einem Patienten, der über Schmerzen im vorderen Kopfbereich klagt, in der entsprechenden Iriszone keine Zeichen erscheinen, dann muß man die gegenüberliegende Beckenzone überprüfen. Ein guter Osteopath kann sich um die Strukturprobleme kümmern; bei funktionellen Störungen (dunkle, trübe Verfärbung) ist zusätzlich naturheilkundliche Behandlung nötig.

Haben Sie schon einmal gesehen, wie sich jemand an die Stirn klopft oder sie reibt, um besser denken zu können? Die Stirnzone liegt schließlich neben der »geistigen Fähigkeit«. Ein bißchen Anregung von Stirn und Schläfe kann langsames Denken beschleunigen. Andererseits kann intensive geistige Beschäftigung den ganzen Tag hindurch dazu führen, daß die Blutgefäße in den Schläfen laut zu klopfen beginnen, wenn die Nachbarzone unter der Belastung ächzt. Eine gute Methode, die gespannte Denkenergie im Kopf herunterzufahren, besteht darin, die pulsierenden Schläfenpunkte mit beruhigenden Kräuterölen wie Rosmarin oder Lavendel einzureiben. Die Erleichterung tritt innerhalb von wenigen Minuten ein.

Die »Augen«zone registriert vor allem physisches und funktionelles Trauma am Auge als Organ und nicht so sehr Störungen der Sicht. Diese erscheinen in der »visuellen« Zone in der linken Iris. Wenn es sich um beides handelt (z.B. um gestörte Sicht aufgrund einer physischen Verletzung), dann ist natürlich mit Zeichen in beiden Zonen zu rechnen.

Sehen wir uns einen weiteren faszinierenden Reflex an: von den Augen quer durch die Iris zur Bauchspeicheldrüse. Infektionen – vor allem virale – , die zu akuter Entzündung der Bauchspeicheldrüse führen, können Entzündung und Schwellung der Augen hervorrufen. Menschen mit Unterfunktion der Bauchspeicheldrüse neigen zu wäßrigen, schwachen Augen. Augenstörungen eignen sich hervorragend als diagnostischer Hinweis auf zu hohen oder zu niedrigen Blutzuckerspiegel. Das bedeutet natürlich nicht, daß jeder Mensch mit Augenproblemen gleich ein potentieller Diabetiker wäre; aber es besteht hier oft eine Verbindung. Wenn wir die Pankreaszone besprechen, werden Sie sehen, inwiefern dieser Reflex sich bei Teilung einer Überlastung als logisch erweist.

Weiße Zeichen in der Augenzone weisen auf Entzündung, Empfindlichkeit, Reiz hin; gelbe bis gelbbraune Zeichen auf gefährlichere Prozesse.

Physische Verletzungen des Auges hinterlassen ihre Spuren oft als Faserläsionen, selbst wenn das Gewebe später heilt und die Funktion wieder normal ist. »Gestopfte« Läsionen sind hier häufig.

Ein *radius solaris* zum Augenabschnitt bedeutet Alarmstufe eins. Das läßt einerseits auf physische Probleme schließen, andererseits darauf, daß das Auge nicht wahrheitsgetreu registriert, was es sieht. Es schiebt sich etwas, was die Wahrnehmung beeinträchtigt, zwischen das Auge und das Gesehene. Haben Sie schon einmal mit jemandem debattiert und schließlich in Verzweiflung aufgeschrien: »Ja, aber *sehen* Sie denn nicht, worum es geht?« Es ist durchaus möglich, daß jemand wirklich nicht *sehen* kann. Die Gründe können physischer Natur sein; aber prüfen Sie die »visuelle« Zone in der linken Iris, ob sich hier nicht Zeichen einer *geistigen* Blockierung finden. Ein psorischer Fleck in der Augenzone kann ähnliche Symptome nach sich ziehen: eine physische Empfindlichkeit des Auges sowie die Unfähigkeit, klar zu sehen.

»Oberkiefer« unterscheidet sich grundsätzlich von »Unterkiefer«; der Oberkiefer ist ein unbeweglicher Körperteil, gegen den der Unterkiefer ständig schlägt und malmt. In der Iris erscheinen beide durch die Nasenzone getrennt. Wir werden also die beiden Kiefer getrennt behandeln.

Im Oberkiefer erscheinen Zeichen nach einer Zahnextraktion, nach einem Schlag aufs Kinn, nach längerem Ertragen eines schlecht sitzenden Gebisses, oft auch nach Problemen im Zwerchfell oder Oberbauch (Reflexzone), die nicht schnell und vollständig aufgeklärt wurden. Besonders nach dem Ziehen von Weisheitszähnen können hier schlimme Zeichen erscheinen, die sogar oft noch in die angrenzenden Zonen von Augen und Nase hinüberstrahlen.

Entzündete Zähne können in andere Teile des Gesichts, ja sogar bis in die Kehle-Mandel-Zone ausstrahlen. Durch einen Blick in die Iris kann die auslösende Stelle eingekreist werden, so daß die Ursache sich rasch beseitigen läßt.

Menschen mit flacher Atmung bewegen ihren Unterkiefer nicht oft genug gegen den Oberkiefer. Kinder, die mit offenem Mund schlafen, haben oft Schwierigkeiten mit der richtigen Zwerchfellatmung. Störungen im Oberbauch, wie etwa unvollständige Verdauung, können Schnarchen verursachen. Schauen Sie sich die Reflexzone an, dann werden Sie diese Behauptungen besser verstehen. Ein Zuviel an Essen, das den Magen ausdehnt, so daß dieser aufs Zwerchfell drückt, kann zu Mundatmung und dadurch zu Schnarchen führen. Die Kombination von Oberkiefer und Nase kann sich als Feind des Schlafes auswirken. Auch die angrenzende Reflexzone auf der gegenüberliegenden Seite der Iris, wo Leber, Gallenblase und Zwölffingerdarm aufscheinen, kann Teil des Kiefer-Nase-Mund-Musters werden.

Störungen im Oberbauch und Mund-Nase-Symptome hängen durch den Kauvorgang direkt miteinander zusammen. Wenn beim Kauen der Unterkiefer nicht oft genug auf den Oberkiefer trifft, dann können sich als Reflex darauf Störungen im Bereich des Oberbauchs einstellen. Halten Sie Kinder zu ordentlichem Kauen an! Viele sekundäre Symptome im späteren Leben lassen sich vermeiden, wenn sorgfältiges Kauen rechtzeitig geübt wird.

In der Nasenzone zeigen sich weiße Zeichen bei gebrochener Nase, schleimgefüllten Höhlen, auch bei einem besonders scharfen Geruchssinn (in diesem Fall sind auch in der bereits beschriebenen Zone der fünf Sinne weiße Flocken zu erwarten). Wir kennen alle irgend jemanden, der auslaufendes Benzin, Waldbrände oder verbrannten Toast früher riecht als alle anderen. Sicher ist die Fünf-Sinnen-Zone bei ihm weiß, und auch die Nasenzone dürfte die weißen Fasern der Überfunktion zeigen.

Der Riechnerv hat sein empfindliches Ende hinter den Nasengängen, von wo aus die Signale direkt ans Gehirn weitergegeben werden. Ein weißes Fasermuster in der Nasenzone bürgt für einen »guten Riecher«. Dunklere Zeichen bedeuten, daß das Riech- und daher auch das Geschmacksvermögen gestört ist. Schauen Sie sich die nächste Zone an: Zunge, Mund und Unterkiefer. Geschmack und Geruch sind eng miteinander verbunden. Überfunktion in dem einen bedeutet im allgemeinen auch Überfunktion im anderen.

Am äußeren Irisrand in der allgemeinen Gesichtszone können die glänzenden weißen Perlen des lymphatischen Rosenkranzes erscheinen. Personen, die ständig schniefen, niesen und sich schneuzen, können, wenn die »Müllabfuhr« des Körpers mit der Müllproduktion nicht mehr Schritt hält, weiße oder gelblich-weiße Lymphpunkte entwickeln. Eine chronische lymphatische Verstopfung kann unter Umständen zur Folge haben, daß Nase, Wangen und Hals anschwellen Die schlecht funktionierende Lymphdrainage beeinträchtigt dann, von der Schwerkraft begünstigt, alle angrenzenden Gebiete unterhalb der Nase.

Nasenbluten hinterläßt keine Spur in der Iris, wenn es nur gelegentlich vorkommt; chronisches Nasenbluten dagegen ist als Sicherheitsventil zu betrachten, durch welches die kleineren Kapillargefäße den Überdruck irgendwo in Schädel oder Gesicht ablassen. Manchmal verhindert Nasenbluten eine Migräne, weil der Gefäßdruck im Kopf erleichtert wird. Die

Spuren davon in der Nasenzone können aber derart minimal sein, daß sie kaum sichtbar werden. Schwellungen im Kopfbereich und verstopfte Nasennebenhöhlen, die als Ursache für Nasenbluten in Frage kämen, können sich auf unterschiedliche Weise in den Iriszonen zwischen 11 Uhr und 2 Uhr 30 zeigen.

Nießen und Schneuzen sind der beste Weg, um den Kopf oberhalb der Nase freizumachen. Zur Reinigung des unteren Kopfbereichs bedient sich der Körper der Reflexe des Hustens und Spuckens.

Die »Zungen-, Mund- und Unterkieferzone« zeigt viele klar erkennbare Zeichen, allerdings nicht deren Ursache, solange man dazu nicht viele Fragen stellt. Ist diese dunkelbraune Läsion ein schlechter Zahn, ein Geschwür im Mund oder eine Zunge, die sich nicht genügend bewegt, weil es an Kontakt mit den Mitmenschen mangelt? Ist es eine Zahnfleischinfektion oder ein schlecht sitzendes künstliches Gebiß? Oder handelt es sich um einen Unterkiefer, der sich, getrieben von zwanghaftem Reden, allzu häufig auf und ab bewegt? Oder ist es eine Reflexüberlastung durch ein Problem der Leber oder Galle? Wie ich gegenüber Anhängern der »wissenschaftlichen Diagnostik« immer wieder betont habe: Irisanalyse ist nicht machbar ohne die Anwesenheit und Mitarbeit des Patienten – denn er ist der einzige, der die Zeichen in seiner Iris bestätigen und erklären kann.

Weiße Zeichen deuten erwartungsgemäß auf enthusiastischen Einsatz von Mund und Unterkiefer hin; sie können aber auch einen Abszeß an den Backenzähnen bedeuten. Weißer Nebel kann hier Schleim anzeigen, der möglicherweise durch den hinteren Rachenraum in den nächsten Abschnitt tropft, nämlich in die Kehle. Gelbliche Zeichen und lymphatische Schwellung deuten auf seit langer Zeit vorhandene Verstopfung, bräunliche Farbtöne auf Gewebszerstörung und Anhäufung von Zellmüll verschiedenster Herkunft.

Zwanghaftes Essen und seine gefühlsmäßigen Begleitumstände habe ich bereits an anderer Stelle behandelt (S. 69). Wenn Sie sich den Unterkiefer als Hammer vorstellen und den Oberkiefer als Amboß, dann können viele Bewegungen der Kiefer auf emotionale Ursachen zurückgeführt werden. Zähneknirschen vor Wut, die Kiefer zusammenpressen, um den Zorn zurückzuhalten, vor Glück stammeln, stottern beim Beschreiben einer Schocksituation – alle diese Reaktionen weisen direkt auf eine Störung des emotionalen Gleichgewichts hin.

Ein Chiropraktiker, den ich kenne, behauptet energisch, daß alle Probleme der Wirbelsäule vom Unterkiefer ausgehen! Er erklärt das so, daß durch die Verspannung des Unterkiefers ein unnatürlicher Druck auf die

117

Halswirbel ausgeübt würde, der dann auf die ganze Wirbelsäule ausstrahlt. Vielleicht hat er recht. Kontrollieren Sie einmal, wie locker oder verspannt Ihr Unterkiefer am Ende eines anstrengenden Tages ist. Sie werden vielleicht überrascht sein!

Kehle und Bronchialbaum

Zwischen 2 Uhr und ca. 3 Uhr 30 in der rechten Iris liegen die Zonen der Kehle und ihrer beweglichen Teile sowie die der Bronchien samt Nervenversorgung. Die volle Funktion dieser Gebiete ist besonders wichtig für Redner, Sänger, Schauspieler, Lehrer, also für jeden, der ständig auf seine Stimme angewiesen ist. Eine Opernsängerin, die dank einer entsprechenden Ausbildung die anatomischen Gegebenheiten von Kehle und Kopf richtig nutzt und ihre herrliche Stimme einsetzt, dürfte hier kaum Zeichen von Anstrengung zeigen; aber bei einem Sänger mit geringer oder schlechter Ausbildung, der seine Stimme zu zwingen versucht, können weiße Flocken, ja sogar braune oder schwärzliche Faserläsionen in der Iris die Schwierigkeiten beim Singen widerspiegeln. Knoten auf den Stimmbändern, Heiserkeit vor der Premiere deuten auf Überlastung und falsche Technik. Weiße Flocken über dem gesamten Gebiet können bei Normalsterblichen auf eine Entzündung der Mandeln, des Kehlkopfs oder der Luftröhre hinweisen; in der Iris eines Koloratursoprans dagegen ist das ein Hinweis auf eine hypernormale Funktion.

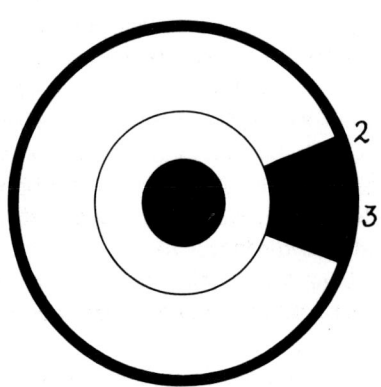

Lymphflecken am Irisrand sind in diesem Abschnitt häufig – vor allem bei Kettenrauchern. Glauben Sie nicht, Sie könnten weiterhin ohne Folgen rauchen, wenn sich irgendwo in dieser Zone gelbliche Lymphpunkte finden. Und hören Sie sofort zu rauchen auf – und zwar wirklich von heute auf morgen –, wenn Ihre Iris hier braune Lymphpunkte zeigt. Dann haben sich nämlich bereits Rückstände angesammelt, Kehle und Bronchien sind gereizt und verstopft, und wenn Sie nicht aufhören, wird es Ihnen mit ziemlicher Sicherheit übel ergehen.

Unregelmäßigkeiten in der Nervenkrause über dieser Zone können bedeuten, daß die Probleme in Kehle und Bronchien durch eine schlechte Spinalnervenversorgung dieser Gebiete verstärkt werden. Manche chronischen Asthmatiker zeigen hier viele Zeichen in abnormer Farbe und Struktur, aber oft ist nur der Spinalnerv das auslösende Element bei einem Anfall. Chiropraktische oder osteopathische Behandlung kann diesen »mechanischen« Asthmatikern oft wirksam helfen. Schauen Sie in die Iris, um zu erfahren, um welchen Asthmatyp es sich handelt – infektiös, mechanisch, emotional oder eine Kombination aller drei Ursachen.

Ich unterteile die Kehlzone nicht nach ihren Funktionen. Was die Mandeln berührt, geht auch die Stimmbänder etwas an; wenn ein Teil stark beeinträchtigt ist, dann leiden auch die anderen Teile. Aber in der Mitte dieser Kehlgruppe liegt eine wichtige Drüse: die Schilddrüse. Sie erhält ihre Befehle von der Hypophyse und übersetzt sie für den täglichen Stoffwechsel und die Kontrolle und Verteilung einiger Hormone. Es ist dies ein entscheidendes Gebiet für Gewichtskontrolle und Abbau von Stoffwechselendprodukten; und hier wird auch die Geschwindigkeit festgelegt, mit der die Stoffwechselprozesse ablaufen. Eine Unterfunktion dieser Drüse kann zu Lethargie führen, zu Übergewicht, permanent gesenkten Augenlidern und einem gesteigerten Schlafbedürfnis. Eine Überfunktion erkennt man an jenen dürren Individuen, die keine Sekunde stillsitzen können, die unglaubliche Mengen essen und dabei kein Gramm zunehmen. Für den Diagnostiker eine sehr wichtige Iriszone! Strukturale Läsionen in diesem Gebiet bedürfen der medizinischen Abklärung. Die Schilddrüse neigt zur Bildung von Knötchen und Schwellungen; jede auffällige Veränderung sollte gründlich untersucht werden.

Beachten Sie die Stellung dieser Drüse in der Iris. Sie liegt genau in der Mitte der Kehlzone, ihre Funktion wird daher ganz natürlich von jener der angrenzenden Zonen beeinflußt. Wenn Sie unter chronischer Heiserkeit leiden oder einen Raucherhusten haben, dann wird die Schilddrüse ebenfalls irgendwann einmal unter dieser Überbelastung leiden. Dann wird die Haut trocken, das Haar stumpf, und der Energiepegel sinkt. Umgekehrt kann die Schilddrüse aber auch Heiserkeit und Halsentzündungen *verur-sachen*. Der Körper besteht eben aus lauter verbundenen, einander be-einflussenden Systemen.

Ein Teil des Bronchialbaumes liegt unterhalb dieser Iriszonen. Natürlich stehen auch Bronchial- und Kehlfunktion in einer Wechselbeziehung zu-einander.

Gehen wir zu den nächsten beiden Segmenten über,»Schlüsselbein« und »Schulterblatt«, die anatomisch ebenfalls eng mit Kehle, Schilddrüse und Bronchialbaum verbunden sind. Ein Osteopath oder Chiropraktiker wird Ihnen bestätigen, daß ein gebrochenes Schlüsselbein, das falsch eingerich-tet und nicht vollständig verheilt ist, später einmal Halsweh verursachen kann. Dann wird er vielleicht Ihr Schulterblatt so einrichten, daß das Schlüsselbein wieder in seine richtige Lage gleitet – und damit Ihre Hals-entzündungen und Schilddrüsenprobleme beseitigen. In der Iris erschei-nen hier am häufigsten Strukturläsionen und Faserverschiebungen; sollten zusätzlich dunkle Farbtöne auftauchen, dann müssen Sie auch auf die Be-seitigung von Schlacken achten, sei es vom Bronchialbaum, sei es vom Zu-und Abfluß zu diesem Gebiet.

Zu den Reflexzonen auf der gegenüberliegenden Irisseite gehören die Lun-ge, noch einmal der Bronchialbaum und der Brustkorb. Ein direkter Re-flex von der Schilddrüse zur Brustzone verbindet die hormonellen und Drüsenreaktionen zwischen den beiden Gebieten, vor allem bei Frauen. Eine langsame oder verhärtete Schilddrüse kann zu schweren Brüsten füh-ren; eine überaktive Schilddrüse hat im allgemeinen einen Gewichtsver-lust zur Folge. Halten Sie sich in Ihrem Aktivitätsdrang ein bißchen zurück, dann bleiben Sie vielleicht nicht ganz so mager!

Die Wirbelsäule

Schulterblatt und Schlüsselbein stützen indirekt die obere Wirbelsäule, sie grenzen daher in der Iris ganz logisch an diese an; die Wirbelsäule selbst befindet sich zwischen 3 Uhr 30 und 4 Uhr 45. Das ist die Zone, die beson-ders für Osteopathen und Chiropraktiker interessant ist. Der Leitspruch der Chiropraktiker:»Die Struktur bedingt die Funktion« bedeutet, daß ein Mensch, dessen Rückenwirbel sich ungehindert in der richtigen Weise bewegen können, ohne dabei auf Nerven oder Blutgefäße zu drücken, ge-sund sein *muß*. Während meiner langen Praxis in der Behandlung kranker Menschen habe ich festgestellt, daß dieser Leitspruch – wie so viele andere auch – zwar im Prinzip richtig ist, in der Praxis aber immer wieder der Ergänzung bedarf. Knochen müssen natürlich immer wieder in die richtige Lage gebracht werden, wenn sie ausgerenkt sind oder wenn eine akute Verletzung stattgefunden hat; andererseits bewegen sich die Knochen den ganzen Tag (und die ganze Nacht), und die Sehnen und Muskeln ziehen und zerren an ihnen. Deshalb glaube ich, daß Massage und allgemeine Kräftigung des Gewebes rund um die Knochen – wie bei der osteopathischen Behandlung – sehr viel sinnvoller und nützlicher sind als das Einrichten der Rückenwirbel allein. Ein ehrlicher Chiropraktiker wird Ihnen auch zugeben, daß Ihr Rückgrat sich fünf Minuten nach Verlassen des Behandlungstisches, ja schon in dem Moment, in dem Sie sich bücken, um die Schuhe anzuziehen, oder sich strecken oder husten oder niesen, schon wieder bewegt. Und wieder müssen die Muskeln und Sehnen alle diese Wirbel und die dazwischenliegenden Bandscheiben durch Ziehen und Zerren in der richtigen Lage halten.

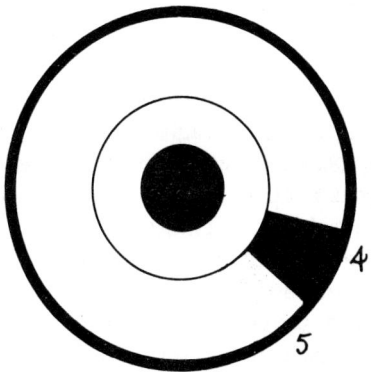

Das Irissegment der Wirbelstruktur muß daraufhin untersucht werden, in welcher Kreiszone sich Probleme zeigen. Handelt es sich um die Nervenreizleitung (Nervenkrause), den Muskelkreis (außerhalb der Nervenkrause), oder geht es um Lymphe und Kreislauf (innerhalb des Irisrandes) oder um die Haut (äußerer Irisrand)? Oder drückt Sie die »Last«, die Sie auf Ihrem Rücken tragen? Drückt das Leben Sie so sehr zu Boden, daß Ihr Rückgrat dabei ebenfalls zusammengedrückt wird? Lassen Sie die Schultern hängen unter der Belastung, oder beugt sich die Wirbelsäule unter dem Gewicht der Umstände vornüber? Prüfen Sie diese Iriszonen, und betrachten Sie sich dann einmal in einem hohen Spiegel ganz genau von Kopf bis Fuß. Es ist oft unübersehbar, daß das Rückgrat ständig in eine abnorme Haltung gedrängt oder gezogen wird.

Wenn in einem »Rücken«segment weiße Farbtöne aufscheinen, dann denken Sie an Arthritis, Verkalkung, abgenutzte Bandscheiben oder wuchernde Dornfortsätze. Bedenken Sie auch die Arbeit des Betreffenden, die Last, die er dabei tragen oder bewältigen muß, den damit verbundenen strukturellen Streß. Selbst ein unbequemer Bürostuhl, Autositz oder Fernsehsessel kann weiße Störungszeichen in der Iris hervorrufen. Strukturläsionen treten hier recht häufig auf. Fragen Sie nach Stürzen oder Unfällen. Sehen Sie sich den Betreffenden gut an. Studieren Sie Haltung und körperliches Gleichgewicht. Wie bei den meisten Krankheiten kann auch hier das Problem oft rasch gelöst werden, sobald man sich der Ursache bewußt wird.

Auch in der Iris zeigen sich obere Wirbelsäule und Rücken bis hinunter zu den unteren Lendenwirbeln, dem Kreuzbein und dem Steißbein erwartungsgemäß von oben nach unten, wie ein Blick auf die Iristafel zeigt. Bräunliche und gelbliche Farbtöne in dieser Zone bedeuten oft, daß eine biochemische Verstopfung des Zellgewebes im Rücken nur durch Massage und Gymnastik gelockert und behoben werden kann. Bewegen Sie Ihren Rücken! Laufen Sie, spielen Sie Squash, segeln oder reiten Sie; wenn hier aber dunklere Tönungen in der Iris auftreten, dann sorgen Sie für eine mechanische Bewegung des Gewebes. Regelmäßige Massage durch Personen, die im Verständnis des Körpers und seiner Funktionen ausgebildet wurden, sollte überhaupt als ein Bestandteil der Gesundheitsvorsorge zum Wochenprogramm eines jeden von uns gehören. Abgesehen davon, daß Massage ein sinnliches und ästhetisches Vergnügen ist, kann sie auch kleinere Probleme beseitigen, bevor sie zu größeren werden.

Das Steißbein befindet sich am unteren Ende der Wirbelsäule. Ein gebrochenes oder auch nur geprelltes Steißbein kann sehr unangenehm werden. Wenn man nicht gleich für Behandlung sorgt, bleiben die Schmerzen oft jahrelang erhalten, und auch die Blase (im angrenzenden Irissegment) kann darunter leiden. Als Regel gilt: Autounfälle oder Stürze *sofort am nächsten Tag* vom Chiropraktiker oder Osteopathen behandeln lassen. Unnötige Folgeerscheinungen können dadurch vermieden werden.

Schwarze Löcher zwischen Irisfasern lassen auf angegriffene Bandscheiben schließen. Diese Polster oder Puffer zwischen den Wirbeln ermöglichen erst die Freiheit der Bewegung, indem sie eine strukturelle Überlastung auffangen. Konsultieren Sie Ihren Heilpraktiker, wenn derartige Läsionen in Ihrer Iris erscheinen. Bandscheiben können durch naturheilkundliche Mittel wieder aufgebaut werden.

Ich würde den Grundsatz der Chiropraktiker so umändern: »Struktur und Funktion unterstützen einander.« Ich glaube nicht daran, daß eine einzige Art der naturheilkundlichen Behandlung allein bestehen kann oder soll. Wo die biochemische Behandlung auf Kräuterbasis nicht ausreicht, schicke ich meine Patienten immer wieder zum Chiropraktiker.

Unterbauch und Beckenbereich

Jetzt kommen wir zur schwierigsten und komplexesten aller Iriszonen: der Unterbauchhöhle und dem Beckenbereich mit seinen Organen. Es bleibt den Experten vorbehalten, hier eine Zone von der anderen zu trennen und klarzustellen, welche Farbtönung sich worauf bezieht. In diesen Hohlräumen drängen sich so viele Organe, überschneiden sich derart in Lage und Funktion, daß die Diagnose durch den Laien gefährlich danebengreifen könnte. Betrachten wir zuerst die einzelnen Segmente der Reihe nach, und wenden wir uns dann den allgemeinen Überlegungen zu. Dabei schalten wir zunächst den mittleren Sektor völlig aus: Schenkel, Leistengegend und Bein.

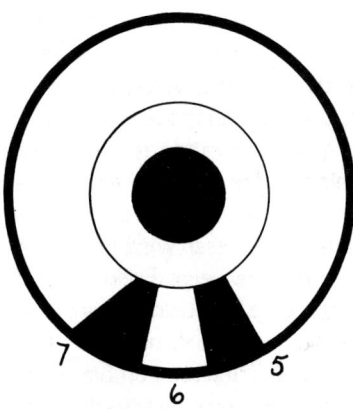

Stellen Sie sich einen von Knochen gestützten Hohlraum vor, der mit einer Vielzahl von Röhren und zunächst einmal leeren Hohlorganen gefüllt ist – einige sind miteinander verbunden, andere nicht; alle sind beweglich, teils willkürlich, teils unwillkürlich, ziehen sich zusammen und dehnen sich wieder aus. Hier befinden sich Darm, Blase und Nieren sowie die Zeugungsorgane. Wenn Sie groß und kräftig sind, dann ist es eher wahrscheinlich, daß Ihr positiver Muskeltonus alle diese Organe an ihren Plätzen hält. Wenn Sie aber Ihre Lendenwirbel überanstrengen oder einen schlechten Muskeltonus haben, dann sinken die Organe in Unterbauch und Becken-

123

höhle weiter nach unten, verschlingen sich, wenden sich oder wachsen aneinander fest.

Wissen Sie eigentlich, wo Ihr Magen liegt? Nicht unterhalb des Nabels, wohin die meisten Menschen zeigen, wenn sie ihre Magenschmerzen beschreiben. Da unten liegt der Darm, der Nährstoffe aufnimmt und den Abfall ausscheidet. Schmerzende Nieren spürt man oft genau unter der letzten Rippe im Rücken, aber *reflektierte* Schmerzen können auch an der Körpervorderseite spürbar werden. Alle diese Höhlenorgane neigen dazu, Schmerz nicht nur dort zu erzeugen, wo sie sind, sondern zusätzlich auch noch an einer anderen Stelle. Reflexe springen über, Überlastungen greifen auf den Nachbarn aus, und alles nur deshalb, weil die Organe so eng beneinanderliegen. Wenn ein Organ gereizt ist, steckt es damit leicht noch zwei oder drei weitere Organe an. Nirgends ist die Interaktion der körperlichen Stimuli so offensichtlich wie in den Iriszonen von 4 Uhr 45 bis 5 Uhr 45 sowie von 6 Uhr 20 bis 7 Uhr 30.

Beginnen wir mit der Blase und ihrem Nachbarn, dem Steißbein. Die Blase ist ein Beutel, der ganz lose in der Beckenhöhle hängt und sehr anfällig für Druck und Reizung durch Reflexe ist. Ein Reflex quer über die Iris führt uns zur Medulla und zum Mastoid (»Warzenfortsatz«, Teil des Schläfenbeins). Direkt neben der Blasenzone liegen Uterus und Vagina (bei Männern Prostata und Penis). Der bei Frauen gelegentlich auftretende Blasenkatarrh auf der Hochzeitsreise (»honeymoon cystitis«) oder Schwierigkeiten beim Harnlassen in der Schwangerschaft sind somit ganz leicht durch Weitergabe der Überlastung von einer an die andere Zone zu verstehen; und dem männlichen Leser wird jetzt vielleicht klar, warum Blasenprobleme unter Umständen eine Erektion zu Fall bringen. Andererseits kann eine volle Blase eine Erektion fördern! Sie sehen, wie der Körper sich hilft, wenn ein System zu stark belastet ist.

Weiße Zeichen in den Irisabschnitten von Blase, Vagina/Penis und Uterus/Prostata können eine chronische unspezifische Infektion oder Reizung bedeuten. Die Zone der Blase und der Zeugungsorgane und ebenso die nächste Strukturzone, nämlich Bauchfell und Schambein, brauchen recht oft aufbauende und heilende Behandlung. Weiße Zeichen sollten hier als akut verstanden und sofort behandelt werden. Braune Zeichen erfordern eine gründliche Diagnose.

Bei vielen Frauen erscheinen nach jahrelanger Einnahme der Pille rostbraune Flecken an der Stelle der Iris, die den Gebärmutterhals, den Übergang von Vagina zu Uterus, anzeigt. Der Körper registriert genau jeden abnormen Reiz in diesen Zonen. Diese Erscheinung bestätigt meine Theorie, daß die Verhütungspille in allen ihren Formen auf lange Sicht dem Gebärmutterhals mehr schadet als der Hormonfunktion irgendwelcher innersekretorischer Drüsen.

Zwischen 6 Uhr 30 und 7 Uhr 30 liegen andere Organe und Strukturen, die ebenfalls in ihrer Funktion zueinander in Beziehung stehen. Hier finden wir die Unterbauchwand und das Bauchfell (das Unterfutter der Bauchhöhle), daran angrenzend das Becken (Knochenstruktur und einige Funktionen) und den Blinddarm, diesen ewigen Unruhestifter! Kopfweh, Übelkeit, Bauchschmerzen und -krämpfe, Stechen und Abszesse – alles kann von einem entzündeten, vergrößerten Blinddarm herrühren. Vergewissern Sie sich durch einen Blick in die Iris.

Vom Blinddarm geht ein Reflex hinüber zur Blutdruckzone in der rechten Iris. Wir haben bereits erwähnt, daß plötzliches Ansteigen oder Fallen des Blutdrucks durch ein Blinddarmtrauma verursacht werden kann. Kopfschmerzen auf der linken Seite können ebenfalls daher kommen. An der Iris läßt sich ablesen, ob das der Fall ist, so daß man die Behandlung darauf einstellen kann. Unbehandelte Kleie und viel Rohkost sorgen für einen gesunden Blinddarm! Selbst wenn sich harte Kerne dort einnisten sollten, werden sie durch das Reiben und Scheuern der Rohkost bald wieder entfernt.

Ein Blick in die Iris kann auch helfen, den Grund für stechende Schmerzen in der rechten Seite des Unterbauchs zu identifizieren. Ist es der Blinddarm, oder kommt das von Narbengewebe, das sich nach der Entfernung des Blinddarms gebildet hat? Der Körper funktioniert, und die Iris registriert.

Autounfälle, bei denen der Beckengürtel vom Lenkrad zertrümmert wurde, sind oft die Ursache für weiße Schmerz- und Entzündungszeichen in dieser Zone, gefolgt von gelblich-brauner Empfindlichkeit. Vielleicht liegt bereits von Geburt an ein psorischer Fleck über dieser Zone: deshalb konnten Sie die Umstände, die zu dem Unfall führten, nicht »klar sehen«.

Auch Teile der nächsten Zone (der rechte Eierstock bei Frauen, der rechte Hoden bei Männern) sind oft durch unfallbedingte Verletzungen des Beckens in Mitleidenschaft gezogen, und die *Funktion* von Eierstock oder Hoden kann danach gestört oder eingeschränkt sein; aber die meisten Symptome auf diesem Gebiet werden durch Hormonstörungen hervorgerufen. Das »Östrogen-Kopfweh« (ein häufiges prämenstruelles Symptom) kann von einem Reflexschmerz stammen, der in der Stirn- und Schläfenzone in einem Bogen über die Iris läuft – daran ist abzulesen, daß Funktion oder Struktur der Eierstöcke nicht auf der Höhe ist und der Körper wieder einmal die Überlastung weitergibt.

Ich werde oft gefragt, ob die Iris Zysten und Tumore in den Eierstöcken re-

125

gistriert. Die Antwort darauf lautet: »Nein – nicht als solche.« Neuere deutsche Untersuchungen der Zeichen, die in der Lederhaut (sclera), dem Weiß des Auges, sichtbar werden, werden vielleicht etwas Licht in diese knifflige diagnostische Frage bringen; vorläufig müssen derartige Annahmen aber als unbewiesen gelten. Es gibt allerdings oft bräunliche Zeichen, die auf mögliche Zysten hindeuten. Im Zweifelsfall kann Tee aus rotem Klee *einigen* Zysten vorbeugen, sie behandeln und sogar entfernen. Dennoch ist eine gezielte Diagnose und Therapie hier unerläßlich.

Wenn Sie die Pille schon sehr lange nehmen (manche Frauen nehmen sie zehn oder fünfzehn Jahre ohne Unterbrechung), dann werden Ihre Eierstöcke »faul«. Gewöhnt, pro Zyklus einmal in Gang gesetzt zu werden, vergessen sie, wie das ist, wenn man von selbst in Schwung kommt. Ein faules Organ ist aber eine gute Brutstätte für Müll und Abfall. Lassen Sie sich öfter untersuchen, wenn Sie die Pille über Jahre hin nehmen.

Viele Jungen leiden von Geburt an oder bald danach unter verschiedenen Hodenstörungen. Verspannte Sehnen oder eine abnorme Muskelfunktion können zu Hodenhochstand (maldescensus testis) führen. In diesem Fall ist an einer Einziehung der Nervenkrause nach innen hin zur Pupille die beengte Lage im Beckengürtel abzulesen.

Schenkel, Bein und Fuß, Leistengegend, Niere und Nebenniere

Kehren wir zu den beiden Zonen zurück, die in der Iris an das Becken und den Unterbauch grenzen. Die erste dieser Zonen hält die Funktion der Glieder unterhalb des Schambeins fest. In dieser Zone erscheinen viele strukturelle Schwächen, ebenso die Folgen von Stürzen und Unfällen. Wie in allen Irisbildern verlangt auch hier die anatomische Logik, daß der Oberschenkel im oberen Teil dieser Zone, der Fuß am unteren Teil registriert wird. Arthritische Knie, verknöcherte Knorpel, plötzliche strukturelle Überlastung schlagen sich normalerweise als weiße Zeichen und/oder Faserläsionen in der Mitte der Zone oder durch die gesamte Zone nieder. Bräunliche Farbtöne können bedeuten, daß Sie oft das Bedürfnis haben, sich hinzusetzen, oder aber, daß Druck von Teilen des Verdauungsapparats oder ein Vorfall von Organen aus dem Beckenraum sich als physische wie auch biochemische Überlastung ungünstig auf Ihre Beinenergie auswirkt.

Hüfte und Oberschenkel haben eine große Aufgabe zu bewältigen: sie sind es, die Ihren Körper fortbewegen. Jenes Gelenk, das die größte Belastung zu verkraften hat, das Hüftgelenk nämlich, kann auf schlechte Haltung sehr empfindlich reagieren. Stellen Sie sich einmal nackt vor den Spiegel

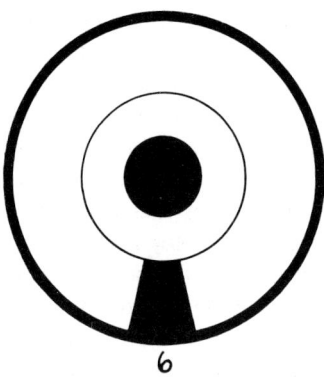

6

und werfen Sie einen kritischen Blick auf die Höhe Ihrer beiden Hüftkno-
chen. Zeichnen Sie, wenn nötig, eine Meßlinie quer über den Spiegel, und
dann sehen Sie noch einmal nach: ist eine Hüfte höher als die andere? Die
meisten Menschen werden diese Frage mit »Ja« beantworten. Vielleicht
gelingt es einem Chiropraktiker, Ihr Körpergewicht besser auf beide Seiten zu verteilen. Beidseitige Sportarten (Laufen, Jogging, Schwimmen,
Reiten, Radfahren) wirken ausgleichend, einseitige Sportarten (Tennis,
Golf, Squash, Stabhochsprung, Fischen) sind dafür eher ungünstig. Wenn
Sie einen einseitigen Sport sehr aktiv betreiben, dann passen Sie gut auf
Ihre Hüften auf, damit das Ungleichgewicht nicht zu einseitigem Druck
und schließlich zu Überlastung führt.
Lymphatische Schwellung in der Fußzone zeigt sich in gelb-weißen Perlen
– diese können aber auch auf einen »schwerfälligen« Kopf hindeuten!
Menschen, die sich nicht aufraffen können, dorthin zu gehen, wohin ihre
Füße sie tragen wollen, leiden vielleicht an Verstopfung und chemischer
Verlangsamung in den Füßen. Bewegen Sie Ihre Füße, dann wird auch Ihr
Kopf wieder munter!
Da der Fuß schwerpunktmäßig der tiefste Teil des Körpers ist, trägt er das
tatsächliche Körpergewicht natürlich noch stärker als die Hüfte. Achten
Sie auf Ihre Füße, wenn Sie am anderen Ende, d.h. im Kopf, Frieden haben
wollen! Tragen Sie keine unbequemen Schuhe, sonst versickert Ihre Ener-
gie von einem Schritt zum anderen. Gehen Sie so oft wie möglich barfuß!
Direkt neben dem Beinbereich liegen in der Iris auf einer Seite die Leistengegend, auf der anderen die Nebenniere und rechte Niere: das Wohlergehen beider Organe kann von der Energie in Ihren Beinen abhängen.
Wenn man sich beim Heben von schweren Gegenständen nicht richtig auf

die Oberschenkel stützt, dann kann das bei Männern wie bei Frauen zu einem Leistenbruch führen. Ein Bruch zeigt sich in der Iris meist als kleines schwarzes Loch (lang und schmal) in der Leistengegend, genau wie der tatsächliche Bruch durch einen »Schlitz« aus zerrissenem Gewebe von Sehnen oder Muskeln hervortritt. Überbeanspruchung in diesem Gebiet tritt als Faserverschiebung auf; Ausschläge, durch Pilze oder Bakterien bedingt, sind vor allem als Farbveränderung sichtbar.

Wenn der Kreislauf durch Verkalkung der Arterien langsamer wird, dann kann auch über diesem unteren Teil der Iris ein Natriumring auftreten. Auch hier ist das wichtigste Heilmittel die Bewegung, selbst wenn es anfänglich schmerzhaft sein sollte.

Die Nebennieren sind nicht nur für Ihren Verteidigungsmechanismus zuständig, sie kontrollieren auch verschiedene Hormonfunktionen und bestimmen Ihren Bedarf an Vitamin C. Ein starker Adrenalinfluß bedeutet weniger Bedarf an Vitamin C; bei schwacher Nebennierenfunktion werden Sie mehr Vitamin C brauchen, um gesund zu bleiben. In dieser Drüse werden die Produktion und die Verteilung von Cortison geregelt. Wenn Sie weiße Zeichen aufweisen, dann sind Sie wahrscheinlich ein lebenslustiger Mensch mit einem tüchtigen Immunsystem und einem starken Willen. Ein brauner Streifen durch die Drüsenzone zeigt an, daß Ihre Widerstandskraft dauernde Stärkung und Anregung braucht. Die bei den verschiedensten Krankheiten eingesetzte Behandlung mit Cortison soll die natürliche Funktion der Nebennieren künstlich verstärken. Die naturheilkundliche Behandlung zielt dagegen darauf ab, die Funktion wiederherzustellen, so daß die künstliche »Krücke« nicht auf Dauer notwendig bleibt.

Die Niere, die sich über eine große Iriszone erstreckt, ist in ihrer Funktion direkt mit der Nebenniere verbunden. Unterfunktion in dem einen Organ kann Unterfunktion im anderen nach sich ziehen. Träge Nieren, die nur zähflüssig Harnsäure ausscheiden, können das direkte Ergebnis einer geringen Widerstandskraft sein, die durch die Nebenniere nicht ausreichend verstärkt wird. Auch Gefühlskälte kann sich in der Nierenzone zeigen. Sie neigen vielleicht dazu, sich keine Ängste und Sorgen zu machen – engagieren sich aber auch nicht in Situationen, in denen Sie durchaus Anteil nehmen und sich Sorgen machen sollten. Egoismus hat seinen Sitz in den Nieren! Unter solchen Umständen kann ein »Selbstsüchtigkeitsstreifen« durch diese beiden Zonen in der Iris sichtbar werden.

Physische Krankheiten und leichte Verkühlungen erscheinen im Anfangsstadium als weiße Zeichen. Die Reaktion in der angrenzenden Zone sollte auf Cortisonproduktion zur Bekämpfung des Übels hinweisen. Wenn die Nebenniere aber nicht auf dem Damm ist, dann öffnet sich hier ein zweiter

Weg in die Arthritis – durch Nieren, die mit Harnsäure überladen sind und wegen einer sekundären Infektion die Abfallprodukte nicht entsorgen können. Eine derartige »Gewohnheit« der Nieren kann sich ebenso wie bei einer Erkältung einschleichen, nachdem man mit Gefühlskälte konfrontiert wurde – von Freunden, der Familie, geliebten Menschen. »Halt die Nieren warm, Kind« war ein Lieblingsspruch meiner weisen alten Großmutter, wenn sie mit ihren blauen Augen unter weißem Haar beschützend auf ihre Schar von Kindern und Kindeskindern blickte. Nur eine Tochter hörte nicht auf sie – und die bekam Arthritis.

Bestimmte Zystitissymptome können anhand von Iriszeichen auf eine geringfügige Infektion der Nieren schließen lassen, die zu keiner richtigen Krankheit führt, dafür aber zu chronischer Müdigkeit und geschwächter Antriebskraft. In diesem Fall sollten nicht nur die Nieren, sondern auch die entzündete Harnröhre und die Blase darunter behandelt werden.

Leber, Gallenblase und Bauchspeicheldrüse, obere Bauchhöhle und Zwerchfell

Ich nenne die erstere Gruppe die »chemische Fabrik« des Körpers; hier bilden sich nämlich die Galle und jene Verdauungsenzyme, die die durch Kauen und Einspeichelung erst zum Teil verarbeitete Nahrung verwerten und verdauen. Wir haben bereits das Phänomen der »emotionalen Verdauungsstörung« besprochen – Unterdrückung oder Zensur der Gefühlsreaktionen – sowie die Neigung zum zwanghaften Essen, um die dadurch entstandene Leere zu füllen. Anatomisch gesehen, ist die Leber nicht nur der Bauchspeicheldrüse und der Gallenblase, sondern auch dem Zwerchfell benachbart. Holen Sie bei einem üppigen Menü zwischen den verschiedenen Gängen tief Luft, und erleichtern Sie Ihrer Leber damit die Belastung durch schweres Essen und Wein! Richtiges Atmen unterstützt die Verdauung, da sich dadurch das Zwerchfell entspannt, so daß die Leber ihrer Aufgabe ohne physische Spannung nachkommen kann. Nervenringe über der Leberzone können auch Anzeichen für eine Gespanntheit des Zwerchfells sein. Schreien Sie nie bei Tisch: die Spannung des Zwerchfells könnte sich über Leber und Gallenblase auf die Bauchspeicheldrüse übertragen und dort zur Bildung von Geschwüren führen. Man sollte sich beim Essen auch nicht die Aufregungen des Tages von der Seele reden; die emotionelle Entladung könnte Galle und Verdauungssäfte zu stark anregen, wodurch eventuell eine Übersäuerung des Magens entsteht. Der Aperitif vor dem Essen, im Garten oder auf dem Balkon, eine kurze Pause, um sich

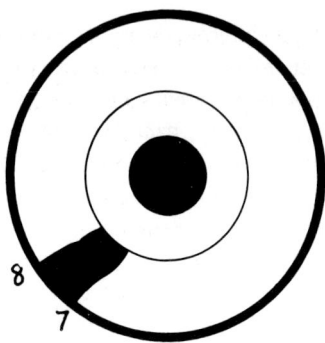

von den Aufregungen des Tages zu erholen – das verringert Streß und Spannung, bevor die Verdauung beginnt. Die Leber wird dann viel besser mit ihrer Aufgabe fertig.

In der Iris von Diabetikern sieht man oft die unterschiedlichsten Störungen in Form und Farbe. Manchmal ist sogar die primäre *Ursache* des Diabetes deutlich erkennbar. War es ein Schock der Bauchspeicheldrüse, angeborene Neigung oder genetischer Zufall? Liegt über der Zone vielleicht ein psorischer Fleck oder ein *radius solaris*? Ist ungesunde Ernährung der entscheidende Faktor? Oder ist der Betreffende in seinen Lebensumständen ganz aus dem Gleichgewicht geraten? Die Bauchspeicheldrüse ist jenes Organ, das das Gleichgewicht der chemischen Funktionen registriert. Dieses Gleichgewicht gerät z.b. bei Reisekrankheiten durcheinander, und die Bauchspeicheldrüse wehrt sich durch Übelkeit und Erbrechen. Viele einfache Kräuter und Gewürze können bei der Erhaltung des Gleichgewichs helfen: Zimt und Muskatnuß sind geeignet, ebenso Fenchel (als Gemüse wie auch als Gewürz in Brot, Kuchen und Suppen), Sellerie und Anis, Seetang und Alfalfa (als Tee oder als Sprossen); Lakritze und Kamillentee; das alles stützt die Bauchspeicheldrüse, ohne den Blutzuckerspiegel zu beeinflussen.

Manchmal verarbeitet die Bauchspeicheldrüse den Zucker zu schnell, dann entseht Hypoglykämie (niedriger Blutzuckerspiegel). Wenn man dazu neigt, sollte man wenig, aber dafür öfter essen. Störungen des emotionalen Gleichgewichts, auch Neurosen und Psychosen, sind oft direkt für den niedrigen Blutzuckerspiegel verantwortlich. Auf jeden Fall ist für Diagnose und Behandlung fachmännische Hilfe nötig.

Weiße Iriszeichen in dieser Zone können schnelle Reaktionen und auch schnelle Heilungsmöglichkeit bedeuten. Dunklere Farben verlangen wahrscheinlich nach viel längerer Behandlung und Kontrolle. Faserläsionen können strukturellen Druck oder Streß bedeuten, vielleicht auch mangelnde nervliche Versorgung des Organs. Derart unterschiedliche Ursachen erfordern natürlich auch unterschiedliche naturheilkundliche Methoden. Durch sie soll die Bauchspeicheldrüse keine dauernde Stütze bekommen, sondern vielmehr dabei gefördert werden, nach und nach wieder zu ihrer normalen Funktion zurückzukehren.

Die Gallenblase speichert die in der Leber erzeugte Galle und gibt sie bei Bedarf an den Zwölffingerdarm ab. Wenn die Gallenblase entfernt wird, übernimmt die Leber, die benachbarte Zone also, diese Funktion und schüttet die für die Verdauung nötige Menge Galle aus.

Die Gallenblase registriert die Chemie von Ärger. Die Bildung von Gallensteinen kann ein Beweis für die eingetretene »Verhärtung« von Ärger sein, über jenen Punkt hinaus, an dem man ihn noch durch eine »Entladung« loswerden könnte. Es kommt einem »die Galle hoch«, wenn man sich sehr geärgert hat, man wird richtig »verbittert«. In der Iris kann man ablesen, wie tief der Ärger gegangen ist. Manchmal verläuft dann ein dunkler Streifen quer durch die Iriszonen von Leber, Gallenblase und Zwölffingerdarm. Wenn jemand tiefe Frustration und Ärger ständig in sich vergräbt, so daß keine Spur davon nach außen dringt, dann bürdet er damit diesen drei Organen eine sehr große Last auf.

Mit dem Zwölffingerdarm werden wir uns beim »Verdauungstrakt« noch weiter befassen.

Hand und Arm

Ein Mensch mit »offenen Händen« ist meist auch emotional offen. Sehen Sie auf die Hände Ihrer Gesprächspartner, sie können Ihnen viel über die emotionale Funktion der Leber sagen. Die geballte Faust während einer Konsultation straft den Patienten Lügen, der zu mir sagt: »Wenn ich ganz offen mit Ihnen reden darf . . .« In seiner geballten rechten Faust hält er die Wahrheit über seinen Gefühlszustand zurück! Nägelkauen kann bedeuten, daß Selbstvorwürfe oder selbstverschuldeter Streß an einem »nagen« – es könnte aber auch an einem niedrigen Kieselerdespiegel liegen.

Manchmal tut die rechte Hand etwas, was der Leber nicht paßt: sie steckt Nahrung in den Mund, die dort nicht hingehört; sie verabsäumt es, die Hand eines Freundes zu nehmen und zu halten – denn Hände können auch auf bezeichnende Weise *nicht* gebraucht werden. Haben Sie sich je über-

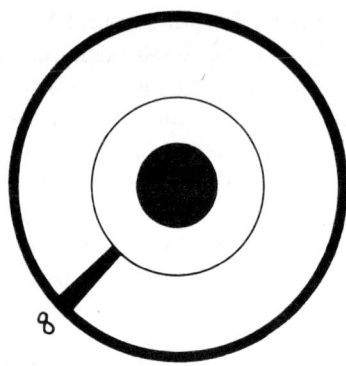

legt, warum kreative Beschäftigungen mit den Händen bei emotionalem Streß und Spannungen entspannend wirken? Wenn die Handzone der Leber etwas von ihrer Last abnimmt, wird in der Iris vielleicht die Antwort reflektiert.

Halten Sie Hände mit einem Menschen, den Sie mögen, berühren Sie Menschen, die Sie lieben. Hände können jene Gefühle zum Ausdruck bringen, die die Leber entweder wegen Überlastung oder wegen Gehemmtheit nicht loswerden kann. Massage ist ein wunderbares Mittel, um Streß und Spannung abzubauen. Lassen Sie Ihre Leber durch die Hand eines anderen von ihrer Last befreien! Berühren, halten, mit der Hand streicheln, das alles kann helfen, emotionale Hemmungen abzubauen, die die Leber schon lange als allzu schwere Last getragen hat. Wie einfach dieses körperliche Ausgleichssystem doch ist, wenn man es im Spiegel der Irismuster betrachtet!

Weiße Flocken und weiße Nebel in der Hand- und Armzone können auf einen alten, schlecht verheilten Bruch deuten, ein geprelltes Handgelenk, einen »arthritischen« Finger oder auf Überanstrengung der Sehnen und Muskeln durch intensive körperliche Betätigung. Anstreichen, Tapezieren, Gartenarbeit können zwar durch körperliche Betätigung die Leber unterstützen, sie aber andererseits auch belasten, wenn man die Anstrengungen übertreibt. War Ihnen schon jemals übel vor lauter Müdigkeit? Das ist dann die Stimme der Leber, die Sie anfleht aufzuhören.

Rheumatische Ellbogen und Hände zeigen bei Schmerzen vielleicht weiße Zeichen, hingegen gelbliche und dunkle Farbtöne, wenn sie bereits chronisch steif und in der Bewegung eingeschränkt sind; vielleicht werden aber auch nur Teile eines Natriumrings quer über Leber, Hand und Arm sichtbar, möglicherweise sogar bis zurück zu den Nieren. Der »Rheumatismus« ist nichts anderes als arterielle Verhärtung und Verkalkung. Lymphflecken, braun oder gelblich, sind manchmal Zeichen für Rheumatismus. Das wirksamste Gegenmittel ist Bewegung der betroffenen Gelenke, dann verschwinden die Schmerzen und Beschwerden, die eigentlich gar nicht von echtem Rheumatismus kommen, sondern eher von Ablagerungen und vom »Verrosten«.

In dieser Zone sehen wir den Unterarm bis knapp über den Ellbogen gespiegelt; Schulter und Schultermuskulatur liegen bei 10 Uhr in der Iris.

Rippen und Brusthöhle, Brust, Pleurahöhle, Lungen und Bronchialbaum

Die Brustzone ist im Vergleich zur Komplexität der Farben und Strukturen im unteren Teil der Iris relativ einfach. Das Schaubild zeigt die anatomische Lage der Organe in der Iris. Die hier am häufigsten zu findenden Abweichungen von der Norm entstehen durch einfach zu erkennende Krankheiten wie Bronchitis, Rippenfellentzündung, Raucherhusten, Emphysem, Lungenentzündung, Tuberkulose und mechanische Asthmafolgen. Weiße Farben weisen auf akutes Trauma, Infektion, Schmerz und Entzündungen hin, dunklere, braune Flecken auf chronische Beschwerden.

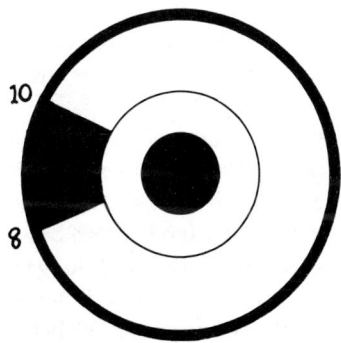

Viele starke Raucher zeigen gelbliche oder braune lymphatische »Perlen« rund um den Zonenrand, ebenso auf der gegenüberliegenden Seite der Iris in der Bronchuszone. Ein Blick auf die dunkel verschmierte Irisspiegelung der Lungen und des Bronchialbaumes sollte eigentlich genügen, um den meisten Menschen das Rauchen zu vergällen! Vor kurzem sah ich die Lungen eines achtunddreißigjährigen Mannes, dessen Alkoholismus einen derart schlechten Ernährungszustand hervorgerufen hatte, daß er an einer Verbindung von Lungenentzündung, Hirnhautentzündung, Leberzirrhose und Austrocknung eines Nachts auf einer Parkbank starb. Dieser Mann war Kettenraucher gewesen, und beide Lungen waren mit Flüssigkeit gefüllt und wiesen entlang der verstopften Lymphkanäle die dunklen Streifen der Teerablagerungen auf. Seine stark eingeschränkten Atmungsorgane konnten die Lungenentzündung nicht mehr bewältigen. Wenn sich in Ihren Augen in dieser Zone bräunliche Verfärbungen und lymphatische Punkte zeigen, dann hören Sie auf zu rauchen, und zwar sofort! Die stechenden Schmerzen der Brustfellentzündung spiegeln sich hier in weißen Flocken hin zur Pleurahöhle. Weißliche Fasern und Nebel können auf Neigung zu Asthma deuten; die deutlichsten Asthmazeichen erscheinen allerdings in dem an die Brustzone anschließenden Segment der Nervenkrause. Eine scharfe Einziehung der Nervenkrause hin zur Pupille spiegelt die ständige *Verspannung* dieser Körperzone, möglicherweise auch eine permanente Verschiebung von Rückenwirbeln, was mit Massage und Einrichtung zu behandeln wäre. Bei langjähriger Asthmaerkrankung tritt manchmal eine Ausstülpung der Nervenkrause zum Irisrand auf, als typisches Zeichen, daß jemand »schwach auf der Brust« ist. Beides kann durch den Heilpraktiker behandelt werden.

Eine kleine, kreisrunde Zone in der Rippengegend spiegelt das weiche Brustgewebe samt Brustwarzen bei Männern und Frauen. Wenn sich dort Knoten und Verdickungen bilden, treten hier lymphatische Zeichen auf. Bräunliche Lymphzeichen sollten so bald wie möglich gründlich untersucht werden.

Die Haltung des Oberkörpers hat großen Einfluß auf die Festigkeit des Brustgewebes. Durch gerade Haltung bleibt die Brust viel fester. In der Brust selbst gibt es keine tiefen Muskeln, nur rundherum. Ein gerader Rücken stärkt diese Muskeln und gibt den Brüsten bessere Form und Größe. Es macht mich immer sehr traurig, wenn ich junge Mädchen sehe, die so schwer unter dem emotionalen Gefühlsdruck der beginnenden Pubertät tragen, daß sie mit nach vorn gekrümmter Wirbelsäule dastehen und die Schultern knapp über dem Brustkorb hängen. Wenn sie nur die Schultern zurücknehmen, befreien sie ihren Stützapparat schon dadurch von einer großen Last.

Die Reflexzone der Brust auf der gegenüberliegenden Seite der Iris ist die Schilddrüse. Wenn Sie dünn und quirlig sind und eine Schilddrüsenüberfunktion haben, dann sind Ihre Brüste wahrscheinlich klein und fest; bei

Schilddrüsenunterfunktion sind sie meist groß und schwammig. Durch eine Normalisierung der Schilddrüsenfunktion festigt sich oft auch das Brustgewebe.

Hals, Schulter, Ohr und Mastoid

Die letzten vier Zonen in unserer Reise »rund um die Uhr« zeigen viele Strukturschwächen in den beiden ersten und viel mehr funktionelle Verfärbungen in den beiden letzten Zonen. Im hier gezeigten Abschnitt von 10 bis 11 Uhr finden wir die Halswirbel von der Schulter bis zur Hinterhauptbasis. Durch seinen aufrechten Gang belastet der Mensch diese Wirbel mit dem ganzen Gewicht seines Schädels, anstatt ihn von den starken Muskeln des oberen Rückens zu stützen wie die vierbeinigen Tiere. Köpfe sind schwer, besonders unter Streß und Anspannung, und Delta- und Trapezmuskel rund um Hals und Schultern stehen daher unter starker Druckspannung. Das geht zu Lasten der Bandscheiben, der Puffer zwischen den Wirbelknochen – wenn sich diese mit Schmerzen und Beschwerden aller Art wehren, denn geht es nicht ohne Massage und chiropraktische Hilfe, wenn man den Kopf wieder aufrecht tragen möchte. Wenn Sie unter Streß und Anspannung »den Kopf einziehen«, dann schaden Sie damit den Nerven und Blutgefäßen in diesem Gebiet.

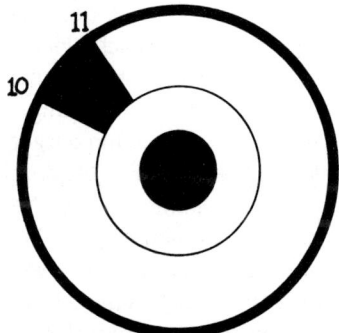

Unter struktureller Überlastung können sich auf diesen Halswirbeln Überbeine bilden; die Bandscheiben können sich abnutzen. Ein Peitschenschlagsyndrom, ein Schleudertrauma nach einem Verkehrsunfall kann Struktur und Funktion vorübergehend oder dauernd beeinträchtigen. Streß manifestiert sich im Nacken stärker als in fast allen anderen Körperzonen. Ein beweglicher Nacken bedeutet, daß ein relativ sorgenfreier Kopf darauf sitzt. Ein *überbeweglicher* Nacken könnte aber auch darauf hindeuten, daß ein ziemlich leerer Kopf ihn krönt! Die Kurve der Halswirbelsäule sollte der Kurve der Lendenwirbelsäule am anderen Ende der Wirbelsäule entsprechen und eine sanft gekrümmte S-Linie bilden, die Streß und Überlastung in allen ihren Teilen aufnehmen und abfedern kann. Ein Reflex quer über die Iris zeigt diese Möglichkeit der Lastenverteilung. Probleme an einem Ende der Wirbelsäule rufen, falls sie unbehandelt bleiben, unweigerlich Probleme am anderen Ende hervor, wie Ihnen jeder Chiropraktiker, Osteopath und Masseur bestätigen wird. Das *Bewußtsein* einer steigenden Streßbelastung kann schon der erste Schritt zur Bewältigung sein.

Menschen, die glauben, viel fernsehen zu müssen, rate ich immer, sich doch einen Stuhl mit Kopf- und Nackenstütze zu kaufen. Lehnen Sie sich zurück, entlasten Sie Kopf und Nacken und ebenso Ihre Füße, und entspannen Sie sich. Wenn Sie sich dagegen einen aufregenden Fernsehfilm in einem Stuhl mit niedriger Lehne, mit schmalen, unbequemen Holzstützen für die Arme ansehen, wenn Sie sich dann vorbeugen und die Schultern hochziehen, dann drückt das ganze Gewicht Ihres Kopfes auf den Nacken und weiter hinunter auf eine völlig ungestützte Wirbelsäule. – Beim Fernsehen muß man sich *zurücklehnen*, am besten auf eine Kopfstütze.

Kleine schwarze Zeichen in Schulter- und Halszone bedeuten meistens abgenutzte oder verrutschte Bandscheiben, die bereits zu Gewebsschädigung geführt haben. In diesem Fall sollte der Schmerz Hinweis genug darauf sein, daß Sie dringend therapeutische Hilfe brauchen.

»Man wird eben alt!« – »Damit muß man eben rechnen, wenn man älter wird!« – »Ich bin eben auch nicht mehr so jung, wie ich einmal war!« Wenn ein Patient so etwas zu mir sagt, dann entgegne ich: »Akzeptieren Sie *nie* etwas, was Sie nicht wollen!« Daß Alter deutlich sichtbaren Verfall bedeuten muß, ist nicht die Vorstellung der Naturheilkunde. Man sollte an Weisheit zunehmen, nicht an Rheumatismus; an Verständnis, nicht an Beschränkung. Wenn man über seinen Körper und seine Lebensvorgänge nicht viel gelernt hat, kann man sich vielleicht hinter Unwissenheit verstecken. Einen großen Teil meiner Zeit verbringe ich damit, Patienten zu erklären, was eigentlich die Ursache für ihren Verfall im Alter ist. Wer genügend Lebensgeist hat, tut dann etwas für seinen Körper – und freut sich, wenn es ihm bessergeht; andere nehmen die Krankheit auf sich, murmeln: »Jetzt ist es eben schon zu spät!« und ergeben sich in ihr Schicksal – und das oft mit vierzig oder fünfundvierzig Jahren. Das hängt eben alles von der eigenen Einstellung ab.

Bräunliche Zeichen bei Hals und Schultern können bedeuten, daß angestaute Stoffwechselendprodukte – eben »Müll« – rheumatische Symptome hervorgerufen haben: Steifheit, Schmerzen, eingeschränkte Beweglichkeit. Werden Sie den Müll los, dann verschwindet auch der »Rheumatismus«.

Überlastete oder falsch stehende Halswirbel können die Funktion von Mund und Kiefer, von Nasengebiet, Augen und vor allem Ohren beeinträchtigen. Tinnitus vergeht oft, wenn der Hals in seiner Struktur korrigiert wird. Durch eine Fehlstellung der obersten Halswirbel kann eine Verschlechterung der Sicht eintreten, ja sogar Alpträume können die Folge sein, wenn dieses Gebiet (auch »Atlas« oder »Achse« genannt) in strukturellem Mißverhältnis zur Schädelbasis steht. Der Riese Atlas, der das Gewicht der klassischen Welt der Griechen auf seinen Schultern trug, hätte von dieser Anstrengung blind, taub und stumm werden können!

Das Ohr steht in direktem Zusammenhang sowohl mit den Hals- als auch mit den Kopffunktionen. Die Ohrzone schließt an die obersten Halswirbel an; jedes Halswirbeltrauma kann daher zu Ohrinfektionen, Irritationen, Abszessen, Tinnitus, Ausfluß und Verlust des Gehörs führen. Oft treten bei kleinen Kindern, die gerade aufrecht gehen und stehen lernen, Ohrinfektionen auf. Die Ursache ist wieder das Gewicht des Kopfes, der jetzt plötzlich sehr viel schwerer ist als damals, als man noch auf allen vieren kriechen durfte.

Hinter dem Ohr liegt das Mastoid (Warzenfortsatz), eine zum Schläfenbein gehörende feste Knochenmasse, die leicht von Entzündungen und Infektionen des Ohres selbst in Mitleidenschaft gezogen wird. Die nächste Zone dahinter bringt uns wieder zurück zur Medulla; daher sollten selbst geringfügige Ohrinfektionen beachtet werden, weil sie sich leicht über das Mastoid zur Medulla ausbreiten können. Es sind schon Kinder an der Ausbreitung einer derartigen akuten Infektion gestorben, bevor die Symptome überhaupt noch klar erkannt wurden. Kontrollieren Sie bei jeder Ohrinfektion die Iris, auch beim Zahnen ist das empfehlenswert. Meningitis und Enzephalitis können aus einer unbehandelt gebliebenen Mastoidinfektion entstehen.

Wir haben bereits den Reflex vom Mastoid – wie übrigens auch von der Medulla – zur Blase besprochen. Bettnässen kann auch auf Störungen in diesem Gebiet zurückgehen. In diesem Fall sichern Sie die Diagnose auf jeden Fall durch einen Blick in die Iris ab.

Damit haben wir das letzte radiale Segment in der rechten Iris abgeschlossen. Beschäftigen wir uns jetzt mit den drei kreisförmigen Zonen, die konzentrisch zu Pupille und Irisrand verlaufen.

Die Nervenkrause

Am auffallendsten von diesen drei Kreisen ist die Nervenkrause, etwa nach dem ersten Drittel des Abstands von der Pupille zum Irisrand. Dieser Kreis ist – im Idealfall – ein regelmäßiger Kreis; aber wer von uns weist schon wirklich dieses ideale physische Gleichgewicht zwischen Kontraktion und Entspannung auf, das über Nervenreize die Wirbelsäule entlang bis zu jedem einzelnen Teil der Struktur und ihrer funktionellen Organe hergestellt wird? Sind Sie imstande, sich ebenso zu entspannen, wie Sie sich in Ihre Arbeit versenken können? Die Iris gibt die Antwort!

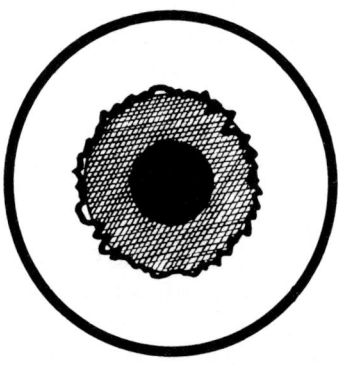

Die meisten Menschen haben Spannungspunkte oder strukturelle Streßpunkte, die bei Anstrengung oder Überlastung immer wieder Probleme machen. Diese Punkte werden in der Iris oft als nach außen gestülpte Spitzen oder nach innen gezogene Einbuchtungen sichtbar. Nehmen wir als Beispiel einen Sänger, der in der Ausbildung steht. Am Anfang führen Spannung und Belastung der Stimmbänder und der Halsmuskulatur unter gleichzeitiger bewußter Kontrolle vielleicht dazu, daß die Nervenkrause in der Zone von Kehle, Stimmbändern und sogar Bronchialbaum stark nach innen gezogen wird. Wenn der Sänger dann durch dauernde Muskelspannung, durch falsche Technik und Zwang die Stimme überanstrengt, dann zeigt sich wahrscheinlich ein ganz anderes Muster: nämlich ein gedehnter, über diesen Zonen nach außen gestülpter Nervenkranz. Die Stimme ist überlastet, die Kontrolle hat – aus Erschöpfung – allzusehr nachgelassen. Bei vielen Asthmatikern ist ähnliches zu verfolgen: auf ein anfängliches Einziehen der Nervenkrause hin zur Pupille folgt später, nach jahrelanger Krankheit, die Dehnung zum Irisrand. Der erschöpfte Bronchialbaum hat den Kampf aufgegeben, jetzt kann man sich nur mehr mit schweren Medikamenten behelfen.

Die meisten Menschen haben kleine Bergspitzen und kleine Täler in ihrer Nervenkrause. Bestimmte Körperteile sind eben eher entspannt, andere befinden sich in ständigem Gebrauch. Bei intensiver körperlicher Betätigung während der Arbeit oder in der Freizeit, die eine Koordinierung des ganzen Körpers verlangt (Radfahren, Segeln, Bootbauen, die Arbeit von Installateuren, Müllmännern oder Bauern), liegt die Nervenkrause wahrscheinlich näher an der Pupille und ist ein engerer, fester zusammengezogener Kreis. Dann ist die Reizleitung zur Muskulatur gut und stark, und die Muskulatur kann unter Belastung oder Anstrengung kräftig kontrahieren. Die Iris mit kleiner Pupille und enger, fester Nervenkrause trifft man am häufigsten bei Seiden- oder Seiden-Leinen-Menschen. Allerdings ist die Fähigkeit zur Entspannung genauso wichtig. Die Typen mit der kräftigen Struktur entspannen sich gefühlsmäßig meist dadurch, daß sie den Akzent verschieben, ihr Interesse auf ein anderes Objekt richten. Wenn man während der Woche ein Boot baut, dann bedeutet Segeln am Wochenende zwar auch eine körperliche Anstrengung, aber in anderer Richtung, und so wird eine Belastung durch eine andere ausbalanciert.

Wenn wir die Strukturleiter abwärts zu den Jute- und Netziriden gelangen, finden wir immer stärker ausgeprägt die Abneigung des Körpers gegen jegliche Bewegung. Die Nervenkrause rutscht immer weiter in Richtung Irisrand, und die Bergspitzen und Täler treten immer deutlicher hervor. Bei einer echten Netziris füllt die Nervenkrause fast die ganze Fläche, an einigen Stellen berührt ihr Geflecht bereits den Irisrand. Manche Netzmenschen vermitteln den Eindruck, als wären sie von ihrer Muskulatur her keiner körperlichen Anstrengung gewachsen; aber wenn man dann sieht, wie unglaublich dick und kräftig jeder einzelne Strang ihres Netzes ist, das in seiner Gesamtheit von der Nervenkrause zusammengehalten wird, dann erkennt man, wieviel solche Menschen leisten können, wenn nur der Impuls von ihrem selektiven »Leistungsapparat« aufgefangen wird.

Damit kommen wir zu einer zweiten Eigenschaft der Nervenkrause, die es zu beurteilen gilt: neben ihrer Position in der Iris nämlich auch ihre Breite. Eine Nervenkrause, die ganz nahe an der Pupille liegt, kann dünn und weiß und ganz schwach, oder aber breit und kräftig weiß bis gelblich-weiß sein. Überlegen Sie, was wir daraus ablesen können. Im ersteren Fall sind die Muskeln durchaus imstande zu ausreichender Kontraktion, nur darf der Impuls dazu nicht übermäßig lang andauern. Hier haben wir die Sprinter vor uns, die Läufer an der Spitze der Kolonne, die eine starke Belastung über eine kurze Zeit aushalten können. Wenn dagegen die Nervenkrause so richtig breit und fest ist, dann hat man es mit einem Menschen zu tun, der auch längere Zeit hindurch kräftig belastbar ist. Dazu gehören z.B. die phlegmatischeren Seidenmenschen, aber auch Netzmenschen mit einem überraschenden Energiepotential – wenn ihr Instinkt ihnen sagt, daß sich der Einsatz lohnt. Das sind die Menschen, die den ganzen Tag unter stärksten physischen oder geistigen Anforderungen unentwegt dahinarbeiten können, ohne zusammenzubrechen, die Marathonläufer, die Bergsteiger, die alten Landärzte, die jeden Tag vierundzwanzig Stunden lang für ihre Patienten da waren – Menschen, die auch über lange Zeitabschnitte hin ihrem Körper schwere Lasten zumuten können.

Lesen Sie an Ihrer Nervenkrause ab, welche Art von Last Sie sich selbst am ehesten zumuten können. Man kann ein Zugpferd nicht in ein Rennpferd verwandeln; gesund bleiben daher vor allem jene Menschen, die sich ihrer eigenen Stärken und Schwächen bewußt sind und ihr Leben danach einrichten.

Bisher haben wir nur von weißen Nervenkrausen gesprochen. Was bedeutet aber eine gelbliche oder bräunliche Nervenkrause? Mittlerweile finden Sie es wohl selbst naheliegend, in derartigen Zeichen Hinweise auf Schlakkenanhäufung und Verstopfung der physischen Reizleitungen zu erkennen, mit daraus folgender geminderter Funktion der verschiedensten Körperteile. Wir sprechen hier nur von einer Bräunung der dünnen Bänder der Nervenkrause selbst; allerdings können die beiden nächsten Kreise, nämlich Magen und Verdauungstrakt, braune Farbfelder, Schleier und Flecken bis in die Nervenkrause ausstrahlen und sie dadurch dem »Blick« und damit zugleich auch einer adäquaten Funktion entziehen.

Eine dunklere Färbung hier bedeutet im allgemeinen, daß Ihr derzeitiges Verhalten in bezug auf physische Belastungen nicht Ihrer Anlage entspricht, daß Sie Ihr eigenes nervliches Kontrollsystem zu etwas umfunktionieren wollen, das es nicht ist. Auch längere Drogensucht ließe sich daraus schließen oder Abhängigkeit von Beruhigungspillen verschiedenster Art – dabei geht es aber vielleicht nur darum, daß Sie Ihre eigenen physischen Anlagen nicht erkannt haben.

Magen und Darm

Hier sind alle Ernährungssünden und kulinarischen Exzesse verzeichnet, die Sie nicht erwähnen, wenn Sie jemand fragt, was Sie denn so essen. Hier ist der sichtbare Beweis für Ihre Sucht nach Schwarzwälder Kirschtorte, Ihre auf Faulheit beruhende mangelnde Widerstandskraft gegen Fast food oder Tiefkühl- und Fertiggerichte. In den sogenannten zivilisierten Ländern begegnet man selten einer Iris, die in diesen beiden Kreiszonen überall klare, helle Farben aufweist. Am Beginn einer Behandlung trenne ich diese beiden Zonen eigentlich nicht; schließlich muß alles, was den ersten Kreis passiert, auch in den zweiten gelangen, und von der Leistungsfähigkeit des ersten hängt die Funktion des zweiten ab. Verfärbungen sind hier viel häufiger als deutlich sichtbare Strukturzeichen; bei abnormer *Struktur* kann es allerdings sehr wohl zu Läsionen und Löchern und farblichen Veränderungen kommen.

Sind Sie ein Mensch, der bei Aufregungen »Schmetterlinge im Bauch« bekommt? Verschlägt es Ihnen in Gefühlskrisen den Appetit? In diesem Fall sind bei Ihnen am ehesten Strukturzeichen im Verdauungstrakt zu erwarten. Vergessen Sie nicht, daß die Nervenkrause diese beiden Kreiszonen umschließt. Ein gutes Gleichgewicht in Magen und Darm kann zu ausgeglichenen neuro-muskulären Reaktionen beitragen. In der Iris tritt immer ganz klar zutage, daß bei individuell abgestimmter Diät, die auch tatsächlich befolgt wird, die Nervenkrause zu akrobatischen Veränderungen fähig ist: ein Mensch mit Netz- oder Juteiris verwandelt sich plötzlich in den echten Seiden- oder Seiden-Leinen-Typ, der er in Wirklichkeit immer war unter der bräunlichen Nebelmasse über dem überlasteten, kaum noch funktionsfähigen Verdauungstrakt!

Denken Sie daran: *nichts* kann die angeborene Struktur verändern. Aber wie viele Menschen schöpfen denn ihre Möglichkeiten auch wirklich aus oder erkennen sie überhaupt? Befreien Sie Ihre Iris von dem bräunlich-gelben Schleier, indem Sie bei Fachleuten die für Sie am besten geeignete Ernährung erfragen – nicht etwa eine allgemein »richtige« Ernährung. So etwas gibt es nämlich nicht! Womit ein Seidentyp leicht fertig wird, weil er den Müll im adrenalen Feuer verbrennt, das beschert dem Jutetyp Verstopfung, Flatulenz, einen Kater und Übergewicht! Eine ganz allgemein »gesunde« Ernährung kann auch etwas Müll beseitigen, aber was Sie wirklich brauchen, ist sozusagen das einzig Richtige, das, was ganz genau zu Ihnen, und nur zu Ihnen paßt. Was dem einen Menschen lediglich Fleisch (für einen Stoffwechsel auf der Grundlage von tierischem Eisen, Vitamin B_{12} und Protein) ist, bedeutet für den anderen die Ursache für rheumatische Arthritis, Verstopfung und Übersäuerung. In ihrem Bedürfnis nach dem richtigen Treibstoff unterscheiden sich die Menschen genauso wie in ihren Fingerabdrücken; der geübte Iridologe kann aus der Iris ablesen, welche Ernährung die jeweils richtige ist.

Sehen wir uns noch einmal kurz die letzten drei Zonen gemeinsam an. Darm und Magen hängen natürlich – ebenso wie die Nervenzellen – mit jedem Teil des Körpers zusammen, der in irgendeiner Weise von der Verdauung beeinflußt wird. Aus der Iriskarte geht hervor, daß jeder einzelne Körperteil in Struktur und Funktion nicht nur von der Nervenkrause, sondern auch vom Magen- und Darmkreis durchschnitten oder berührt wird. Daraus läßt sich kein anderer Schluß ziehen, als daß die Gesundheit der langen Schlingen und Windungen des Verdauungstrakts eben ihre Auswirkungen auf alle anderen Körperteile hat, die oberhalb von ihm in der Iris zu erkennen sind. Und dieser Schluß wird von der Wirklichkeit jederzeit bestätigt.

Nehmen wir den querliegenden Dickdarm (Colon transversum), jenen Teil des Darms unmittelbar unterhalb der Kopfzone in der Iris (zwischen 11 und 1 Uhr). Wenn von dieser Zone aus ein bräunlich-gelber Nebel ausgeht und in unregelmäßigen Flecken verschiedene Teile der Kopfzone überlagert, dann fühlen Sie sich sicher »nicht so gut beieinander«, wie Sie sollten. Konzentration und Gedächtnis sind vielleicht »vernebelt«, unscharf, die Antriebskraft gering; psychisch gesehen, sind Sie möglicherweise überängstlich, der Sexualtrieb ist kaum vorhanden, ein Gespräch macht Ihnen Mühe, ein Handwerk lernen oder gar ein akademisches Studium käme nicht in Frage; das alles nur, weil Ihr Colon transversum mehr Kleie braucht, mehr Vitamin-B-reiche Nahrung und mehr Bewegung! Viele Heilpraktiker beginnen überhaupt jede Behandlung mit einer gründlichen Reinigung des Darms. Das hat Sinn, wenn die Iris in diesem Gebiet »Müllablagerungen« registriert; tut sie dies nicht, dann sehe ich allerdings gar keinen Sinn darin.

Der Dünndarm ist in jeder Iris weiter innen verzeichnet (zur Nasenzone hin); der Dickdarm eher seitlich (von der Nasenzone fort). Es besteht eine faszinierende Verbindung zwischen der schilddrüsenabhängigen »Geschwindigkeit« einer Person und der Aufnahme von Nährstoffen aus der Nahrung; ein Zusammenhang, der in der Iris besonders deutlich zum Ausdruck kommt. Die Peyer-Plaques, ein kleines Gebiet im Dünndarm, finden sich in der Iris direkt unterhalb der Schilddrüsenzone. Diese Darmfunktion kann sowohl von einer zu hohen als auch von einer zu niedrigen Schilddrüsenfunktion beeinträchtigt werden. Der dünne, überdrehte Mensch mit der hohen Schilddrüsenfunktion schiebt die Nahrung sehr rasch durch diesen Teil des Verdauungstrakts in den nächsten, das Caecum. Er kann unglaubliche Mengen essen, bleibt aber dünn wie eine Bohnenstange. Die Nährstoffe werden kaum absorbiert, und in seiner Iris sehen wir hier die weißen Flecken der Überfunktion. Dagegen zeigen sich bei übergewichtigen, lethargischen Menschen oft über den Peyer-Plaques bis zur Schilddrüse braune Zeichen.

Ist der Darm bei der rechten Flexur (11 Uhr) besonders träge, dann leidet darunter die Funktion der Medulla, oder es hält sich eine Mastoidinfektion länger als nötig. Strahlt emotionaler Streß von der Sexualtrieb/Angst-Zone (5 Uhr) aus, dann werden Sie vielleicht von Durchfall in kurzen Abständen zur Toilette gehetzt, weil die Ileozökalklappe sich zu schnell öffnet und unvollkommen verdaute Nahrung in den Dickdarm abgibt. Ein nach einer schweren, zu rasch hinuntergeschlungenen Mahlzeit von Winden aufgeblähter Magen hinterläßt vielleicht keine Spuren in der Iris, wenn Sie am nächsten Tag Buße tun, mit nichts als Joghurt und Zitronensaft. Wenn Sie Ihren Magen aber ständig mit schlecht gekauter Nahrung belasten, dann zeigt sich in der Iris vielleicht ein deutlicher farblicher Unterschied zwischen Darm- und Magenzone. Zunächst ist der Magen vielleicht weißlich, da er mehr Verdauungssäfte absondern muß, um mit seiner Last fertig zu werden. Später ändert sich die Farbe dann in ein bräunliches Grau, wenn der Magen den Kampf aufgibt und seine Aktivitäten drosselt – und dann nehmen Sie zu und werden dick.

Eine klare Farbe in der gesamten Magen- und Darmzone (Blau oder ein natürliches Braun) bedeutet, daß der Verdauungstrakt alles, was er von Ihnen bekommt, sehr gut verarbeitet und auch die Abfälle konsequent ausscheidet. In den sogenannten zivilisierten Ländern trifft man auf diese klaren Farben im Verdauungstrakt höchst selten.

Gerade bei Personen, die sich für »gesund« halten, ohne im geringsten auf ihre Nahrung zu achten, bietet sich in der Magen- und Darmzone oft ein gräßlicher Anblick. Die Iris zeigt, wie es wirklich um sie steht. Selbst schon ein kurzes Fasten von einigen wenigen Tagen kann braune und gebliche Ablagerungszeichen von der Iris entfernen, so daß man sieht, wie schnell so eine Reinigung wirkt. Derart offensichtliche Veränderungen in der Iris sehe ich als einen Beweis für die Theorie der Irisdiagnose an: die Iris registriert tatsächlich, was im Körper geschieht. Man braucht nur »vorher« und »nachher« zu vergleichen, um zu erkennen, wie präzise die Iris jeden körperlichen Prozeß festhält.

Veränderungen im Verdauungstrakt werden besonders rasch registriert. Will man der Ursache zu Leibe rücken, braucht man wahrscheinlich mehr Zeit – vielleicht liegt die Störung ja an unterdrückten Gefühlen und dadurch hervorgerufenem zwanghaftem Essen, an einem niedrigen Kalzium- oder Eisenspiegel, an Einsamkeit, Egoismus – oder an einer besonders guten Köchin im eigenen Heim! Die Zeichen für die *Ursache* verschwinden in der Iris auch langsamer als die Zeichen für die *Wirkung*.

Radii solaris durch irgendeine Iriszone können die Nervenkrause durchbrechen und vom Darm selbst ausstrahlen. Ein psorischer Fleck kann eine beliebige Stelle im Darm zur Untätigkeit verdammen und den peristaltischen

Bewegungsimpuls blockieren, wodurch dann alle möglichen Verstopfungsprobleme entstehen. Rötlich-braune Zeichen über dem Verdauungstrakt sind aber oft auch Spuren langfristiger Medikamenteneinnahme, z.B. gegen Geschwüre, Krämpfe, schlechte Verdauung, Blähungen, Verstopfung. Trotz der Medikation kann die Iris aber auch die Ursache dieser Störungen noch als unbehandelt anzeigen, so daß das rötlich-braune »Medikamentenzeichen« noch mit Gelb, Grau oder Braun gemischt erscheint.

Da das physische Nervensystem (die Nervenkrause) die Darmzone umgibt, läßt sich an der Iris auch klar ablesen, warum manche Menschen ihre Verdauung einfach nicht in Gang bringen können, ganz gleich, wie gesund sie sich auch ernähren. Möglicherweise gibt es ein Loch in der Nervenkrause, vielleicht schließt sie nicht vollkommen lückenlos in der Iris, so daß also irgendein Teil des Darms gar keinen Bewegungsimpuls erhält. In solchen Fällen sind Kleie, Vitamin B, Rohkost oder auch Abführmittel nutzlos: nichts kann den Darm in Bewegung versetzen, außer vielleicht bestimmte Öle als »Schmiermittel«, so daß der Darminhalt wenigstens hinausgleiten kann, wenn er sich schon nicht ausstoßen läßt.

An der Iris läßt sich aber auch ablesen, wenn die Verstopfung auf der gegenteiligen Ursache beruht: auf einer allzu guten Darmkontrolle. Wenn man innerlich gespannt und verklemmt ist, dann wird vielleicht auch der Darm von einer eng anliegenden Nervenkrause allzu streng kontrolliert. Viele Kinder lassen einfach nicht los, wenn Angst vor den Folgen der Verweigerung zum täglichen Toilettenritual gehört. Wenn sich ein familiärer Machtkampf abspielt, dann benutzen manche Kinder die Verweigerung als Trumpf in diesem Spiel. Die hartnäckige Gewohnheit des Nicht-Loslassens, Nicht-Nachgebens kann sich das ganze Leben hindurch als »Neigung zu Verstopfung« erhalten. Der Darm ist mit dem innersten Wesen eines Menschen ebenso eng verbunden wie die Faserstruktur; ein Blick in die Iris gibt Auskunft, ob auch hier »ein Haufen Müll« vorhanden ist.

Der Zwölffingerdarm (um 7 Uhr 45) ist eine Iriszone, wo ein Loch in der Nervenkrause zu erwarten ist. Bei Geschwüren treten hier bräunliche oder sogar chirurgische Zeichen auf, während Geschwürvorstufen als weiße oder gelblich-weiße Entzündungszeichen registriert werden; Gewebszerfall äußert sich in dunkleren Farben.

Man könnte ein ganzes Buch schreiben über die verschiedenen Zeichen und Farben in diesen beiden Zonen und die sie umgebende Nervenkrause. Hier sollte es genügen, wenn man noch einmal auf die grundlegende Bedeutung des Verdauungstrakts für alle anderen Körperteile und deren Funktionen hinweist. Wenn Sie alle Iriszeichen in diesem Gebiet beseitigen, dann verbessert sich damit automatisch auch die Funktion aller Organe, die unmittelbar über dieser Zone liegen. Wenn sich der Nebel hebt, bleibt er oft noch kurz vor dem äußeren Irisrand hängen, bevor er sich endgültig auflöst. Dann nehmen Muskeln, Kreislauf, Lymphe und Haut einen Teil der »Last« unter einer braunen Decke auf, was zu physischen Symptomen in diesen Gebieten führen kann. Pickel und Ausschläge, Muskelschmerzen, Schwellungen, Pusteln und Abszesse auf oder unter der Haut – das alles kann im Verlauf des Reinigungsprozesses vorkommen, nach dessen Beendigung der Verdauungstrakt aber sehr viel sauberer und funktiontüchtiger ist. Die Iris spiegelt die Reinigung von verdauungsmäßig bedingten Farbunreinheiten immer von innen nach außen.

Linke Iris

So, wie die rechte Iris alles anzeigt, was auf der rechten Körperseite vorgeht, so spiegelt die linke Iris die linke Seite. Die meisten Menschen sind einseitig ausgerichtet. Falls Sie nicht wirklich von Geburt an ein echter Zweihänder sind, wird immer eine Körperseite schneller ermüden, schneller nachgeben – oder mehr Streß ertragen, geschickter sein. Bei einem Rechtshänder steckt die rechte Iris vielleicht voller Zeichen der unterschiedlichsten Art, während in der linken Iris nicht viel zu sehen ist. Die linke Iris ist ein Spiegelbild der rechten; Organzonen, Funktion und Struktur sind hier seitenverkehrt zu finden. Bei einem Vergleich der Iristafeln fallen allerdings doch ein paar Unterschiede ins Auge. Die Leber z.B. liegt ausschließlich auf der rechten Körperseite und findet sich daher auch nur in der rechten Iris; die Unterteilungen des Darms bleiben ebenfalls auf der jeweiligen Seite. Blinddarm, Gallenblase und einige Kopffunktionen finden sich nur auf der rechten Körperseite und daher auch nur in der rechten Iris. Ich befasse mich hier nur mit den von der rechten Iris verschiedenen Zonen.

Die »visuelle« Zone

Sehen wir um 12 Uhr 20 gleich die erste von der rechten Iris abweichende Zone an – die visuelle Zone. Hier spiegeln sich Störungen des *Sehens,* was aber nichts mit physischen Augenkrankheiten zu tun haben muß. »Keiner ist so blind wie der, der nicht sehen will« – die Sehstörung kann ihren Grund in einem *radius solaris* durch diese Zone haben. Ein stechender Schmerz hinter dem linken Auge kann ein Symptom für die unterschied-

145

lichsten Störungen sein, aber an der Iris läßt sich die Ursache ablesen. Geht es um den Kreislauf, um eine Funktion, um die Nervenleitung oder nur um ein verstopftes Colon transversum? Viele Störungen des Gesichtssinnes lassen sich auf natürliche Weise leicht beheben, sobald nur einmal die Ursache feststeht.

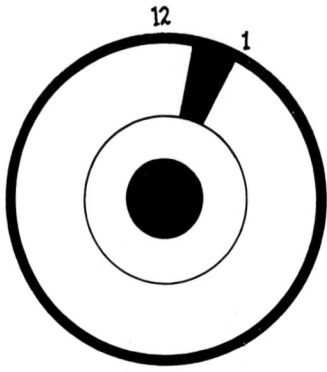

Außer den Zeichen in der visuellen Zone können auch noch in der Zone der fünf Sinne sowie in der Augenzone selbst Hinweise auf die Ursachen von Sehstörungen auftauchen. Klar sehende, hellsichtige Menschen zeigen in der visuellen Zone meist ein normales Fasermuster und klare Farben; echte Hellseher (und davon gibt es nicht viele!) haben hier vielleicht weiße Flocken, einen Gipfel in der Nervenkrause oder andere schwer einzuordnende Zeichen und Farben der Überfunktion.

Bei einem psorischen Fleck über dieser Zone müssen Sie vielleicht eine Brille oder Kontaktlinsen tragen, damit Sie durch den Pigmentschirm hindurch besser »sehen« können. Vielleicht sind Sie eher ein auditiver als ein visueller Typ und haben Schwierigkeiten, sich an bildliche Eindrücke zu erinnern und sie festzuhalten. Ein abwesender Blick kann bedeuten, daß die innere Sicht die äußere vorübergehend abgelöst hat und Sie etwas anderes »sehen« als das, was sich unmittelbar vor Ihren Augen befindet. Dieses Tagträumen kann aber auch zur Gewohnheit werden, so daß man die eigentliche Realität überhaupt nicht mehr »sieht«.

Über den Sehnerv ist die visuelle Reaktion direkt mit dem Gehirn verbunden. Wenn Sie etwas Schönes sehen, dann ist das ein Tonikum für Ihre Gehirnzellen. »Sehen« Sie immer nur die gute Seite von allem, dann werden Ihre fünf Sinne Ihnen nicht so schnell den Dienst aufkündigen. Aber wenn Sie zu jenen gehören, die rund um sich nichts als Tod und Zerstörung, Verfall und Hoffnungslosigkeit sehen, dann übersehen Sie den goldenen Löwenzahn, der auf dem Misthaufen blüht, und die schillernden Taubenflügel mitten in der Betonwüste. Ausschau halten nach Schönheit wird Ihren Augen Glanz verleihen. Es ist sehr wichtig, Kindern die Gelegenheit zu geben, im Verlauf ihres Älterwerdens in möglichst vielen Sphären zu »sehen«. Ein Kind, dessen Aussicht auf den Fernsehapparat beschränkt ist, wird sich auch im späteren Leben von dieser Beschränkung nicht befreien können. Kinder brauchen reale Situationen, sie müssen dreidimensionale visuelle Erfahrungen machen, mit sich selbst im Bild. Daraus entwickelt sich eine »klarere« Iris, die ein Geschenk fürs ganze Leben ist.

Die Gleichgewichtszone

An die visuelle Zone in der linken Iris schließt die Gleichgewichtszone an, die unter anderem auch die echte Epilepsie registriert. Unter den von den Ärzten als solche Abgestempelten habe ich nämlich nur wenig »echte« Epileptiker gefunden. Dagegen haben viele von diesen Menschen bei Stürzen irgendwelche Gehirnschäden erlitten, Kreislaufbeeinträchtigungen, Verengungen von Gefäßen oder Organen, was alles zu epileptischen Symptomen führen kann.
Wenn die Gleichgewichts/Epilepsie-Zone keine lange schwarze Linie aufweist, dann wurde die Krankheit möglicherweise nicht korrekt diagnostiziert. Epilepsie wird auch als »Fallsucht« bezeichnet; die Spiegelung in der Gleichgewichtszone ist also durchaus logisch.
Von dieser Zone verläuft ein bogenförmiger Reflex zu den Iriszonen von Vagina/Penis, Gebärmutter/Prostata, Rektum/Anus. Nach einer Totaloperation mit Entfernung von Gebärmutter und Eierstöcken kommt es bei vielen Frauen zur Menière-Krankheit mit Schwindel, Ohrensausen und Übelkeit. Nachdem sie das Gleichgewicht ihrer Weiblichkeit verloren haben, entsteht daraus, falls nichts dagegen getan wird, ein Gefühl der körperlichen Unsicherheit. In ähnlicher Weise kann es nach Prostataoperationen bei Männern, aus welchen Gründen auch immer, zu diesen Unsicherheitssymptomen kommen – man fühlt sich seiner Männlichkeit nicht mehr sicher. Eine vergrößerte Prostata kann aber auch rechtzeitig durch Irisdiagnose erkannt werden, bevor sie ihren Überlastungsreflex weitergibt.
Unterhalb dieser Zone beginnt, wie man auf der Iristafel sieht, die linke Darmflexur. Gerade diese Darmschlinge neigt besonders zu Verstopfung und Unterfunktion. Wenn Sie unter Verstopfung leiden und dabei auch ir-

gendwie einen schweren Kopf und etwas Schwindelgefühl haben, dann liegt das wahrscheinlich an dieser »Milzflexur«. Sorgen Sie für häufige und ausreichende Darmbewegung! Auch wenn Sie während oder nach einer Darmentleerung ein leicht schwindliges Gefühl haben, ist die linke Flexur daran schuld.

Jener Teil des Reflexes, der sich auf die gegenüberliegende Anal- und Rektalzone bezieht, hat oft mit Rissen in diesem Körperbereich zu tun, manchmal auch mit schweren Hämorrhoiden, vor allem dann, wenn diese auch noch infiziert und entzündet sind. Es kommt vor, daß Patienten nach Hämorrhoidenoperationen eine dauernde Gleichgewichtsstörung davontragen.

Reisekrankheit kann sich als abnormer Gipfel oder stark eingezogenes Tal in der Nervenkrause über dieser Zone manifestieren. Neigung zu Übelkeit in Autos, Flugzeugen oder Schiffen bedeutet, daß der Kompaß im Innenohr äußerst feinfühlig ist. Auch bei Matrosen ist es ganz normal, daß sie den ersten Tag an Bord seekrank werden, aber dann stellt sich für die restliche Fahrt der innere Kompaß entsprechend um. Wenn der Seemann dann an Land geht, kann er sich nicht sofort daran gewöhnen und geht breitbeinig durch den Hafen, bis die Endolymphe im Vestibulum (Vorhof des Innenohrs) sich wieder an festen Boden gewöhnt hat.

Ein merkwürdiger, aber immerhin erklärbarer Reflex kann eintreten, wenn Übelkeit in Erbrechen übergeht und der Mensch vom ganzen Jammer der Seekrankheit erfaßt wird. Dann zeigt ein Reflex hinüber zum anderen Auge, und die Bauchspeicheldrüse, jenes Organ, das chemisch unter dem fehlenden Gleichgewicht leidet, erzeugt das Erbrechen. Seine Erklärung findet dieser Vorgang in der wunderbaren Logik des Körpers: er versucht, von sich aus das Gleichgewicht zu finden, indem er Last vom linken Gleichgewichtsorgan nach rechts auf die Bauchspeicheldrüse verlagert. Die Belastung bemüht sich also selbst um eine gleichmäßige Verteilung auf beide Seiten.

Aorta und Herz

Hier kommt die Millionenfrage, die jeder Patient über vierzig stellt: »Wie ist mein Herz?« – »So gut, wie Sie es durch Sport und Bewegung gemacht haben!« ist meine Antwort. Das Herz kann sich besser als jedes andere Organ nach der Decke strecken, an seine Last anpassen. Fordern Sie es durch Bewegung heraus, dann spüren Sie selbst, wie es stärker wird. Selbst die Ärzte haben heute ihre Ansichten revidiert. Wo sie früher den Patienten rieten: »Schonen Sie sich, strengen Sie sich nicht an, passen Sie

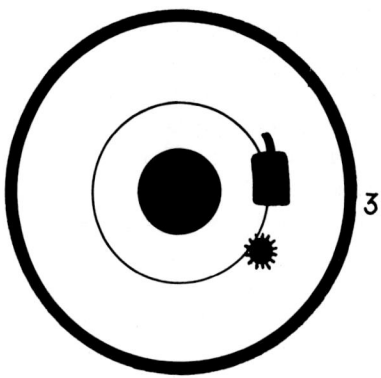

3

auf sich auf!«, heißt es jetzt: »Gehen Sie, machen Sie zuerst leichte, dann kräftigere Bewegungen, belasten Sie sich so bald wie möglich wieder!« Ein Sportlerherz kann durch Training größer werden und bei Bedarf eine größere Menge Blut durch den Körper pumpen. Aber auch rheumatisches Fieber kann das Herz vergrößern, seine Klappen und die Muskelstruktur verhärten, damit es mit der Bedrohung fertig wird. Unter dauernder, *zerstörerischer* Überlastung durch Alkohol, schweres, fettes Essen, Kaffee, Zigaretten kann sich das Herz krankhaft vergrößern und mit einer Schicht von Fett und Cholesterin umgeben, um sich dieser unwillkommenen Last zu entziehen.

Vor kurzem sah ich ein Herz, so groß wie das eines Ochsen, das seit einem rheumatischen Fieber in der Kindheit des Patienten so stark gewachsen war, und verglich es mit einem bleichen, schwammigen, verfetteten Herzen, das aus ganz anderen Gründen vergrößert war – wegen Mangel an Bewegung und übermäßigem Essen. In der Iris hätten die beiden sich deutlich voneinander unterschieden. Das erste hätte vielleicht Verdrängung von Fasern und Druck in beide Richtungen auf die Nervenkrause gezeigt: dieses Herz mußte schon allein durch seine Größe einige physische Beschwerden erzeugen. Das zweite Herz hätte auf jeden Fall die gelblich-weißen oder braunen Zeichen einer destruktiven Überlastung gezeigt oder vielleicht sogar einen grauen Strich aus der Zone heraus und quer durch die Nervenkrause.

Gerade hinsichtlich dieser Zone darf der Laie noch weniger als sonst mit Aussprüchen herausplatzen wie: »Du meine Güte, um dein Herz steht es aber nicht zum besten!« Die Unterscheidung zwischen einem wirklichen Herzproblem und einem unspezifischen Muskelschmerz in der Brust, Ver-

149

dauungsbeschwerden oder einem tauben linken Arm müssen Experten mit ausreichender Diagnoseerfahrung treffen. Durch eine derart laienhafte, verantwortungslose Aussage könnte man beim Betreffenden ja sogar einen Herzanfall auslösen. Was Sie da sehen, ist vielleicht nur ein überanstrengter Brustmuskel, Bronchitis oder eine Verschiebung der Rückenwirbel. Wenn aber die Herzzone klar ist, alle Fasern gerade und keine Farbabweichungen sichtbar, dann dürfen Sie laut verkünden: »Schön, Ihr Herz ist in bester Ordnung!«

Damit der Iridologe mit einiger Sicherheit von »Herz« anstatt z.B. von Bronchien sprechen kann, muß der Patient zunächst einige Fragen beantworten. Es kommt vor, daß schwere Virusattacken beide Zonen stark beeinträchtigen, und die unscharfe Iris, die Sie nicht klar erkennen können, sosehr Sie es auch versuchen, registriert möglicherweise eine Virusinfektion, die dem Patienten schwer zu schaffen macht. Manche Menschen leiden noch lange nach einer Operation unter einem anästhetischen Schock, reflektiert durch einen grauen Strich oder eine Faserverschiebung; das geschieht vor allem dann, wenn der Patient nach der Operation durch eine Adrenalininjektion aus einem postoperativen Kollaps geholt wurde. Auch ein elektrischer Schock kann noch sehr viel später in der Herzzone deutliche Spuren hinterlassen.

Ich bin davon überzeugt, daß das Herz ein ähnliches »Gedächtnis«-system besitzt wie das Gehirn. Es *erinnert* sich an Schmerzen und Verletzungen, und wiederholte Schocks können zu völligem Herzstillstand führen, als ob es sich derart negativen Erlebnissen entziehen möchte. Die plötzliche schwere Belastung ist es, die dem Herzen so schadet; nicht so sehr der alltägliche Streß, die tägliche Anstrengung. Das Herz folgt einem Rhythmus, und eine Schädigung wird weniger durch hohes Tempo als vielmehr durch eine Störung der Harmonie verursacht.

An einem »gebrochenen Herzen« kann man wirklich sterben! Schmerz kann sich in einem grauen Streifen von Jammer und Verlust spiegeln. Auch das Unglück eines geliebten Menschen hinterläßt hier seine Spuren. Ich habe Patienten mit den klassischen Symptomen der Herzkrankheit in der Iris gesehen, bei denen keiner der zahlreichen medizinischen Tests irgend etwas Abnormes ergab. Nach längerem Gespräch stellte sich heraus, daß der Tod eines geliebten Ehepartners, eines Kindes oder Elternteils den Patienten in der letzten Zeit schwer bedrückt hatte. Auch eine schwere Operation des Ehemanns kann in der Iris seiner Frau Herzzeichen hervorrufen.

Eine sehr egoistische Patientin zeigte einmal einen *radius solaris* durch ihre Herzzone, nachdem ihr Ehemann nach dreißig Jahren Ehe endlich genug gehabt hatte. »Ich hasse alles und jeden, seit er mich verlassen hat«, zischte sie mich an. »Von mir aus soll er lieber tot sein als mit dieser anderen Person zusammen.« In ihrer Iris spiegelte sich *negative* Liebe, und ihr »verhärtetes« Herz sah unter dem *radius solaris* braun und zornig aus. Sie litt bereits unter unerklärlichen Schmerzen in der Brust, schnappte bei der geringsten Anstrengung nach Luft und meldete sich alle paar Tage bei ihrem früheren Gatten, um ihm mitzuteilen, wie schlecht es ihr gehe und daß er ganz allein daran schuld sei. Ich gab dieser Dame keine Kräuter fürs Herz, denn das Organ selbst war vollkommen gesund; statt dessen verschrieb ich ihr einige ausgeklügelte homöopathische Medikamente gegen ihre Egozentrik, Selbstliebe und besitzgierige Negativität.

Der gutmütige Bär, der jede Last, die ihm vor die Füße rollt, aufhebt und »schultert«, weist vielleicht einen Reflex zum Schulterblatt auf der gegenüberliegenden Seite der Iris auf, möglicherweise auch einen gebogenen Reflex zum Rückgrat. Wenn Ihr Rücken krumm ist und Ihre Schultern nach vorn hängen, weil Sie das Leid aller anderen rund um sich mittragen müssen, dann wird früher oder später auch Ihr Herz darunter leiden. Seiden- und Seiden-Leinen-Typen sind hier besonders gefährdet. Bei solchen Menschen erschienen mir regelmäßige gymnastische Übungen angezeigt, die den oberen Rücken und die Schultern strecken. Werfen Sie die Last der Verantwortung einmal ab, damit auch Ihr Herz ausspannen kann!

Der Solarplexus

Das »Sonnengeflecht« ist Ihr Balancepunkt: wenn jemand Sie horizontal in die Luft hebt, könnte er Sie auf einem Punkt knapp oberhalb Ihres Nabels kreisen lassen. Wenn Sie dabei lange in der Balance blieben, wäre das ein Anhaltspunkt dafür, daß Sie selbst und Ihre Umgebung als stabil zu betrachten sind. Haben Sie schon einmal zugesehen, wie jemand mit geübter Hand einen Kreisel so wirft, daß er dann mit Höchstgeschwindigkeit minutenlang summend auf einem winzigen Punkt kreist? Wer nicht so geschickt ist, bei dem dreht sich der Kreisel laut und unregelmäßig, bis er schließlich holpernd zum Stillstand kommt.

Die Irisspiegelung Ihres Sonnengeflechts kann sehr aufschlußreich sein. Haben Sie vor, Ihr Leben im bisherigen stabilen Rahmen weiterzuführen – oder stehen Sie vor einer Weltreise, einem Wechsel von Beruf, Arbeitsplatz oder Ehepartner – wollen Sie in Lebensstil und Denkweise ein ganz anderer Mensch werden?

Eine weiße Solarplexuszone kann bedeuten, daß eine positive Veränderung auf Sie wartet, eine braune bedeutet Widerstand gegen Veränderung, Verweigerung von neuen Erfahrungsmöglichkeiten; es könnte auch bedeuten, daß Ihnen eine Möglichkeit zur positiven Veränderung angeboten wurde, die Sie aber abgelehnt haben. Ein psorischer Fleck über dieser Zone würde allerdings verhindern, daß Sie eine derartige Möglichkeit überhaupt erkennen.

Rein physisch betrachtet, kann ein brauner Solarplexus aber auch schlechte Verdauung bedeuten. Es kommt also wieder einmal darauf an, dem Patienten die richtigen Fragen zu stellen und seine Antworten richtig zu interpretieren. Der absteigende Dickdarm ist diesem Iriskreis benachbart, also kann auch hier wieder Verstopfung dahinterstecken! Wer sich von seinem Darminhalt nur schwer trennt, ist auch gegenüber Veränderung und Reife durch Erfahrung weniger aufgeschlossen.

Ich bespreche die Zeichen im Sonnengeflecht meist mit den Patienten und erkläre ihnen dieses Gefühl der Unruhe und Frustration in ihrem gegenwärtigen Leben als ein Muster, das einer Veränderung vorausgeht. »Sie können damit rechnen, daß bald alles in eine bessere Richtung läuft«, sage ich z.B. bei weißen aktiven Zeichen; oder: »Ich glaube nicht, daß Sie diese große Reise antreten werden«, wenn der Solarplexus sich dunkel und negativ zeigt.

Gibt es keine abnormen Zeichen in diesem Gebiet, dann bleibt in Ihrem Leben wahrscheinlich alles so, wie es ist – vorausgesetzt, Sie beginnen nicht plötzlich an Verstopfung zu leiden.

Die Milz

In der chinesischen Medizin, vor allem in der Akupunktur, gilt die Milz als Sitz der Gefühle; sie bestimmt aber auch, ob diese nach außen treten oder unterdrückt werden. Interessanterweise ist die Stellung der Milz in der linken Iris das exakte Spiegelbild der Leber in der rechten Iris. In der westlichen Stoffwechseldeutung registriert die Milz die Chemie des Zorns.

Dabei kann der Zorn durchaus ein »gerechter« sein. Der Aktivist für Menschenrechte, die aktive Feministin, der Friedensdemonstrant, auch der Forscher, der Detektiv, der Chirurg – sie alle kämpfen vielleicht gegen Mißstände, die sie aufbringen, zornig machen. Zorn kann ein starker Antrieb sein, im Zeloten intensiv brennen, im Amokläufer in einer Katastrophe zur Explosion kommen. Zorn über eine bestimmte Situation kann der Antrieb sein, etwas dagegen zu tun, sich daraus zu befreien. Wenn sich die Aufregung gelegt hat, kühlt sich die weißglühende Milz ab und sieht in der Iris wieder normal aus.

Zorn und seine Entladung bieten einen gesunden Ausgleich in der mensch-

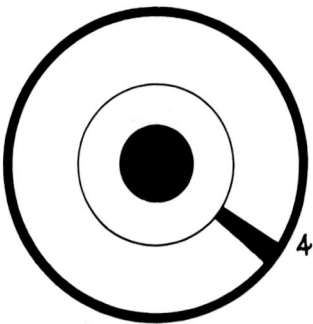

lichen Erfahrung. Aggression mag sich negativ auswirken, wenn man vierundzwanzig Stunden am Tag von ihr befallen ist, aber bei einem Angriff
sind aggressive Reaktion und Selbstverteidigung notwendig zum Überleben. Wenn Sie nicht einmal dann zornig werden, wenn man Sie reizt,
wie wollen Sie sich dann gegen Bakterien, Viren, Bazillen, ja sogar Krebs
wehren?

Eine niedrige oder unterdrückte Milzfunktion kann die verschiedensten
Folgen haben, von Leukämie bis zu Drüsenfieber, Warzenbildung und pa-
thologischer Müdigkeit. Die Immunabwehr kann dadurch derart geschwächt werden, daß eventuelle Angriffe auf keinen Widerstand stoßen,
die Abwehr stark geschwächt wird. Die blasse Haut, die Schwäche, gegen
die man nichts unternimmt, der Verlust jeglichen aggressiven Antriebs,
wie es für anämische Patienten typisch ist, das alles kann auf eine Unterfunktion der Milz zurückgeführt werden.

Jeder lebende Organismus sollte bei einem Angriff eigentlich mit Selbstverteidigung reagieren. Ich glaube, daß Erkrankungen wie etwa multiple
Sklerose die Folge eines Milzschocks sein können. Die für die späteren Stadien von MS so typische Euphorie, die makaber freudige Annahme eines
langsamen, krüppelhaften Sterbens, hat ihre Grundlage in dem durch die
Milz bedingten völligen Mangel jeder Aggression. »Kämpfen Sie doch!«
rufe ich meinen MS-Patienten zu. »Sie dürfen diese Krankheit nicht akzeptieren!« Man antwortet mir mit gehorsamem Lächeln. Die gestörte Milzfunktion ist die *erste* Ursache; der Zerfall der Nervenscheiden ist erst ein
sekundäres Symptom für einen selbstzerstörerischen Mangel an Zorn.

Was ist es für ein Erlebnis, wenn man einem Patienten mit niedriger Milzfunktion wieder zu Lebensfreude verhelfen kann! Wenn die »Fußabstreifer« sich für ihren eigenen Platz an der Sonne einsetzen, die geborenen
Verlierer doch auch ein paarmal gewinnen, der Selbsterhaltungsinstinkt

sein Haupt erhebt. Wenn Sie nur ein paarmal »Nein, mein Schatz« gesagt haben, zollt Ihnen Ihre Umgebung gleich viel mehr Respekt. Die Maus wird zum Löwen, der sie potentiell immer schon war. »Entschuldige, daß ich lebe« ist dann eine Haltung der Vergangenheit. Das Haemoglobin steigt, rote und weiße Blutkörperchen gleichen sich aus, die Abwehrkraft wird besser, ein gesundes Rot erscheint in den Wangen. Wenn meine Patienten sich mit weniger als guter Gesundheit zufriedengeben, dann spürt meine eigene Milz den Zorn darüber!

Nach physischer Verletzung kann in der Iris eine Faserläsion über der Milz erscheinen. Ein Autounfall, ein Sturz vom Baum, ein Ausgleiten auf einer Bananenschale kann die Milz derart beschädigen, daß man sie entfernen muß. Dabei ergibt sich die faszinierende Tatsache, daß dann die Leber viele Funktionen der Milz übernimmt.

Eine Faserläsion kann auch dann auftreten, wenn heftiger »Zorn« physisch gut unter Kontrolle ist. Ich kenne viele bewundernswerte Menschen, deren Zorn über die Ungerechtigkeiten dieser Welt sie dazu gebracht hat, etwas dagegen zu tun. Liebe kann die Furcht besiegen, Dienst am Nächsten dem Zorn eine positive Richtung geben.

Rektum und Anus

Vom Erhabenen nun zurück auf die Erde, zum anderen Ende des Verdauungstraktes.

Hämorrhoiden (vor allem innere) treten in den Iriszonen von Anus und Rektum als eine Traube aus winzigen schwärzlichen Punkten auf, als graubrauner Strich, oder – nach Jahren medikamentöser Behandlung – als feurig rote »Pillenpunkte«. Diese Zone ist von den angrenzenden ebenso schwierig zu isolieren wie die Vergleichszone in der rechten Iris. Eine Entzündung der Prostata kann rektalen Druck hervorrufen; vaginale Infektion kann durch abnorme Darmflora verursacht werden; Probleme im Bereich von Perineum oder Skrotum können ebenfalls in Verbindung mit rektalen oder analen Störungen stehen. Weiße Zeichen in dieser Zone bedeuten Schmerz und Druck; braune oder schwarzen Zeichen sagen aus, daß Reinigung in irgendeiner Form notwendig ist; weiße lymphatische Zeichen können Knoten und Schwellungen bedeuten; braune Lymphperlen erfordern eine fachmännische Untersuchung.

Eine Ernährung mit hohem Anteil an weißem Zucker, weißem Mehl und anderen stark säurebildenden Nährstoffen ruft in dieser Körperregion oft Juckreiz und in der Iris weiße Reizflocken hervor. Wenn sich nichts daran ändert, kann es in Rektum und Anus zu Geschwüren kommen. Über-

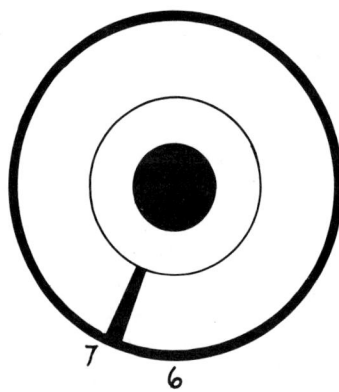

7 6

säuerte Körperflüssigkeiten können die Schleimhautauskleidung von Hohlorganen angreifen, was unter Umständen zu einer Entzündung des Dickdarms führt. In der Iriszone des Rektums wird das besonders deutlich: Weiß oder Gelblich-weiß über Braun illustriert die tatsächliche Situation und die echten Körperfarben – brauner Stuhl, umgeben von weißlichem Schleim.

Manche schweren Epileptiker, oder auch Menschen, die an resistenter Migräne leiden, finden in Analzäpfchen mit Beruhigungs- und Erweiterungsstoffen die einzig wirksame Behandlung. Hier haben wir ein typisches Beispiel für einen Reflex. Wenn man den analen Schließmuskel dazu bringt, sich zu entspannen und loszulassen, dann wird dadurch die elektrische Spannung im Kopf (auch die hohe »Aura«-Ladung der Epileptiker und die zuckenden Lichter bei der echten Migräne) zum anderen Ende des Systems hin abgeleitet und durch den Darmausgang geerdet.

In beiden Iriden zusammen haben wir ein Bild des Patienten vor uns, das einerseits von einer Seite zur anderen, andererseits von vorn nach hinten reicht. Ergänzt wird diese Übersicht durch eine Gliederung von Kopf bis Fuß. Wenn die Kreise wirklich regelmäßig kreisförmig sind, die geraden Linien wirklich gerade, die Farben hell und deutlich, dann steht hinter dieser Iris ein ausgeglichener Mensch, der von äußeren wie inneren Anregungen ein sehr genaues Bild aufnimmt.

8. Augenkrankheiten

Viele Patienten glauben, daß ich mit meiner Irislampe die innere Struktur und Funktion des Auges selbst sehen kann; aber die Netzhaut und die Substruktur des Auges hinter der Pupille macht nur ein Ophthalmoskop sichtbar. »Auf diesem Auge sehe ich nicht gut«, sagt vielleicht ein Patient, während ich mit der Irislampe über ihm stehe; oder: »Dieses Auge ist immer rot und empfindlich.« Erkrankungen des Auges müssen vom Facharzt untersucht werden. Es gibt allerdings auch bestimmte Augenkrankheiten, die mit der Iris in Zusammenhang stehen und daher hier erwähnt werden müssen.

Pterygium

Etwa ein Drittel der Bevölkerung der Industrieländer zeigt im Weiß des Auges die typische gelbliche Verdickung des Pterygiums, und zwar meist eher lateral (seitlich, zum Ohr hin) als medial (in der Mitte, zur Nase hin). Unter der Irislampe erscheinen die gelben Zellen des trüben Gewebes wie Gelatine; und wenn die befallene Zone der Lederhaut auch ein Stück der Iris bedeckt, dann ist in der derart verdeckten Zone mit Krankheitssymptomen zu rechnen. Was für weitere Beweise braucht man eigentlich noch für die Bedeutung der Irisdiagnose?
Ein Pterygium über der Leberzone kann auf emotionale wie auch Stoffwechselstörungen deuten; tritt es über der Lunge auf, dann kann man plötzlich wie aus heiterem Himmel Asthma bekommen. Egal, über welcher Zone es auftritt: damit wird die Funktion dieser Zone geschwächt und gestört. Ein Pterygium kann genauso wie ein psorischer Fleck über dem befallenen Teil »die Jalousien herunterziehen«. Tritt das Pterygium dagegen nur in der Lederhaut auf, d.h. nur im Weiß des Auges, dann ist keinerlei Störung irgendwelcher Körperfunktionen zu beobachten. Wie fein ist doch der Registriermechanismus der Iris!

Glaukom (grüner Star)

Akutes Glaukom – oder grüner Star – muß sofort behandelt werden, da sonst Erblindung droht. Bei der subakuten Form braucht man dauernde Stützung durch Medikamente und Augentropfen; die mildere Form ist symptomlos und wird oft gar nicht erkannt. Das Problem besteht darin, daß sich der Augendruck durch Verengung in den Blutgefäßen erhöht. Eine gehemmte, verklemmte Person bekommt ebenso leicht Glaukom wie Hämorrhoiden und Kopfweh, wenn die Augenstruktur einen Teil der Streßlast auf sich nimmt. Eine kleine Pupille kann ein Symptom sein; häufig wird die Pupille aber auch durch die Medikamente zur Verringerung des Drucks verkleinert. Gelingt die medikamentöse Behandlung nicht, dann muß operiert werden, und zwar durch das Irisgewebe, damit Flüssigkeit abfließen und ein Abflußkanal entstehen kann. Unter der Irislampe zeigt sich ein schwarzer Keil als Zeichen für die Entnahme von Irisgewebe (siehe S. 174).

Jene Iriszone, die von der Gewebsentnahme betroffen ist, wird das Ergebnis zu spüren bekommen, und zwar als *Entfernung der Funktion*. Der müdeste Patient, der mir je unterkam, hatte eine solche Narbe über der Vitalitätszone. Ein anderer Patient entwickelte sofort nach der Operation Epilepsie. Wo war die Narbe? Über dem Epilepsieabschnitt in der linken Iris.

Katarakt (grauer Star)

Ähnliche schwarze Keile können in der Iris auch nach bestimmten Staroperationen auftreten. Es ist ganz unvermeidlich, daß die betroffenen Iriszonen dann in Funktion und vielleicht auch Struktur gestört und geschwächt erscheinen.

Ich möchte die Augenchirurgen beschwören, doch sehr genau zu überlegen, wo sie den Einschnitt machen. Natürlich gibt es in der Iris gar keine »sicheren« Gebiete, aber man müßte sich doch gründlich mit einem Menschen beschäftigen, bevor man darangeht, eine seiner Funktionen drastisch einzuschränken! Es gibt aber eine ganz neue Form der Augenoperation bei grauem und grünem Star, die keine Irisnarben hinterläßt und daher weder zu physischem Trauma noch zu Funktionsverlust führt.

Blindheit

Was für eine Herausforderung für die Irisanalyse! Theoretisch kann ein Blinder natürlich gar nicht »sehen«; dennoch müssen aber bestimmte Stimuli durchkommen, denn die Iris registriert sie. Hier liegt die Schwierigkeit darin, die Registrierfähigkeit der Iris abseits von anatomischen und physiologischen Gegebenheiten zu erklären.

»Es gibt keinen wissenschaftlich haltbaren Grund dafür«, sagen die Skeptiker. »Es *ist* aber so«, entgegne ich darauf. »Und jetzt finden Sie bitte den Grund!«

Ich habe teilweise erblindete Augen gesehen, in denen die Form der Iris abnorm verändert war: abgeflachte Zonen, von der Iris fortgezogen, ganze Zonengruppen an anderer Stelle, auseinandergezogen oder überhaupt nicht vorhanden. Die betroffenen Körperzonen hatten alle, ohne Ausnahme, irgendwann ein physisches Trauma erlitten. Eine Frau, auf einem Auge von Geburt an blind, verlor das zweite Auge durch einen Cricketball. Von der Nierenzone rundherum bis zur Milz in der linken Iris und von der Nierenzone bis hinüber zum Eierstock in der rechten Iris waren die Iriszeichen so schwach, daß sie kaum zu erkennen waren. Und warum kam sie zu mir? Wegen Eierstockzysten, einem gereizten Blinddarm, chronischer Verstopfung, Unterleibsschmerzen, arthritischen Knien, schmerzenden Füßen und Energiemangel. Außerhalb dieser Zonen war alles in Ordnung; alle körperlichen Strukturen und Funktionen bestätigten wieder einmal präzise den Befund der Iris.

Eindrücke werden in der Iris immer noch gespiegelt, auch wenn gar keine Sicht vorhanden ist. Sogar nach dem Tod spiegelt die Iris wenigstens noch einige Tage lang den Zustand vor dem Ende. Ein System, das wir noch nicht ganz verstehen, hat offenbar seine eigene Methode der Kommunikation zwischen Hirnzellen und Körperteilen.

Die Iris von Blinden, die noch einige wenige strukturelle Zeichen und Farben aufweist, kann bis zu einem bestimmten Grad gelesen werden; wenn sich aber bei manchen Formen von Blindheit in der trüben Iris keine Zeichen finden, dann muß die Diagnose allein nach den Symptomen des Patienten gestellt werden – ein unbefriedigender Ersatz, wenn man an die Präzision der normalen Iriszeichen gewöhnt ist.

9. Fallgeschichten

1. Weiblich, 21 Jahre, rechte Iris

Bestimmte Aspekte der Iridologie sind noch separat aus der *Anatomie* des Auges zu erklären. Die normale Pupillenreaktion auf plötzliche starke Lichtzufuhr besteht darin, daß sie sich zuerst erweitert, dann zusammenzieht. Die Schnelligkeit dieser Reaktion deutet auch auf die Schnelligkeit der übrigen Reflexe, ist ein Hinweis darauf, wie schnell der Patient auf Anregungen reagiert. Wenn die Pupille die ganze Zeit, in der Finsternis wie bei hellem Tageslicht, mit oder ohne Stimulus, erweitert ist (wie auf Bild 1 a auf S. 160), dann läßt das auf körperliche Lethargie schließen, gestörte Eisenaufnahme, schlaffen Muskeltonus, Hautausschläge und Pusteln, schlechte Haltung und ein zwanghaftes Schlafbedürfnis. Unsere junge Patientin brachte am Morgen die Augen einfach nicht auf, hockte mitten unter einer Gruppe von Menschen mit gesenkten Lidern und sagte höchstens einmal ein Wort und das mit Mühe. Ihre Haut war totenbleich, und wenn sie nur eine Weile stehen mußte, war sie vollkommen erschöpft.

Ihre klinische Geschichte: Vor achtzehn Monaten hatte sie einen schweren Autounfall erlitten, mit Brüchen des Beckens und der unteren Wirbelsäule; die Nervenkrause war dunkelbraun, an mehreren Stellen gedoppelt; schwerwiegende Verschiebung des Beckengürtels, erkennbar an einer zwischen 4 Uhr und 5 Uhr 30 stark eingezogenen und unregelmäßigen Nervenkrause. Das rechte Bein war von Geburt an von der Hüfte aus stark verdreht (drei unvollständig verheilte Läsionen um 6 Uhr, was auch zu abgeschwächter Funktion der Nebennieren in der angrenzenden Zone führte). Muskeltonus schlaff und schwerfällig (tiefbraune Nervenringe über die ganze Iris). Starke lymphatische Verstopfung, in der Iris besonders deutlich bei Schilddrüse, Kehle und rechter Lunge sichtbar (starke Raucherin); lymphatische Verstopfung rund um die Leber (sie hatte eine unstillbare Gier nach Käse); Oberkiefer gespannt, mit gedoppelter Nervenkrause zum Unterkiefer (von 1 Uhr 20 bis 1 Uhr 40 – sie weigerte sich, über ihre Probleme zu sprechen). Psorischer Fleck über Zwerchfell/Gallenblase (nachtragend; unerklärliches Stechen in der Brust). Häufig auftretendes Stechen und Schmerzen in den Ohren (braune, gedoppelte Nervenkrause, Schmerzflocken, braune Nervenringe um 10 Uhr 30).

Foto 1 b, sechs Monate später aufgenommen, zeigt eine merkliche Veränderung nach Behandlung durch den Heilpraktiker. Auffallend die kleinere

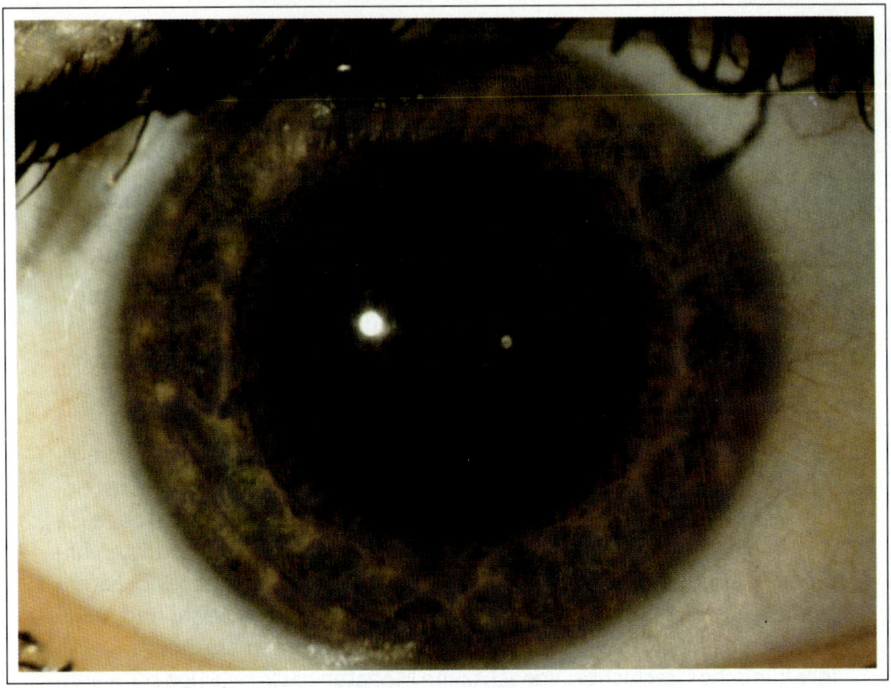

1. Weiblich, 21 Jahre, rechte Iris (oben), 6 Monate später (unten)

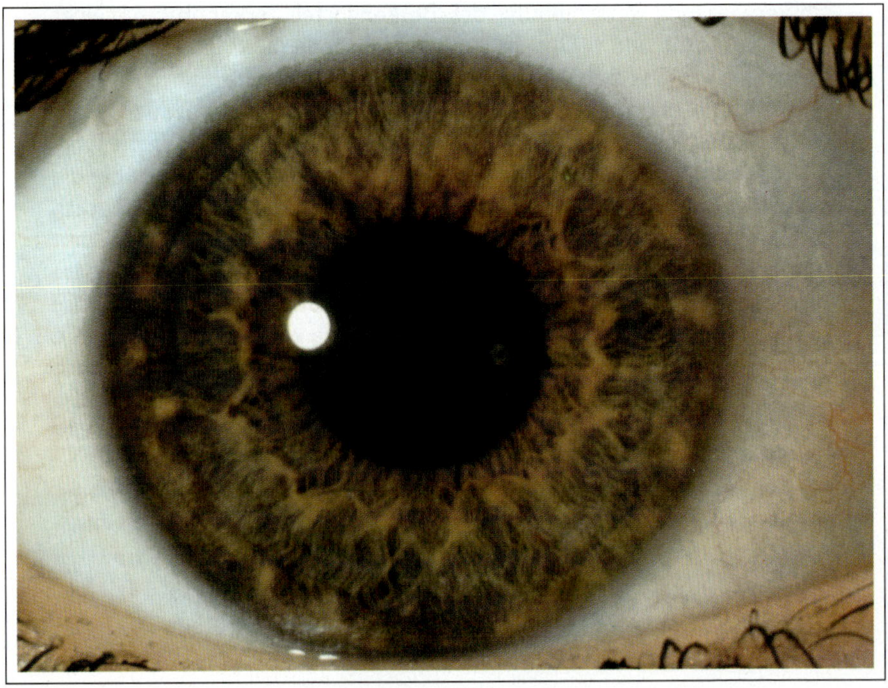

Pupille. Zu diesem Zeitpunkt war die junge Frau um 5 Uhr 30 auf den Beinen und hetzte um 7 Uhr bereits den ersten Gegner über den Tennisplatz. Nach zwei Stunden intensiven Spiels war sie nicht im geringsten erschöpft, sondern begierig auf die nächste Herausforderung. Sie hatte sich in das reinste Energiebündel verwandelt. Weiße Nervenringe rund um die Iris zeigen an, daß ihre Muskulatur jetzt überdurchschnittlich fit ist. Die »Aura« rund um den Irisrand ist von viel hellerer, klarerer Farbe, die Kommunikation mit ihrer Umgebung sehr viel offener. Der – noch immer vorhandene – lymphatische Rosenkranz verlangt natürlich nach dauernder Übung und Bewegung – und weniger Käse! Ein anstrengendes gymnastisches Programm, in wenigen Wochen durchgezogen, hat in ihrer Iris neue Zeichen erstehen lassen: erste Anzeichen eines *radius solaris* zur Zone von Angst, Erschöpfung, geistigen Fähigkeiten, Sprache. Sie gab jetzt nie auf und wollte sich Müdigkeit nicht eingestehen, aus Angst, dies könne eine Rückkehr in ihre frühere Lethargie bedeuten. Die Nervenkrause hat nicht mehr so viele gedoppelte Stellen, langsam kommt die angeborene weiße Breite heraus, und man erkennt ihre wahre Belastbarkeit.

Vor kurzem erklärte mir ein Arzt bei einem medizinischen Symposium: »Ich konnte noch nie einen Beweis dafür finden, daß Iriden sich bei geändertem Gesundheitszustand mit verändern.«
»Haben Sie jemals nachgesehen?« fragte ich respektlos zurück.

2. Weiblich, 52 Jahre, linke Iris

Noch eine müde Dame. Beschwerden: Blähungen, Aufgequollensein, Schmerz, Mangel an Antrieb. Die Iris zeigt die Ursache ganz deutlich (Bild 2 a): braune giftige »Wimpel« flattern vom Verdauungstrakt über die Nervenkrause zu den Nebennieren und Nieren, der Bauchwand, dem linken Eierstock und der Milz. Sie trinkt zuviel, raucht noch mehr und ernährt sich hauptsächlich von tierischem Eiweiß. Der säuerlich gelbe, leicht braun überzogene Nebel hat *alle* Fasern unkenntlich gemacht, sogar die Nervenkrause. Über dem absteigenden Dickdarm gibt es ein paar kleine »Darmtaschen«, die die Winde und die Aufgeschwemmtheit einer leichten Diverticulitis verursachen.

Sechs Monate später (Bild 2 b) hat sich das Braun merklich aufgehellt. Allerdings schlägt die Dame den Weg ein, den viele gern gehen: sie erliegt dem Irrtum zu glauben, ein paar Vitaminpillen könnten die Folgen ständiger Ernährungs- und Lebenssünden ausgleichen. Doch das tun sie nicht – und die Iris zeigt es an. Heute trinkt sie sogar noch mehr, ißt noch mehr

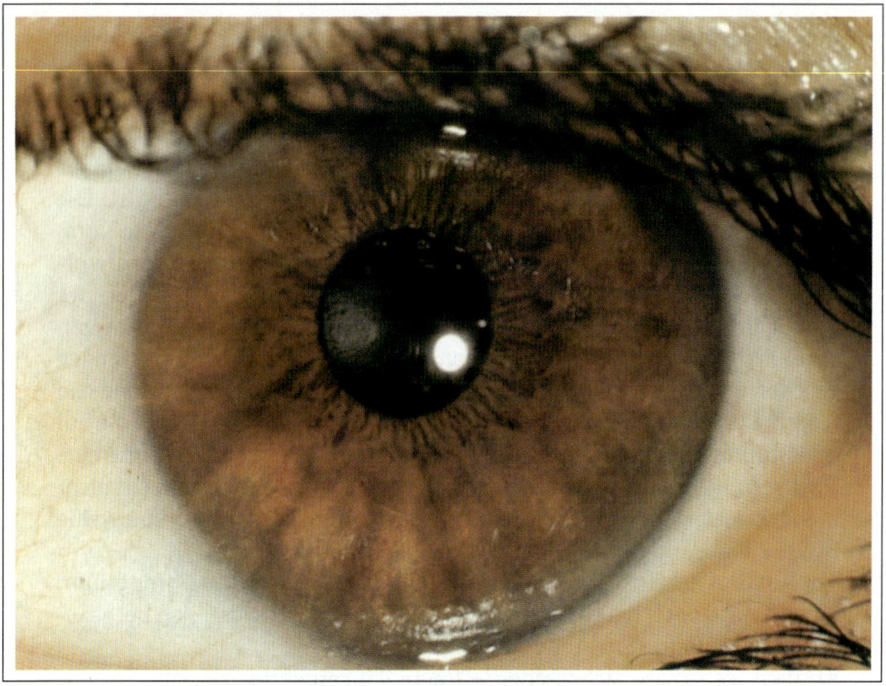

2. Weiblich, 52 Jahre, linke Iris (oben), 6 Monate später (unten)

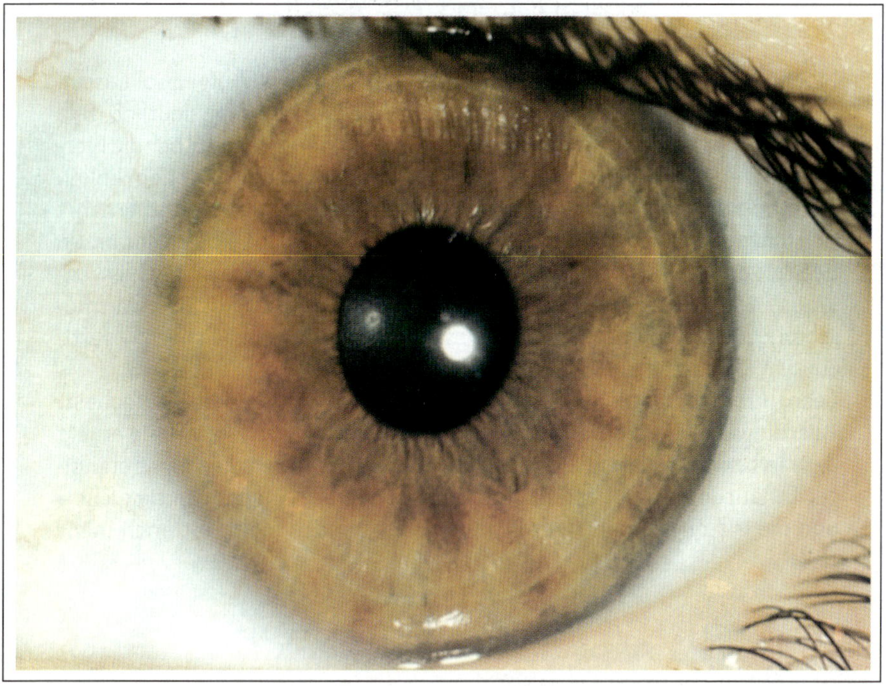

T-Bone-Steaks als früher und hört weg, wenn man ihr zu erklären versucht, welche Folgen das für sie hat.

Doch siehe da! In der Brustzone sind ein paar Fasern sichtbar geworden! Unter dem durch Übersäuerung gelb gewordenen Gewebe wäre eigentlich eine blaue Iris – wenn sie nur daran arbeiten würde.

Beachten Sie die drei weißen Nervenringe, die hier plötzlich aufgetaucht sind! Es ging der Patientin durch ihre erhöhte Vitaminzufuhr so gut, daß sie buchstäblich gefährlich wurde! Doch auf einmal kam sie wieder zurück, ihr Selbstvertrauen in Trümmern, und klagte über »Herzbeschwerden«. Die Iris zeigte einen Schlitz mit einem dunklen Streifen durch die Nervenkrause zur Aorta; die Ich-Zone war dunkel, und ein beginnender *radius solaris* zum Kopf war auf die Wahrnehmungszone gerichtet.

»Ich dachte, ich bin gesund«, stöhnte sie.

»Sind Sie ja auch, relativ gesehen«, antwortete ich. »Wie wär's denn mit einer Darmreinigung?« (die doppelte Nervenkrause lagerte über dem absteigenden Dickdarm).

Sie stimmte zu und versprach, sich eine Woche lang an ihre Diät zu halten. Dadurch vergingen die Herzbeschwerden – sie kamen allerdings zurück, als sie sich wieder auf Fleisch und Alkohol warf, und auch die Sprache der Iris ließ an Deutlichkeit nichts zu wünschen übrig.

Synthetische Vitamine in hoher Dosierung geben einem zunächst einmal ein großartiges Gefühl; aber die Iris zeigt das wahre Bild: tiefgreifende, dauernde Veränderung des Befindens erreichen wir nur dann, wenn wir Vitamine aus den vollwertigen, ausgewogenen Quellen von Obst, Gemüse und Kräutern zu uns nehmen.

3. Weiblich, 57 Jahre, linke Iris

Diese Iris kommt einer Seideniris so nahe, wie das heutzutage überhaupt noch möglich ist. Beachten Sie den Glanz, die schmalen weißen Fasern, die ganz eng beisammenliegen – und die winzige Pupille mit dem auffallenden braunen, neurasthenischen Ring. Eine bezaubernde Frau, stark und aufgeschlossen. »Ich lasse es mir gutgehen«, erklärte sie mir – und das mit einer galoppierenden Arthritis in der unteren Wirbelsäule, in den Knien, Ellbogen und Füßen! Nach kurzer Unterhaltung stellte sich heraus, daß sie der totale Streßschlucker war: alle großen und kleinen Lasten ihrer weniger belastbaren Mitmenschen nahm sie auf sich – der direkte Weg zur emotional verursachten Arthritis! Ihren Enkelkindern singt sie Lieder vor, führt die Rechtsanwaltskanzlei mit unerschütterlichem Lächeln und tape-

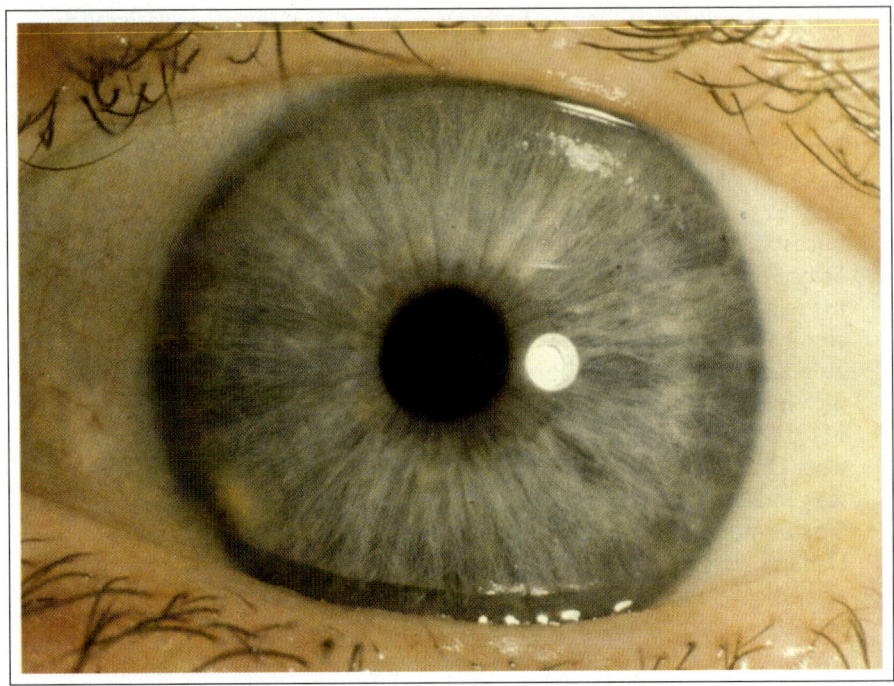

3. Weiblich, 57 Jahre, linke Iris

ziert die Decke ihres Wohnzimmers unter heftigsten Schmerzen in Rücken, Ellbogen und Knien. Ein echter Seidentyp – der jetzt unter verkalkten Knoten und Überbeinen leidet, als Folge eines unausgeglichenen Mineralhaushalts.

Sehen Sie die kräftige, weiß züngelnde Nervenkrause? Die Patientin ist wie ein Stehaufmännchen – ihr Rückgrat treibt sie zu dauernder Aktivität an. »Es macht mir Freude, aktiv zu sein«, erklärte sie strahlend.

»Das können Sie immer noch, wenn wir die überflüssigen Mineralsalze aus Ihren Gelenken holen«, versicherte ich, »aber Ihr Körper würde sich dabei leichter tun, wenn Sie endlich damit aufhörten, anderen Menschen ganz *unnötigerweise* ihre Last abzunehmen und Ihr eigenes Rückgrat, Ihre Knie und Füße damit zu belasten.«

»Aber ist denn das nicht der eigentliche Sinn des Lebens?« fragte sie erstaunt.

»Nur sehr wenige Menschen sind imstande, ihren Nächsten alle Lasten abzunehmen und selbst nicht darunter zusammenzubrechen«, erklärte ich. Nach mehreren Monaten der Behandlung sah sie ein, daß meine Worte

164

doch einen gewissen Sinn hatten, fühlte sich aber immer noch schuldbewußt, wenn sie ein paar Stunden lang mit einem Buch in der Sonne saß. Es ist nicht leicht, einem Seidentyp klarzumachen, daß die Last, die er trägt, zu schwer ist. Der gelbe Lymphfleck über ihrem Rücken verursacht keine körperlichen Beschwerden. Meinem Gefühl nach ist ihre »Arthritis« zum Teil von einer ganz anderen Art; diese Frau könnte richtig feurig sein, wenn sie sich nicht so sehr für andere aufopfern würde. Sicher, sie gerät nicht leicht in Zorn; aber wenn es um jemand anderen geht, dann würde sie sich wahrscheinlich in eine wilde Löwin verwandeln. Ihr ganzes Leben lang hatte sie unter einer unerklärlichen »Anämie« gelitten (eine Unterfunktion der Milz). »Sie wurden nie zornig genug, um sich selbst zu verteidigen«, sagte ich ihr. Sie lächelte. »Das hätte andere Menschen vielleicht zu sehr belastet. Ich kann es ertragen, sie nicht.«

Es ist oft gar nicht leicht, einen Seidenmenschen von seiner Arthritis zu befreien!

Die Farbe ihrer Iris ist ein wunderbar klares Blau, aber durch weiße Fasern und Flocken etwas verblaßt. Keine Spur von braunen oder gelblichen Verdauungszeichen. Sie verbrennt ihren Treibstoff durch körperliche Aktivität und sammelt daher keinen Müll in ihrem Körper an.

4. Männlich, 22 Jahre, linke Iris

Dieser junge Mann hat die klassische »Harte Drogen«-Iris. Drei Jahre lang war er heroinsüchtig. Beachten Sie die tiefbraune Nervenkrause, die braunen Flocken in der Kopfzone, die Spalten (auch beim Kopf) und vielen Dopplungen, besonders über dem Bronchialbaum, und die Unregelmäßigkeiten der Nervenkrause über dem Rückgrat (7 Uhr 30 bis 8 Uhr 30). Die graue, starre »Aura« rund um den Irisrand spiegelt seine physische und emotionelle Verschlossenheit gegenüber Menschen und Lebensumständen, ein übliches Symptom bei ehemals Süchtigen. Er behauptet, keine Drogen mehr zu nehmen. Angesichts seiner Leberprobleme, der Vergrößerung der Milz (erhabene weiße Fasern um 4 Uhr 15) und einer Becken- und Hodenentzündung (5 Uhr bis 5 Uhr 15), was alles auf weiterhin andauernden Heroinmißbrauch deutet, bin ich davon nicht völlig überzeugt. Auch die mehrfachen dunklen Nervenringe sind eine Reaktion auf harte Drogen, wie man sie in der Iris oft sieht.

Verfallen Sie nicht in Panik, wenn Ihre Iris so ähnlich aussieht, Sie aber in Ihrem ganzen Leben keinen Tropfen Alkohol getrunken, geschweige denn sich einer Droge auch nur von fern genähert haben. Und vor allem ver-

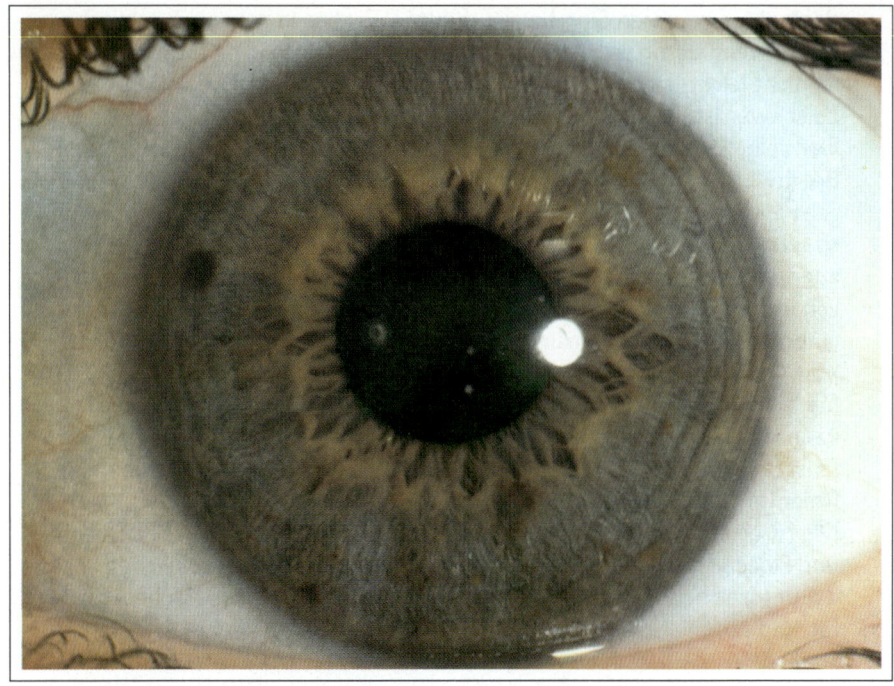

4. Männlich, 22 Jahre, linke Iris

dächtigen Sie weder Freund noch Familienmitglied mit einer solchen Iris, ohne alle jene Fragen zu stellen, ohne die eine Irisdiagnose einfach nicht möglich ist. Es kann sich auch nur um Arthritis der Wirbelsäule handeln, was sehr schmerzhaft ist; wenn man diese Schmerzen mit Medikamenten dämpft, dann kann es zu ähnlichen Iriszeichen kommen. Nur der geübte Experte kann diese Zeichen unterscheiden. Aber Sie dürfen auf jeden Fall sagen: »Ihr physisches Nervensystem ist vergiftet; Ihre Muskeln und Organe sind verkrampft und daher schmerzhaft, Ihre Kommunikation mit Ihren Mitmenschen läßt zu wünschen übrig, Sie sind leicht reizbar und cholerisch.« Die weißglühende Milz! »Ihr Energiehaushalt reagiert entweder zu langsam oder zu schnell, Ihr Gewicht ist außer Kontrolle – Sie nehmen entweder zu schnell zu oder zu schnell ab –, und Sie wissen nie, in welchem Zustand Sie demnächst sein werden: hyperaktiv oder vollkommen erschlagen« (ein psorischer Fleck über der Schilddrüse in der »Organ«zone der Schilddrüsenzone).

Erkennen Sie nun, wie notwendig das Feedback durch den Patienten für eine genaue Irisanalyse ist?

Der junge Mann kam zu mir, um seinen Genitalherpes behandeln zu lassen. Dieser Krankheit ist aber immer schwieriger beizukommen, weil die Erreger inzwischen resistent geworden sind. Die abwechselnd bräunlichen, dann weißen Zonen zwischen Lendengegend, Becken und Hoden, dazu noch der psorische Fleck in der Nähe der Nervenkrause in dieser Zone und die tiefe Faserläsion direkt daneben deuten alle zusammen auf die Notwendigkeit für eine lange, gründliche Behandlung, die aber möglicherweise auch das Problem nicht völlig in den Griff bekommt.

Die Läsionen und Ausbuchtungen der Nervenkrause von 3 Uhr bis 3 Uhr 30 weisen auf chronische Bronchitis und Lungenentzündung in der Kindheit hin.

5. Weiblich, 25 Jahre, linke Iris

Von allen Pupillen, die ich je gesehen habe, war das die größte! Die Dame vereinbarte drei Termine und sagte jedesmal wieder ab, mit der Begründung, sie sei zu erschöpft. Beim vierten Mal führte ihr Mann sie her; schon der erste Blick in ihre Pupillen bestätigte mir, daß ihre Erschöpfung echt war. Die Organe samt Blutzufuhr und Nervenreizleitung standen alle derart im Schatten der riesigen Pupille, daß ein exaktes Studium der Iris sehr schwierig war. In solchen Fällen verordne ich zuerst Mittel gegen die physische Erschöpfung: Kräuter mit hohem Eisengehalt sowie Mischungen aus anregenden und stimulierenden Tinkturen und Extrakten.

Die Patientin hatte ein Kind, nach dessen Geburt sie schwere Blutungen erlitten und sich seither nie mehr ganz »auf dem Damm« gefühlt hatte. Der breite, gelbliche lymphatische Nebel über der Milz (um 4 Uhr 30) sowie die schlechte kreislaufmäßige Versorgung spiegeln eine subklinische Anämie. Schlechte Zirkulation in den unteren Körperteilen (brauner Irisrand von 5 Uhr bis 6 Uhr 30) gab ihr »taube Beine, die wie Gummi zusammensackten«, erklärte sie mir. Der ausgefranste äußere Irisrand deutete auf schwere Kreislaufhemmung und dadurch geringe Versorgung mit Sauerstoff. Sie kam sich immer vor wie auf halbem Weg zum Gipfel des Mount Everest und versuchte – vergeblich –, aus mehreren Dutzend Tassen schwarzen Kaffees pro Tag genug Energie zu gewinnen, um ihre Füße überhaupt in Gang zu halten!

Was sie von mir verlangte, war eine »Wunderheilung«: »Ich muß in ein paar Wochen wieder in Ordnung sein«, sagte sie, »sonst will mich mein Mann nicht mehr zurückhaben.«

Ich gab ihr die stärksten Kräuter, die ich kannte, erklärte aber, daß die Hei-

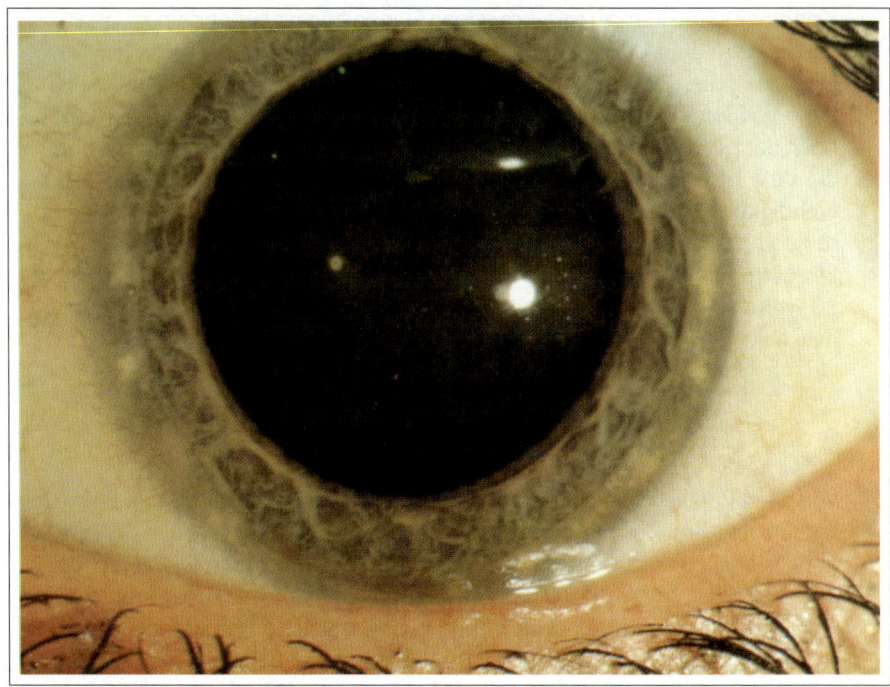

5. Weiblich, 25 Jahre, linke Iris

lung sicherlich mehr als nur ein paar Wochen dauern würde. Ich habe sie nicht wiedergesehen. Viele Patienten erwarten von Heilpraktikern oft jene »Wunder«, die ihnen jahrelange medizinische Behandlung nicht bieten konnte. Aber die Naturheilkunde braucht vor allem Zeit – und eine Veränderung jener Umstände, die das Problem erst entstehen ließen; nur dann kann die Natur ihre beste und vor allem dauerhafte Heilwirkung entfalten.

6. Männlich, 46 Jahre, rechte Iris

In dieser Iris sehen Sie den weißen Natriumring eines Mannes, der in seinem ganzen Leben nie gewöhnliches Salz verwendet hat! Viele Iridologen gehen auch in solchen Fällen »nach dem Buch« und wundern sich, woher dieses Zeichen dann kommen kann, wenn das Lehrbuch doch behauptet, seine Ursache läge ausschließlich in der Ernährung. Aber man muß die Iris immer als Abbild des Körpers betrachten. Der Patient hatte einen »Schlaganfall« erlitten, der sich allerdings später als Tumor auf der rechten

168

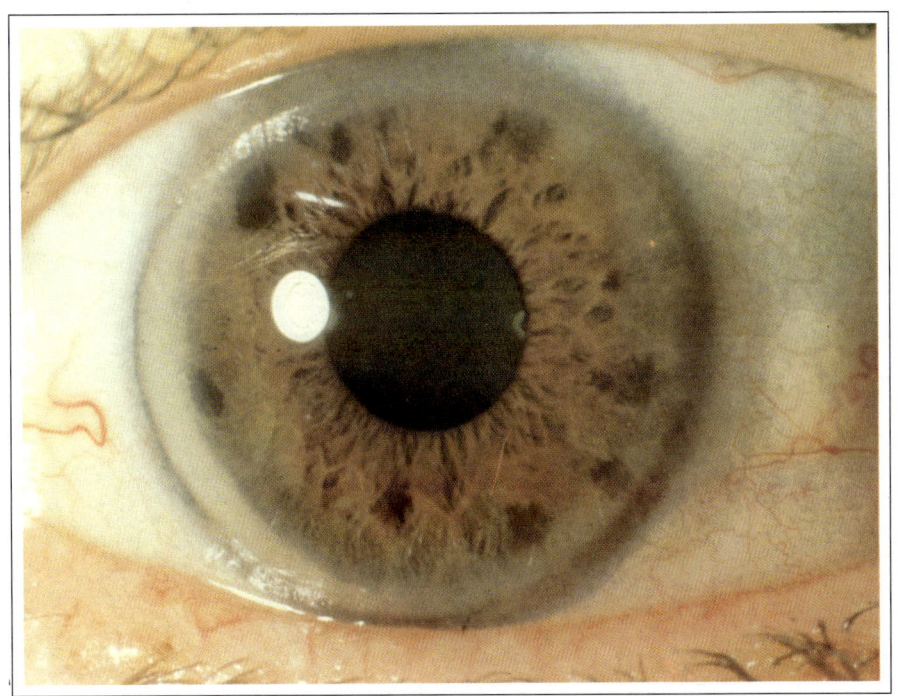

6. Männlich, 46 Jahre, rechte Iris

Seite des Hirnstamms entpuppte. Stellen Sie sich einmal vor, wieviel Druck auf den Blutkreislauf dadurch entstand! Der Natriumring ist ein genaues Abbild der tatsächlichen Verhärtung der Arterien, besonders gut sichtbar in der Kopf- und Brustzone. Der bräunliche Fleck – etwas heller als ein psorischer Fleck – über der 1-Uhr-Zone zeigt die Stelle des Tumors. Einige Monate vorher waren Lymphdrüsen aus der Leistengegend entfernt worden (Narbengewebe unter einem psorischen Fleck in der Leistengegend, 6 Uhr 15). Der fälschlich so genannte »Schlaganfall« führte zu Funktionsstörungen in Auge und Oberkiefer (kleine Heilungsläsionen von 1 Uhr 20 bis 1 Uhr 30) und Sehstörungen (der gleiche psorische Fleck schiebt sich über die angrenzende Augenzone). Viele psorische Flecken treten in dieser Iris auf, vor allem bei Hals und Schultern (10 Uhr bis 10 Uhr 30), Hand und Arm, bis zu den unteren Rippen (um 8 Uhr), Blase (4 Uhr 30) und Angstzone (11 Uhr 35), und registrieren ein unvollkommenes funktionelles Verständnis in diesen Körperzonen. Der Patient scheint sich über seine schweren Krankheitsbilder aber keine Sorgen zu machen.

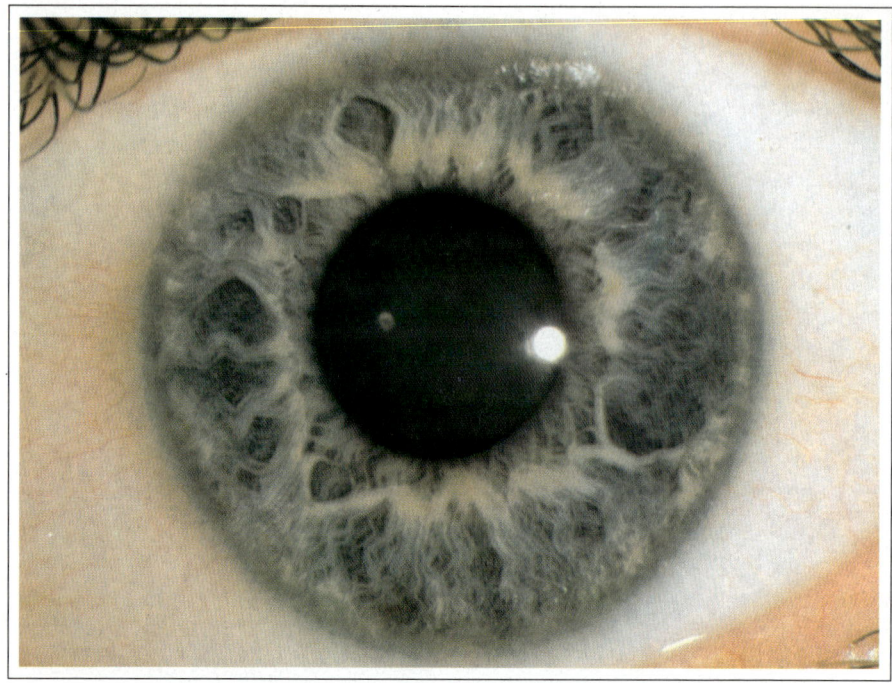

7. Männlich, 27 Jahre, rechte Iris

Es kommt selten vor, daß alle psorischen Flecken zugleich »aufmucken«; in diesem Fall allerdings kam es zu einer massiven gesundheitlichen Attacke von allen Seiten.

7. Männlich, 27 Jahre, rechte Iris

Der Patient litt früher an Rheumatismus. Hier sehen wir ein Beispiel für »Heilungslinien«. Die Faserläsionen um 11 Uhr, 1 Uhr und von 8 bis 9 Uhr wurden durch chiropraktische Behandlung und Akupunktur bereits gut »gestopft«. Jetzt wollte der junge Mann noch eine Kräuterbehandlung, um den »dumpfen Schmerz« in seiner Schulter loszuwerden. Das Foto zeigt eine noch nicht gestopfte Läsion an der Wirbelsäule um 4 Uhr. Ich gab ihm eine Kräutermischung, die in natürlicher Form Kalziumphosphat, Magnesiumphosphat und Kieselerde enthielt, um damit die chiropraktische Entfernung seiner Symptome zu unterstützen.
Seinen niedrigen Blutdruck (kleine Kette von verblaßten Läsionen durch

170

die Nervenkrause um 12 Uhr 30) würde ich auf ein geringes Selbstwertgefühl zurückführen. Die physische Frustration, die in dem Zickzack-Muster der Fasern zum Ausdruck kommt, rührt daher, daß er mit seinem unterdrückten Leinenpotential (und seinem Wunsch nach einem Bauernhof, der von seiner Frau nicht geteilt wird) an einen Schreibtischjob in der Werbung gefesselt ist. Seine breite weiße Nervenkrause wird vom Haß auf den Schreibtisch, an dem er den ganzen Tag sitzen muß, fast in ein Quadrat gepreßt. Die ursprünglichen Faserläsionen erwarb er bei einem Trampolinunfall als Kind, bei dem seine Knochen in Rücken und Schulter, und die rechte Seite von Hals und Kopf betroffen waren. Sein derzeitiger Schmerz an der *linken* Schulter ist der letzte Hinweis auf den Versuch seines Körpers, nach diesem Unfall wieder die Balance zu finden.

Die verschwommene Farbgebung des Irisrands über der gesamten Kopfzone spiegelt seine »Langsamkeit« beim Denken, Konzentrieren und Erinnern. Schwere körperliche Arbeit würde mehr Blut dort hinaufpumpen und die meisten seiner Probleme lösen. Ansonsten weist die klare Farbe seiner Iris auf eine richtige Enährung in den vergangenen Jahren hin.

8. Weiblich, 24 Jahre, rechte Iris

Diese junge Frau wurde von einem Freund gegen ihren Willen zu mir gebracht. Schon in den ersten fünf Sekunden erkannte ich ihre totale Apathie, ihr pathologisches Desinteresse an ihrer gesamten Umgebung. In der Iris wurde das durch ein in Schwarz übergehendes dunkles Grau des äußeren Randes und der »Aura« deutlich. Auf meine Frage nach ihren Problemen antwortete sie: »Asthma, Husten, Erschöpfung.« Ihre Freunde berichteten, sie sei wegen psychischer Störungen ins Krankenhaus gekommen und von dort vor einer Woche als geheilt entlassen worden. Seither habe sie nichts getan, als auf die Wand zu starren oder zu schlafen.

In der Iris fanden sich Zeichen für einen alten Leistenbruch (fast verheilt), einen »empfindlichen« rechten Fuß und Knöchel (Lymphfleck) und hier und da ein paar Zickzackfasern. Der erschreckende *radius solaris* zum Kopf, das fast zur Gänze »toxische« Nervensystem mit vielen tief braunen, aber auch einigen weißen Nervenringen spiegelten eine lange Geschichte psychischer Störungen mit Hospitalisationen.

Ich fragte sie nach ihrem allgemeinen Zustand – Verdauung, Harn, Appetit, Schlaf. Darauf sagte sie nicht viel, bis ich sie nach ihrem Sexualleben und ihrer Gefühlswelt fragte. »Von diesen Dingen halte ich nichts«, erklärte sie, »ich bin gläubig.«

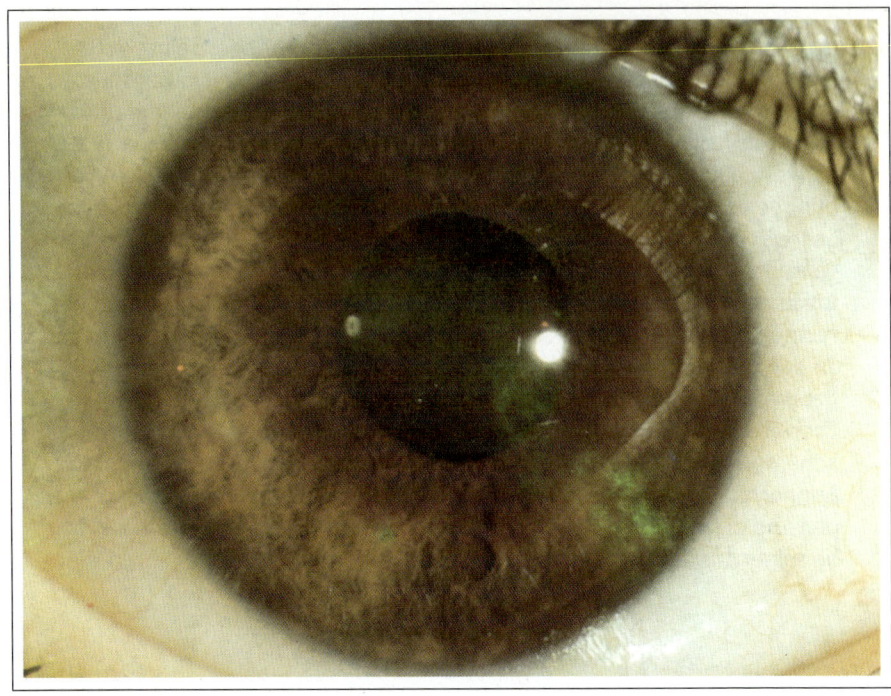

8. Weiblich, 24 Jahre, rechte Iris

Ihre linke Iris (die hier nicht gezeigt ist) registrierte einen Stau in den Nebennieren, unterdrückten Zorn in einer weiß vernebelten Milz, von einem *radius solaris* durchschossen, und weitere *radii solaris* in jeden einzelnen Teil der Kopfzone. In der oben gezeigten Iris sieht man die frühere Störung der Nebennierenfunktion und ihre langsame Erholung in einer gestopften Läsion um 5 Uhr 40. Die einzigen *aktiven* Gebiete sind Bronchialbaum und Lunge, Leber und Zwerchfell. Die Leber strengt sich sehr an, um die vielen Medikamente zu bewältigen, und die Lunge schlägt sich schmerzhaft mit einem tief sitzenden Asthma herum (zwischen 8 Uhr und 9 Uhr 30 ist die Nervenkrause beinahe umgestülpt). Der übrige Körper befindet sich im Zustand einer totalen Stoffwechselentgleisung.

Ich gab ihr eine sehr starke Kräutermischung, die sie aus diesem Abgrund heraus zurück ins Leben ziehen sollte. Aber die schwarzgraue Kopfzone erwies sich als zu stark. Drei Tage später beging sie Selbstmord.

Keine Panik, wenn Ihre dunkelbraunen Augen dieser Iris oberflächlich ähneln! Sie leiden vielleicht nur an einem verkrampften Dickdarm, Gewichtszunahme und einer schlechten Haut. Ich kann nie genug betonen, wie wichtig der Patient selbst für die Interpretation aller Iriszeichen ist!

172

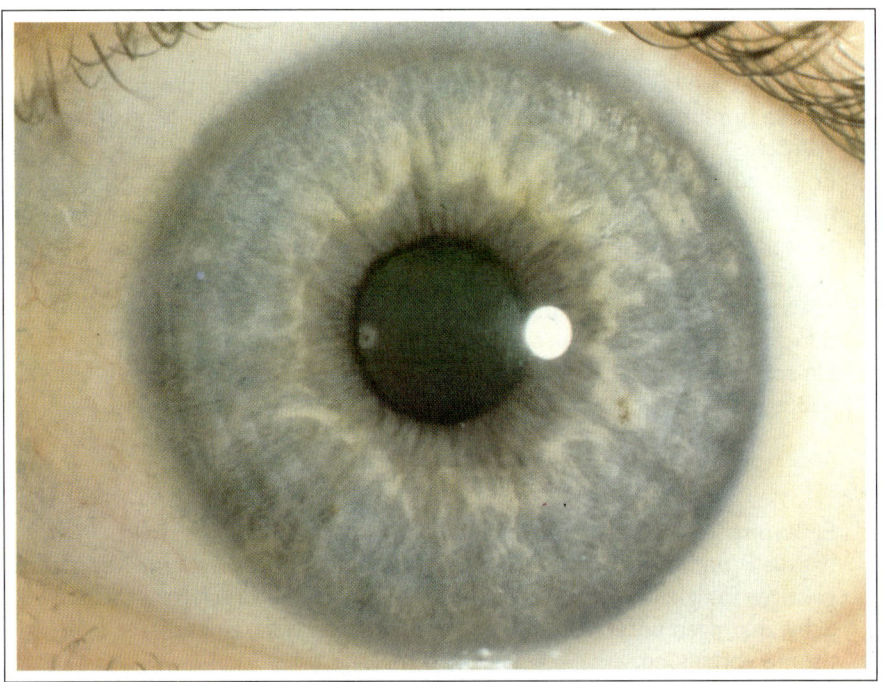

9. Männlich, 29 Jahre, linke Iris

9. Männlich, 29 Jahre, linke Iris

Hier haben wir eine »gesunde« Iris – bis auf den Umstand, daß ihr Besitzer nicht schlafen kann! Wundert Sie das, wenn Sie sich die intensiv weiße Kopfenergie ansehen? Er wälzt sich stundenlang herum, kann seine Gedanken nicht abschalten, und schon das leiseste Geräusch beim Eindösen beschert ihm viele weitere schlaflose Stunden. Sehen Sie den schwachen, unregelmäßigen Durchbruch durch die Nervenkrause um 11 Uhr 45? Das zeigt nicht nur, daß sein querliegender Dickdarm manchmal zu schnell und manchmal zu langsam arbeitet; auch seine Bewegungen sind ruckartig, gehemmt und ungeschickt (Bewegungszone).
Der Mann hatte einen zu niedrigen Blutdruck und eine zu geringe Blutzufuhr zum Kopf (blasse Irisfarbe); aber die blaue »Aura« außerhalb dieser Zone und rund um die Iris spiegelt seine gesunde, rosige Haut und eine lebendige Beziehung zu seinen Mitmenschen und seiner Umgebung. Die Dopplung der eigentlich kräftigen Nervenkrause verriet mir seinen langjährigen Marihuanakonsum. Ich schimpfte mit ihm.

173

»Damit kann ich besser schlafen!« protestierte er.

»Wir werden etwas Besseres finden«, versprach ich ihm. »Es wäre doch schade um Ihren guten Kopf, wenn er für die Jagd nach Schlaf geopfert würde.«

Er gab zu, daß auch seine Konzentration und sein Antrieb stark gelitten hatten. Der winzige psorische Fleck über der weißen Sonnengeflechtszone spiegelte einen immer wieder auftretenden Zwerchfellbruch sowie ein »ungutes Gefühl« bei jeder Art von Veränderung. Wenn er tatsächlich etwas veränderte, ging es immer schief; entschied er sich gegen eine Veränderung, dann war eine gute Gelegenheit unwiederbringlich dahin.

Ein schmaler dunkler Pfeil durch die Oberkieferzone deutete darauf hin, daß er im Schlaf mit den Zähnen knirschte.

10. Weiblich, 70 Jahre, linke Iris

Ein typischer Glaukomeinschnitt, sauber gemacht und gut verheilt – nur hat die Patientin seither Sprechstörungen, leidet unter »senilem« Verlust geistiger Fähigkeiten, wie ihr Arzt meint, und ihr Blutdruck ist wildesten Schwankungen unterworfen. Vor der Operation war keines dieser Symptome vorhanden.

Sie war bis dahin eine lebenslustige alte Dame, immer da für ihre Kinder und Enkel, schwer beschäftigt mit ihrem Garten, mit allen Nachbarn und Bekannten auf bestem Fuße. Ihre wunderbare Beinahe-Seiden-Iris mit der eng gewebten, breiten Nervenkrause berichtet von perfekter Körperkontrolle unter vielen Streßumständen, bis schließlich der Streß des Glaukoms zuviel für sie wurde. Orangefarbene Flecken in der Iris, von der Blase zu Nieren und Leistengegend, sprechen von sehr viel Aspirineinnahme gegen ihre chronische Blasenentzündung – was sie aber zu erzählen »vergaß«. Und der große orangefarbene Fleck um 4 Uhr spiegelt ebenfalls Aspirin, gegen den »Rheumatismus« in Händen und Armen.

Sie sei »ein bißchen steif«, erklärt sie mir; ein paar gelbliche und weiße Lymphpunkte zeigen denn auch, daß ihre äußere Rüstung rostet, und zwar wegen der ungewohnten Inaktivität, zu der sie durch die seit der Operation auftretenden extremen Blutdruckschwankungen gezwungen ist.

Sie war auf Zureden ihrer Familie hin zu mir gekommen, um »mit ein paar Kräutern« ihren Blutdruck wieder in Ordnung zu bekommen. Leider mußte ich ihr sagen, daß mit diesem großen schwarzen Loch in der Iris weder ich noch irgend jemand anders ihren Blutdruck stabilisieren konnte. Dabei hatte ich fast das Gefühl, sie fallengelassen zu haben. »Aber es gibt

174

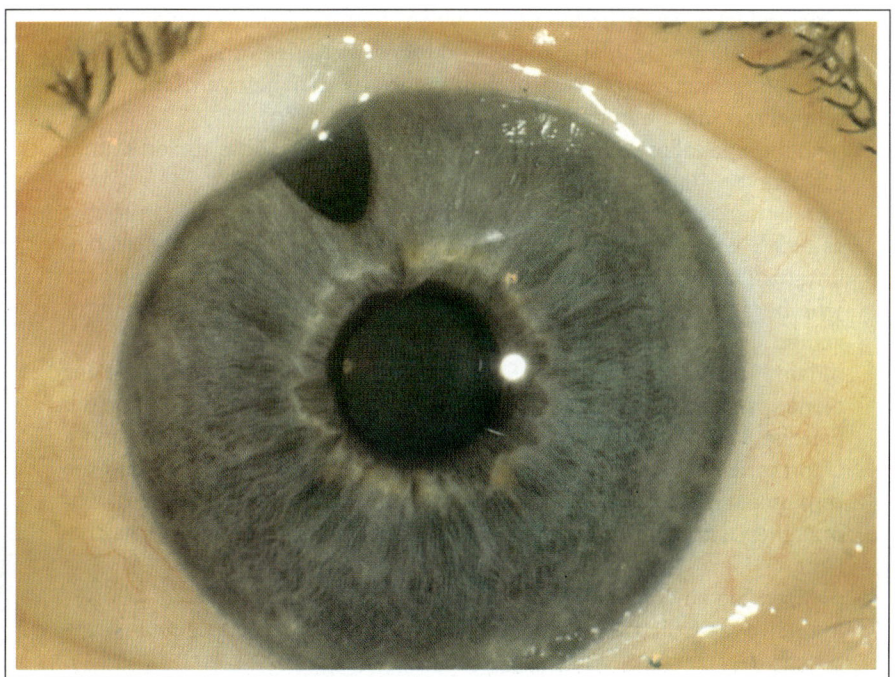

10. Weiblich, 70 Jahre, linke Iris

doch immer irgendeinen Weg«, sagte sie fast flehend. »Jetzt leider nicht mehr«, mußte ich ihr noch einmal erklären und versuchte lang und ausführlich, ihr die Gründe zu erklären, aber ihr früher so wacher Geist konnte das nicht mehr aufnehmen. Ich gab ihr stärkende Kräuter, um damit Balance und Funktion im Rahmen der neuen Gegebenheiten auszugleichen, so gut es eben ging.

11. Weiblich, 25 Jahre, rechte Iris

»Was ist das Problem?« fragte ich diese Dame.
»Ach, nur eine allgemeine Kontrolle«, antwortete sie. »Ich habe einfach das Gefühl, ich könnte gesünder sein.«
Womit soll man bei einer Iris wie dieser beginnen? Sie hätte nicht weniger gesund sein können, wenn sie sich intensiv darum bemüht hätte. Ihre Antworten auf meine Fragen waren einsilbig. »Verdauung?« fragte ich.
»O.K.« – »Streß?« – »Na, das hat doch jeder«, wich sie aus.
Schließlich verzichtete ich auf weitere Höflichkeiten und erklärte ihr:

175

»Meine Liebe, Sie befinden sich in einem fürchterlichen Zustand!«
Daraufhin brach sie in Tränen aus und redete sich alles von der Seele, von
ihrer Vergewaltigung mit acht Jahren bis zu den heftigen Unterleibsschmerzen, die sie in den letzten vier Jahren plagten.
»Ich muß das alles wissen, bevor ich eine genaue Diagnose stellen kann«,
erklärte ich ihr viel freundlicher.
»Ich bin einfach außer Übung«, entschuldigte sie sich. »Mein Mann erträgt
es nicht, wenn ich über das Geringste klage, also schlucke ich alles hinunter.« Das war in ihrer Iris auch deutlich zu sehen!
Wir begannen mit den *radii solaris* der Kopfzone (Sexualzone, Angst-
gebiet, Ego- und Sprachzone).
»Mein Mann ist der Meinung, Sex sollte eigentlich nur der Fortpflanzung
dienen, also schlafen wir nur einmal im Monat miteinander, nach meiner
Periode, wenn es ganz sicher ist. Er möchte erst in zwei Jahren ein Kind.«
Dann sprachen wir über den *radius solaris* zur Zone der geistigen Fähigkeiten. »Mein Mann findet, daß mein Job schon das Richtige für mich ist. Wir
brauchen das Geld für ein Haus.« Sie war Angestellte bei einer Versicherung.
»Haben Sie eine andere Ausbildung?« wollte ich wissen.
»Ja, ich war früher Werbegraphikerin, aber das hat nicht genug einge-
bracht.«
Ihre Gebärmutterzone wies nicht nur einen psorischen Fleck auf, sondern
auch einen *radius solaris*. Sie gestand, vor einigen Monaten – ohne Wissen
ihres Ehemannes – einen Schwangerschaftsabbruch gemacht zu haben.
Was für eine »Fußabstreifer«-Frau!
Ihre Nervenkrause ist von braunen Schlieren fast verdeckt, außerdem gebrochen von der »Dornenkrone«, die sie sich selbst aufgesetzt hat. Über-
säuerte Stoffwechselabfälle haben ihre Spuren in dem darunter liegenden
gelben Nebel hinterlassen. Am besten ist noch die Verfassung ihrer Haut.
Und obwohl die schöne blaue »Aura«, die hie und da sichtbar wird, darauf
hindeutet, daß sie nicht aus selbstsüchtigen Motiven so lebt, wie sie lebt,
ist doch mit Sicherheit damit zu rechnen, daß ihr Körper auf den ungeheuren Druck von innen bald mit schwerer Krankheit reagieren wird.
Ein weiterer psorischer Fleck verdeckt den Eierstock; der Bronchialbaum
zeigt die offene Läsion eines Katarrhs, außerdem strukturelle Verstopfung.
Ihr Atem ist flach und kurz.
Wir einigten uns auf eine bestimmte Behandlung. Ein paar Tage später rief
sie mich an: »Mein Mann will nicht, daß ich diese Mischung nehme. Er sagt,
mir fehlt doch ohnehin nichts.«
Das deprimierte mich. »Es liegt bei Ihnen«, antwortete ich.

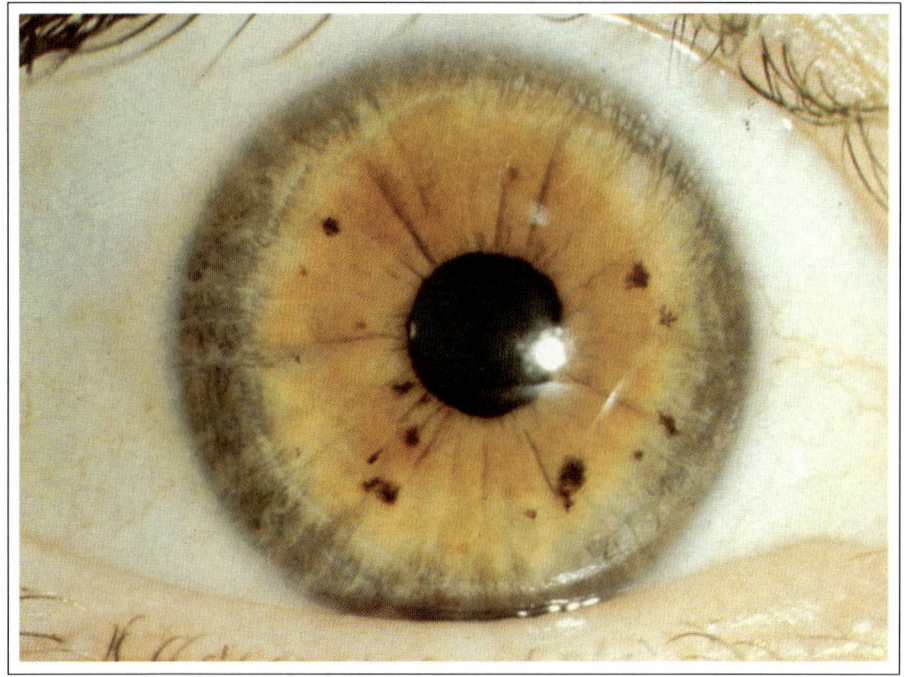

11. Weiblich, 25 Jahre, rechte Iris

12. Weiblich, 33 Jahre, rechte Iris

Hier ist eine weitere Patientin, deren Iris nicht allzu rosig aussieht. Aber die Patientin kämpft um ihre Gesundheit, und sie hat sich für eine naturheilkundliche Behandlung entschieden. Aus ihrer Schilddrüse mußte ein Tumor entfernt werden; mehrere Jahre lang hat sie harte Drogen konsumiert. Sie mußte ihre juristische Karriere aufgeben und war mehrere Male in psychiatrischen Kliniken. Das reicht ihr jetzt, deshalb hat sie sich entschlossen, endlich etwas für ihre Gesundheit zu tun. Dieses Foto entstand bei ihrem ersten Besuch.

Beachten Sie die Unregelmäßigkeiten der Nervenkrause und die beiden Heilungsläsionen mit dem weißen Band aus Narbengewebe dazwischen in der Schilddrüsenzone. Braune Lymphperlen sind überall zu sehen, aber vor allem in der Schilddrüsen- und Kehlzone.

Der *radius solaris* in der Sprech- und Denkzone deutet darauf hin, daß sie ihren Beruf sehr vermißt. Der graue Nebel über den Nieren und die entzündete Leber mit den offenen Faserläsionen sind die Folge ihrer früheren

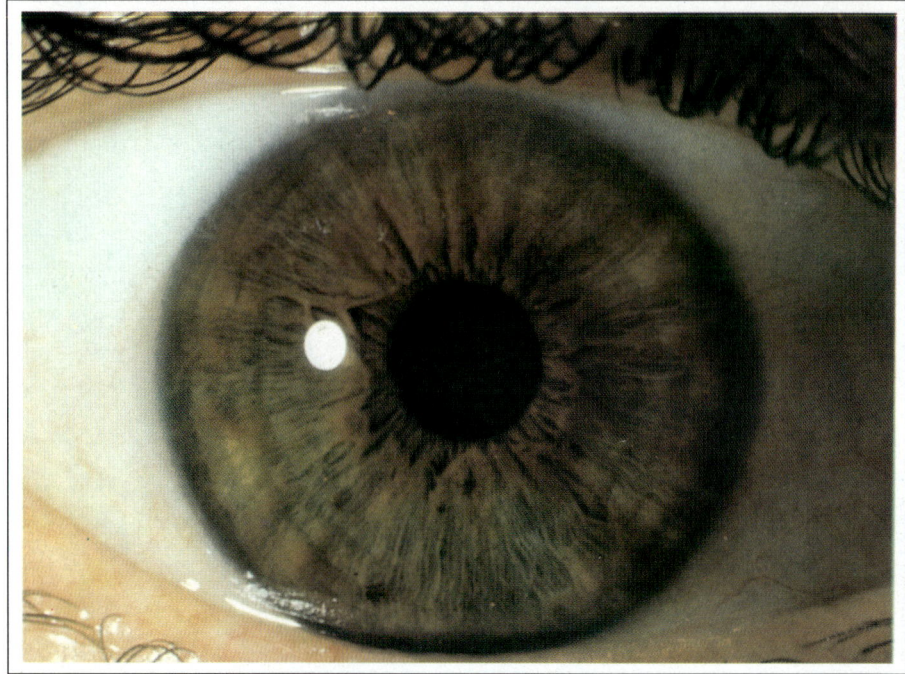

12. Weiblich, 33 Jahre, rechte Iris

Drogenabhängigkeit (einmal brachte sie es auch zu einer Serumhepatitis). Der auffallend unregelmäßige Nervenkranz spiegelt sich physisch in ihrer Haltung (sie wirkt an manchen Stellen völlig steif, an anderen ganz schlaff). Auch die Medullazone ist braun, aber die paar weißen Nervenringe, die über die ganze Iris verstreut sind, bezeugen ihren Entschluß, etwas Positives zu tun und die Herrschaft über den eigenen Körper zurückzugewinnen. Der braune »Müll« über der Blasenzone, wobei aber die angrenzende strukturelle Läsion schon fast verheilt ist (Haltungskorrektur des Kreuzbeins durch den Chiropraktiker), wird bald von dieser Stelle abgesaugt sein. Der giftige Müll wird von den hart arbeitenden Lymphdrüsen abtransportiert, die zwar noch unter den Sünden der Vergangenheit leiden, aber bereits eifrig das Auge von innen nach außen säubern. Ich glaube, daß sie wieder gesund wird, aber bis dahin muß natürlich noch energisch an der Entschlackung gearbeitet werden, und sie wird sich viele Wochen lang gar nicht wohl fühlen, solange ihr Körper so hart arbeiten muß, um zur Homöostase zu gelangen.

An ihren pathologischen Entzugserscheinungen hatte auch ihre verschlossene »Aura« einen nicht geringen Anteil. Sie braucht psychische Beratung, aber auch Unterstützung durch Tonika. Während des Ausscheidungsprozesses wird regelmäßige Massage dazu beitragen, daß die Körperflüssigkeiten sich schneller bewegen, die Gewebsspannung zunimmt, der Kreislauf zur Haut sich verbessert und der unangenehmste Teil der Behandlung, nämlich die »Müllauflösung«, nicht allzu lange dauert.

Ihre Iris wird sich langsam von innen nach außen säubern, ihr Körper ebenso; bevor die äußerste Schicht wirklich sauber ist, wird es als letztes Stadium des Reinigungsprozesses noch zu Furunkeln, Pusteln, Zysten, Juckreiz und verstärkter Schweißabsonderung kommen.

13. Weiblich, 41 Jahre, linke Iris

Die Zeichen in dieser Iris sind von klassischer Deutlichkeit, wie aus dem Lehrbuch genommen. Die Geschichte dieser Patientin läßt sich an der Iris allein ablesen, auch ohne Mitarbeit der Patientin. Sie litt ihr Leben lang an

13. Weiblich, 41 Jahre, linke Iris

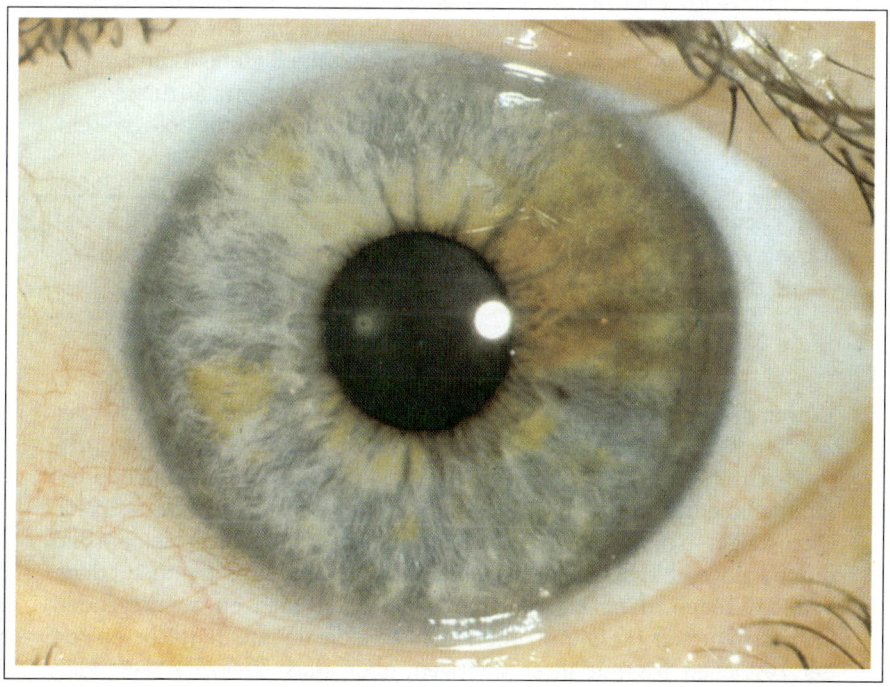

179

unerklärlichen Gleichgewichtsstörungen (*radius solaris* durch die Gleichgewichtszone bei 12 Uhr 45). Wir sehen zwei Knoten im Nacken (undeutliche Faserläsionen um 1 Uhr 50, an deren Ende ein brauner Lymphpunkt); *radii solaris* durch die Hypophysenzone am Rand der Selbstbildzone entlang (sie hat nicht genug Energie, um andere Menschen mit ihren Problemen zu »belästigen«), dunkle Läsionen und eingezogene Nervenkrause über dem Sonnengeflecht (ihre Mutter ist erst kürzlich an einem Gehirntumor gestorben, und sie selbst hat jetzt große Angst davor, daß auch ihre beiden Knoten im Nacken sich als bösartig herausstellen könnten).

Die rotbraune Verfärbung verdeckt die Aorta- und die Herzzone, und die Läsionen der Nervenkrause in diesen Gebieten erzählen vom Schmerz über den Tod ihrer geliebten Mutter sowie von ihrer eigenen, erst seit kurzem aufgetretenen Kurzatmigkeit. Tiefe braune Nervenringe von 2 Uhr 30 bis 4 Uhr weisen auf Enge im Brustraum hin.

Eine kleine Faserläsion bestätigt, daß ihr linker Eierstock schwach ist (5 Uhr), eine weitere, fast verheilte Läsion in der Milzzone – in der Mitte, d.h. also auf das Organ selbst bezogen – hält noch immer ihre Auflehnung gegen den allzu frühen Tod ihrer Mutter fest (4 Uhr 15).

Ihre rechte Iris (hier nicht gezeigt) spiegelt ihre Unfähigkeit, ein Kind zu empfangen, obwohl sie es acht Jahre lang versucht hat. Die Gebärmutter liegt unter einem psorischen Fleck. Die chronische Blasenentzündung ist an einem weiteren psorischen Fleck über der Blasenzone abzulesen.

Eine derart leicht zu lesende Iris kommt in der Praxis des Iridologen sehr selten vor.

Können Sie den *radius solaris* durch die Sprachzone um 11 Uhr 25 erkennen? Nicht nur, daß diese Dame andere nicht mit ihren Problemen »belästigen« wollte; es fiel ihr sogar schwer, mir zu erklären, warum sie überhaupt zu einer Iridologin gekommen war.

14. Weiblich, 47 Jahre, rechte Iris

Wegen der vielen kleinen Faserunregelmäßigkeiten ist diese Iris so schwer zu lesen, wie die vorhergehende leicht war. Der Iridologe tut sich manchmal leichter, wenn er die Augen beim Studium einer Iris ein bißchen zusammenkneift, um den Blick schärfer auf die vorhandenen *Unterschiede* einzustellen – so, wie ein Maler oft Kontraste und Farbtöne bei seinem Bild durch halbgeschlossene Lider besser sieht. Wenn wir uns die Iris auf diese Weise ansehen, dann treten zwei parallele Läsionen im querliegenden Dickdarm hervor (12 Uhr 30 und 12 Uhr 45), die sich am deutlichsten von der restlichen Iris mit ihrer kräftigen, aber stark Zickzack laufenden

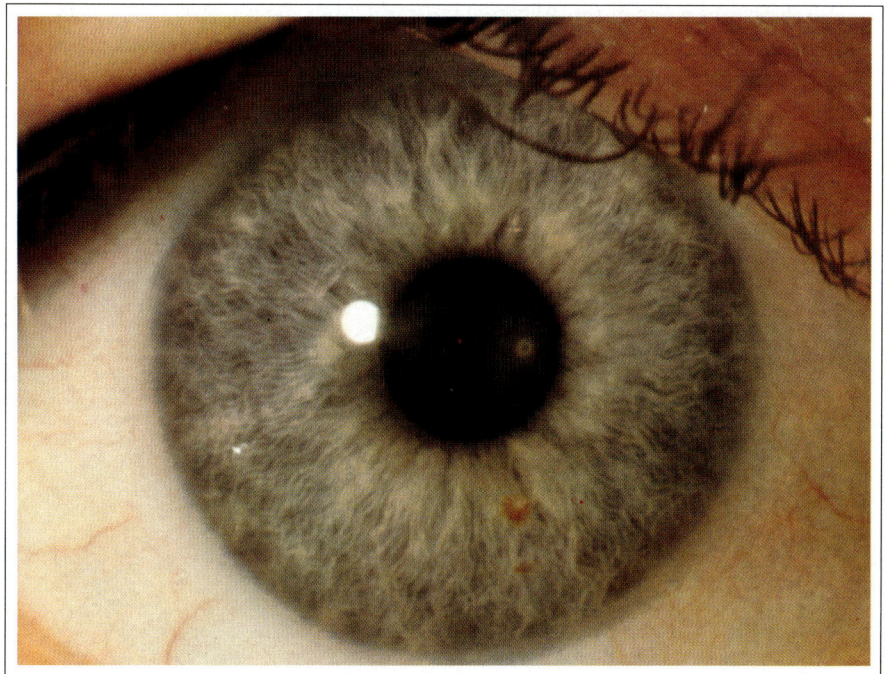

14. Weiblich, 47 Jahre, rechte Iris

Leinenstruktur und fast vollkommenen Farbe abheben. Die Patientin kam mit dumpfem Schmerzgefühl in einem leicht geschwollenen Unterbauch zu mir, klagte über Steifheit und chronische Schwerfälligkeit, die bei Müdigkeit noch schlimmer wurde (eine halb gestopfte Läsion zwischen der Bewegungs- und der Vitalitätszone um 11 Uhr 50), und über Angstzustände in ihrer keineswegs guten Ehe, in der es seit vier Jahren keine sexuellen Kontakte mehr gab (vielfältige winzige Läsionen an der Grenze zwischen Sexual- und Angstzone um 11 Uhr 30).

Vor einigen Monaten hatte sie eine Meningitis gehabt (gestörte Fasern in der Halszone, ein auffallender weißer Fleck beim Irisrand; eine leichte Abflachung der Iris über dieser Zone).

Kaum sichtbar unter dem Augenlid, das die Patientin mit dem Finger hochhebt, ist ein unscharfes blasses Gebiet, das ihren sehr niedrigen Blutdruck spiegelt. Die bräunliche Verfärbung rund um die Zonen von Gebärmutter und Scheide sprechen von ihrem schon über zehnjährigen Gebrauch der Pille.

Das Weiß der Fasern und das im Gesamtbild klare Blau zeigen ihre kräftige

Vitalität und einen guten Allgemeinzustand, aber die unregelmäßige, bisweilen kaum erkennbare, stellenweise durchlöcherte Nervenkrause ist ein Hinweis darauf, daß ihre Energie eher für kurze, intensive Einsätze geeignet ist; die unregelmäßigen Nervenleitungen von der Wirbelsäule zu den Bereichen der verschiedenen Körperfunktionen machen bei größeren Anstrengungen eine rasche Erschöpfung wahrscheinlich.

Register

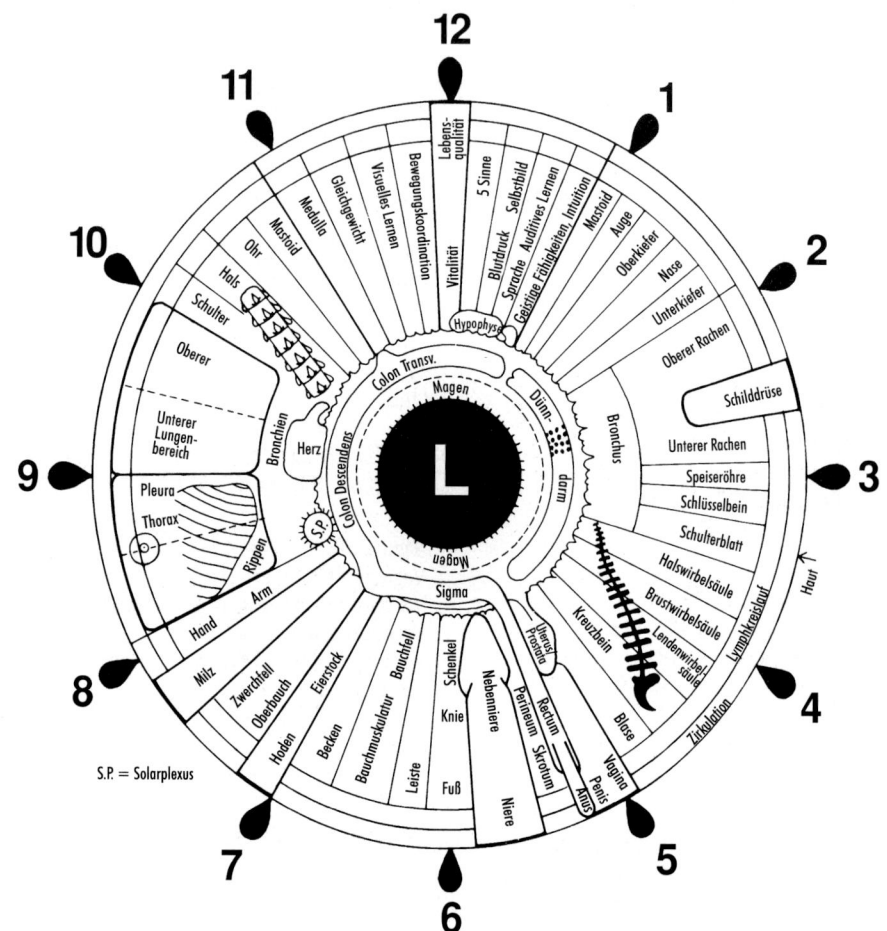

Iristafel, linkes Auge
(Spiegelbild des eigenen Auges)

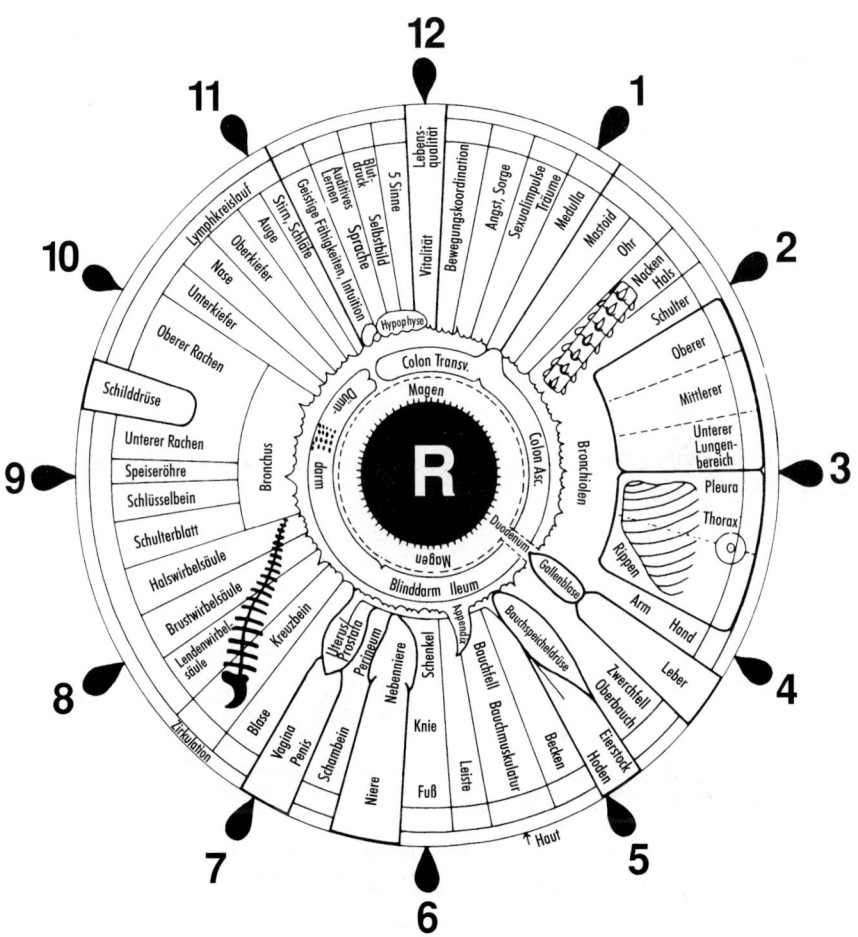

Iristafel, rechtes Auge
(Spiegelbild des eigenen Auges)

Gesundheit und guter Rat
schwarz auf weiß

Jutta Altmann-Brewe
Zeitbombe Amalgam
Leitfaden zur Selbsthilfe für Amalgam-
und Zahnmetallgeschädigte.
160 Seiten, mit zahlreichen Abbildungen.
ISBN 3-431-03342-3.

Manfred Backhaus
Naturheilmittel gegen Umweltgifte
Umweltbedingte Krankheiten.
140 Seiten. Pbck.
ISBN 3-431-03051-3.

Manfred Backhaus
**Naturheilmittel gegen Durch-
blutungsstörungen**
128 Seiten. Pbck.
ISBN 3-431-03194-3.

Dr. med. Bernard A. Bäker
**Migräne und Kopfschmerzen
sind heilbar**
4. Auflage. 120 Seiten. Pbck.
ISBN 3-431-02032-1.
Erfolge aus einer 25jährigen Praxis in
der Kopfschmerzbehandlung.

Dr. med. Bernard A. Bäker
Die verrückte Bandscheibe
Wirbelsäulenbeschwerden und ihre
Behandlung.
4. Auflage. 112 Seiten mit Abbildungen.
Pbck. ISBN 3-431-02194-8.

Dr. med. Bernard A. Bäker
Alles über Gelenkerkrankungen
Arthritis – Arthrose – Gelenkrheuma.
3. Auflage. 144 Seiten. Pbck.
ISBN 3-431-02552-8.

Diana Benzaia
Kleiner Biß mit bösen Folgen
Erkennung, Verhütung und Behandlung
von Zeckenkrankheiten.
120 Seiten. ISBN 3-431-03343-1.

Lutz Bernau
Schmerzfrei ohne Tabletten
Das große Akupressurbuch. – Vorwort
von Prof. Dr. med. Adolf-Ernst Meyer.
125. Tsd. 312 Seiten mit zahlr. Abb.
Pbck. ISBN 3-431-02421-1.
Bestseller seit vielen Jahren.

Aggy und Frank Burczyk
Kosmetiklexikon
Nutzen und Risiken kosmetischer
Grund- und Inhaltsstoffe.
2. Aufl. 160 Seiten. ISBN 3-431-03062-9.

Dr. Günter Ernst/Dr. Dieter Weinert/
Hans Finck
Dem Manne kann geholfen werden
Leitfaden zur wirksamen Hilfe und Be-
handlung bei Potenzstörungen.
96 Seiten. Pbck. ISBN 3-431-03286-9.
Dieser ärztliche Ratgeber bietet allen
Betroffenen umfassend Information
und Hilfe von der Diagnose bis zu den
Therapiemöglichkeiten. Alle Kapitel
enthalten Fallbeispiele.

Heide-Marie Karin Geiss
Schuppenflechte/Psoriasis
104 Seiten. Pbck. ISBN 3-431-03124-2.
Alternative Heilungsmöglichkeiten für
Millionen von Betroffenen.

Hans Finck
Freundliche Bakterien
Die lebenden Pillen.
112 Seiten. Pbck. ISBN 3-431-03195-1.
Nicht alle Bakterien sind schädlich,
sondern verschiedene tragen ganz
erheblich zu unserer Gesundheit bei.

Manfred Fritsch
Gefahrenherd Mikrowellen
Infarktrisiko und Gesundheitsgefahr
durch Sendeanlagen, Mobilfunk und
Mikrowellenherde. Der lebensbedro-
hende Elektrosmog.
320 Seiten, mit zahlr. Abbildungen.
ISBN 3-431-03345-8.

Ehrenwirth Verlag München

Gesundheit und guter Rat
schwarz auf weiß

Michael A. Grenzebach
Medizinische Haar-Analyse
Diagnose von Mineralienmangel.
2., veränderte Auflage. 152 Seiten mit
70 Abb. Pbck.
ISBN 3-431-02735-0.

Dorothy Hall
Handbuch Irisdiagnose
Das Auge als Spiegel der Gesundheit.
240 Seiten.
ISBN 3-431-03315-6.

Hans Höting
Die Moxatherapie
Wärmepunktur –
Eine klassische chinesische Heilmethode.
260 Seiten mit zahlreichen Abbildungen. Pbck. ISBN 3-431-03219-2.

Dr. Patrick Horay / David Harp
Die 10-Minuten Heißwassertherapie
Schnelle Hilfe bei Rückenschmerzen,
Verspannungen, grippaler Erschöpfung.
140 Seiten.
ISBN 3-431-03316-4.

Monika Husel / Gernot Knaus /
Hans Finck (Hrsg.)
Natürlich Heilen –
Umweltmedizin heute
Die erfolgreichsten Therapien der Welt.
160 Seiten. Pbck.
ISBN 3-431-03287-7.

Monika Husel / Astrid Stein /
Gernot Knaus
Nie wieder krank
Neue Therapien gegen Allergien,
Candida, chronische Müdigkeit.
2. Auflage. 128 Seiten. Pbck.
ISBN 3-431-03198-6.

Antje Köppern
Alptraum Müdigkeit
Das Symptom und was man dagegen
tun kann.
160 Seiten. ISBN 3-431-03314-8.

Peter Köster
Spagyrik
Die Alternative: Heilung aus Pflanzen.
240 Seiten. Pbck.
ISBN 3-431-03154-4.

Peter Köster
Die Biochemische Hausapotheke
96 Seiten. Pbck.
ISBN 3-431-03061-0.

Das Buch erklärt Anwendung und Wirkung der 12 für den Körper wichtigen
Mineralsalze und ihre biochemischen
Funktionen im Haushalt des Menschen
(nach Dr. Schüßler).

Michael Krüger
Neurodermitis
Ein Selbsthilfebuch.
136 Seiten mit Abbildungen. Pbck.
ISBN 3-431-03220-6.

Kevin und Barbara Kunz
Durch die Füße heilen
Anleitungen zur Reflexzonen-Therapie.
4. Aufl. 156 Seiten mit 363 Zeichnungen.
Pbck. ISBN 3-431-02666-4.

Harold H. Markus / Hans Finck
Warum fühle ich mich ständig krank?
Das Schimmelpilzproblem, Pilze als
Auslöser von Haut-, Darm- und Atem-
wegserkrankungen, neue Therapien
gegen Neurodermitis, Colitis ulcerosa,
Morbus Crohn
2. Auflage. 112 Seiten. Pbck.
ISBN 3-431-03222-2.

Ehrenwirth Verlag München